养生菜
这样吃就对了

主编　于雅婷　曹军

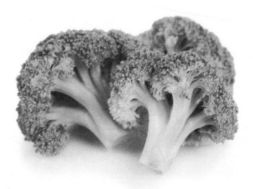

江苏凤凰科学技术出版社　凤凰含章

图书在版编目（CIP）数据

养生菜这样吃就对了 / 于雅婷，曹军主编 . -- 南京：
江苏凤凰科学技术出版社 , 2016.5

（含章·食在好健康系列）

ISBN 978-7-5537-5704-9

Ⅰ . ①养… Ⅱ . ①于… ②曹… Ⅲ . ①食物养生 – 菜
谱 Ⅳ . ① R247.1 ② TS972.161

中国版本图书馆 CIP 数据核字 (2015) 第 279541 号

养生菜这样吃就对了

主　　　编	于雅婷	曹　军	
责 任 编 辑	樊　明	葛　昀	
责 任 监 制	曹叶平	方　晨	

出 版 发 行	凤凰出版传媒股份有限公司
	江苏凤凰科学技术出版社
出版社地址	南京市湖南路 1 号 A 楼，邮编：210009
出版社网址	http://www.pspress.cn
经　　　销	凤凰出版传媒股份有限公司
印　　　刷	北京文昌阁彩色印刷有限责任公司

开　　　本	718mm×1000mm　1/16
印　　　张	16
字　　　数	400 000
版　　　次	2016年05月第1版
印　　　次	2016年05月第1次印刷

标 准 书 号	ISBN 978-7-5537-5704-9
定　　　价	39.80元

图书如有印装质量问题，可随时向我社出版科调换。

养生从饮食开始

养生，是指通过各种方法滋养生命、增强体质、预防疾病，从而延年益寿的一种行为。以传统中医理论为指导，遵循阴阳五行生化收藏之变化规律，对人体进行科学调养，可以保持身体健康有活力。本书中涉及的养生方法，多为食养，依据食物的性味、功效及不同食物的相互作用，带你了解养生之道。

日常食物大概可以分为四类，即蔬菜、畜肉、禽蛋、水产品。把不同种类的食材进行相互搭配，可以产生增强免疫力、开胃消食、保肝护肾、降"三高"、防癌抗癌的食疗效果。食物有寒、凉、温、热四种属性，介于这四者中间的为平性。了解食物的属性，再针对自己的体质食用，对身体大有裨益。在这里我们来分别了解一下不同类型的食材：

寒凉性食物：能清热解暑、降火气、消除或减轻热证，适合热性体质、热性症状者食用。

温热性食物：可以抵御寒冷、温中补虚、消除或减轻寒证，适合寒凉体质、寒性病症者食用。

平性食物：容易消化、开胃健脾、强身补虚，较为平和，各种体质都宜食用。

禽类的品种较多，其中营养价值较高的主要有鸡、鸭、鹅，其次是人工饲养的飞禽，如鸽、鹌鹑、火鸡等。从营养角度来看，禽肉比畜肉营养价值高。

畜肉在人们的饮食结构中所占有的比例是较为突出的。烹饪后的畜肉不仅味道香、口感佳，而且能提供人体必需的营养素。

水产品中的矿物质极为丰富，含钙、铝、铁、锰、铜、钴、镍、锌、碘、氯、硫等，都是人体所必需的。

本书分别从健脾养胃、保肝护肾、润肺养心、缓解亚健康、防癌抗癌、降"三高"及四季滋补七个方面，悉心为读者推荐不同功效的养生菜谱，食物搭配科学，制作简单，易懂易学。

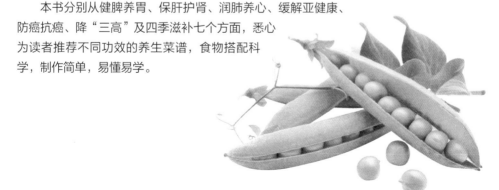

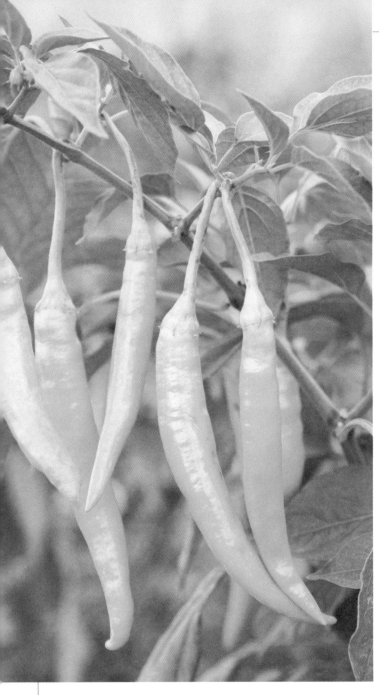

目录

第一章
健胃消食
养生菜谱

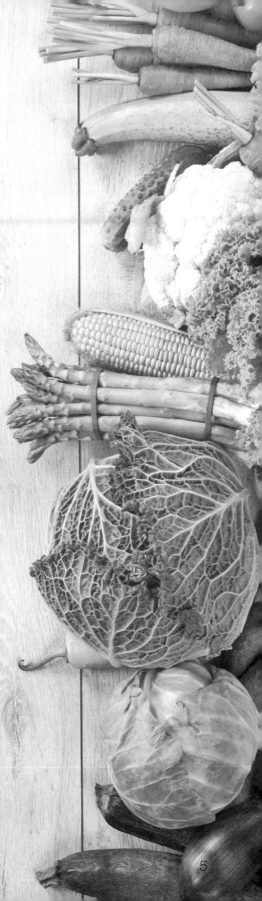

目录

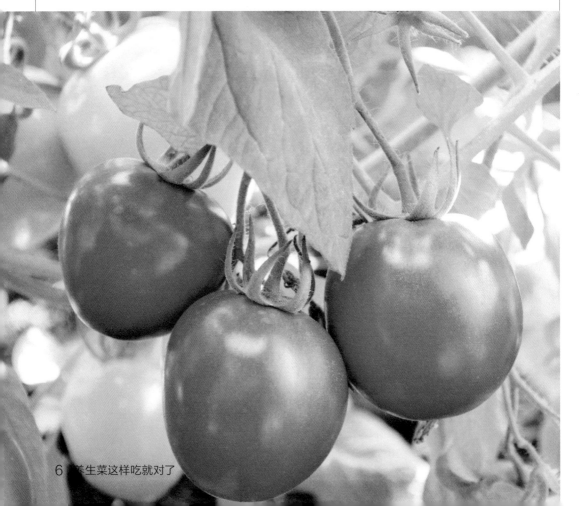

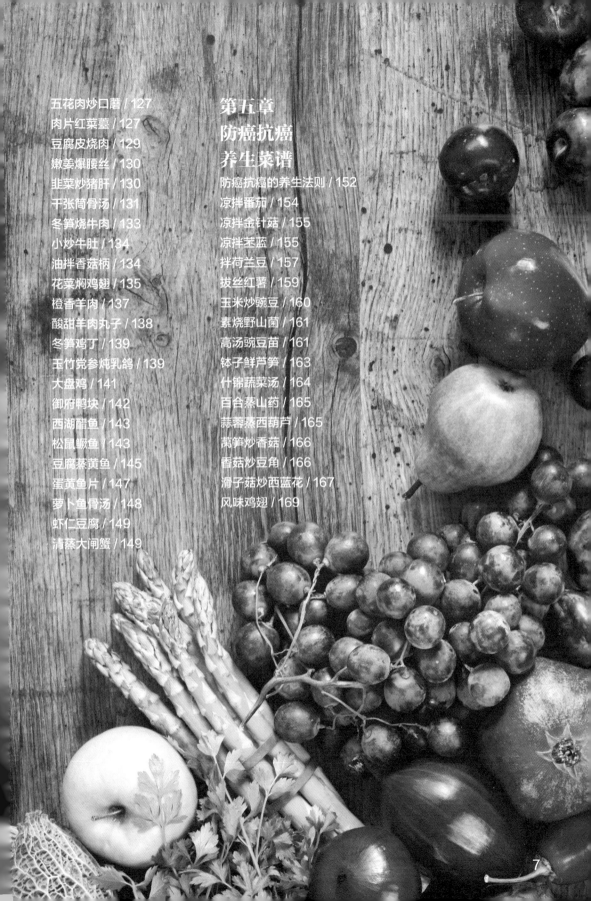

第五章
防癌抗癌
养生菜谱

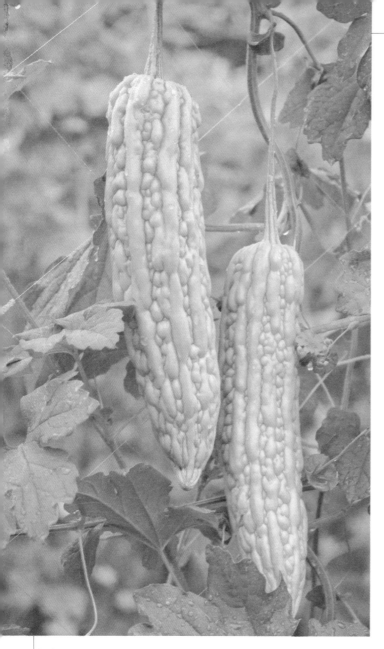

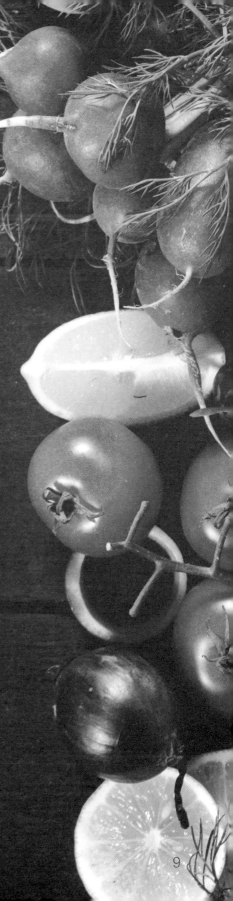

第七章
四季滋补
养生菜谱

高清美图：每一道食谱都配以高清
食谱成品图，让你看得食欲大振。

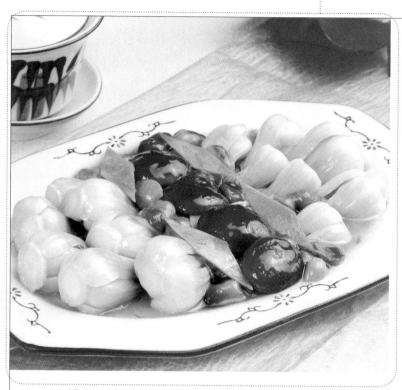

双菇扒菜胆

草菇的维生素 C 含量高，能促进人体新陈代谢，提高机体免疫力，增强抗病能力。

食谱小档案：列出了
食谱的烹饪时间、适
宜人群、烹饪技法和
功效，让你对本食谱
更加了解。

时间 10 分钟
方法 炒
人群 儿童
功效 开胃消食

原料
菜胆 300 克，香菇、草菇各 20 克，胡萝卜片少许，盐、
鸡精、葱末、姜末、蒜末、胡椒粉、料酒、香油、食用油、
水淀粉各适量

做法
1. 菜胆洗净烫熟，沥水装盘；香菇、草菇泡发洗净，均
焯水备用。
2. 锅中入油烧热，放入葱、姜、蒜炒香，加入香菇、
草菇、胡萝卜片，调入胡椒粉、料酒、盐、鸡精炒匀，
用水淀粉勾芡，盛出摆在菜胆上，淋上香油。

制作指导
菜胆入锅余烫的时间不宜太长，否则菜会变得软烂，影
响美观和口感。

26 养生菜这样吃就对了

食谱名称：烹饪原料的高度概括，方便你查找心仪食谱和制作准备。

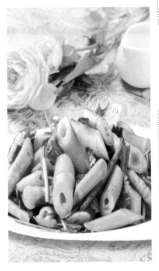

香菜拌竹笋

⊙ 时间 5 分钟　　⊙ 人群 老年人
✖ 方法 拌　　　　⊙ 功效 开胃健脾

竹笋富含蛋白质、维生素、钙、铁等营养物质，有清热化痰、益气和胃等功效。

原料
竹笋 300 克，香菜 20 克，红椒 20 克，盐 3 克，鸡精 1 克，辣椒油 10 毫升，香油适量

做法
1. 香菜洗净切段；红椒洗净切丝；竹笋洗净切段，放入沸水中焯熟，捞出沥水。
2. 焯熟的竹笋盛入碗中，加入少许盐、鸡精，倒入切好的红椒丝，再加入切好备用的香菜，淋入适量的辣椒油、香油，拌匀，装盘即可。

制作指导
竹笋煮好后，放入清水中可去除其涩味。

食谱介绍：包括原料、做法、制作指导，步骤明确，简单易做。让你看了就会心动，想马上去试试。

凉拌山药

⊙ 时间 5 分钟　　⊙ 人群 一般人群
✖ 方法 拌　　　　⊙ 功效 健脾益胃

山药含有淀粉、黏液蛋白、糖类、氨基酸和维生素 C 等营养成分，对脾胃虚弱、食欲不振、消渴尿频、痰喘咳嗽等有很好的食疗作用。

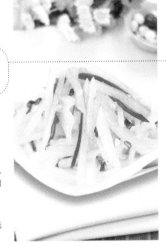

原料
山药 200 克，蒜末、葱花各少许，盐 3 克，红椒、白糖各 10 克，白醋 10 毫升，香油适量

做法
1. 山药去皮洗净，红椒洗净，均切丝；锅入水烧开，加盐、白醋，倒入山药拌匀，煮熟捞出，沥干水分。
2. 将山药放入碗中，加蒜末、葱花、红椒丝、盐和白糖，搅拌至入味，淋入香油拌匀即可食用。

制作指导
新鲜山药切开时会有黏液，极易滑刀伤手，可以先用清水加少许醋洗一遍，这样可减少黏液。

营养分析：简明扼要地介绍了食材及其搭配的营养，让你对本菜谱的营养价值一目了然。

27

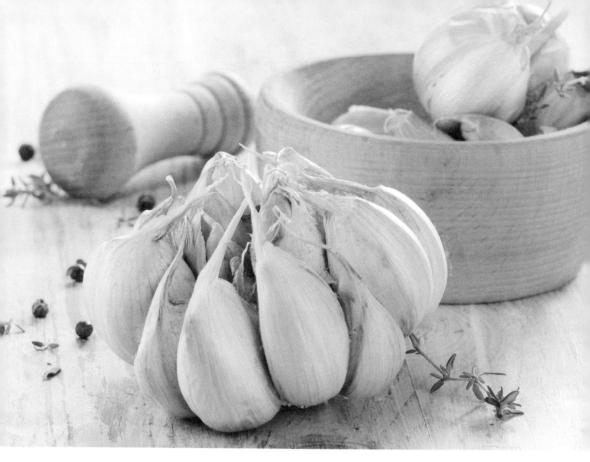

四季养生菜，顺时调养不生病

四季养生是指按照春、夏、秋、冬四季变化来养生。《黄帝内经》中说："故智者之养生也，必顺四时而适寒暑。"顺应四时变化调摄人体，方能达到阴阳平衡、脏腑协调、气血充盛、经络通达、情志舒畅的养生保健目的。

春季养生

春季天气逐渐转暖，万物复苏，人体的阴阳变化也和气候一致，从冬季的收敛逐渐转为生发，活动也变得频繁。

"由静转动，阳气渐升"是人体在春季的重要生理变化。这种变化若能正常进行，那么人体就健康无病，若是不能正常变化，则会导致生病。

在五行学说中，肝属木，与春相应，主升发，在春季萌发、生长。因此，患有高血压、

冠心病的人更应注意在春季养肝。且春季是细菌、病毒繁殖滋生的旺季，肝脏具有解毒、排毒的功能，负担最重，而且由于人们肝气升发，也会引起旧病复发，如春季肝火上升，会使虚弱的肺阴更虚，故肺结核病会乘虚而入。中医认为，春在人体主肝，而肝气自然旺于春季。如果春季养生不当，便易伤肝气。为适应季节气候的变化，保持人体健康，在饮食调理上应当注意养肝为先。

饮食上需要注意养阳和清淡。遵照《黄帝内经》里提出的"春夏养阳"的原则，宜多吃些温补阳气的食物，以使人体阳气充实，增强人体抵抗力，抵御以风邪为主的邪气对人体的侵袭。李时珍在《本草纲目》里亦主张"以葱、蒜、韭、蓼、蒿、芥等辛嫩之菜，杂和而食"。另一方面，由于肾阳为人体阳

气之根，故在饮食上养阳，还应包括温养肾阳之意。而且，到了春季，冬季的膏粱厚味必须转变为清温平淡，饮食宜温热，忌生冷。

此外，经过冬季之后，人们会较普遍地出现多种维生素、矿物质摄取不足的情况，如春季人们多发口腔炎、口角炎、舌炎和某些皮肤病等，这些均是因为新鲜蔬菜吃得少而造成的营养失调引起的。因此，春季到来，人们一定要多吃蔬菜，以当地和当季的蔬菜为主。春季可多吃些野菜，野菜生长在郊外，污染少，且吃法简单，可凉拌、清炒、煮汤、作馅，营养丰富，保健功能显著。另外，也可食用荠菜、马齿苋、蒲公英、车前草、榆钱、竹笋等。如今大棚种植蔬菜逐渐改变了春季新鲜蔬菜供应少的状况。在生活方便的地方，新鲜蔬菜可以随时吃到，如菠菜、芹菜、油菜、茭白、莴笋、香椿、四季豆等。

夏季养生

夏季天气炎热，万物都处于旺盛的生长阶段，人体的新陈代谢也处于最旺盛的时期。

由于夏季"阳气"最重，天气炎热，所以人体也就偏爱凉爽，饮食上也喜欢吃清淡的食物。不能吃油腻厚味之物，否则会助长内火，热盛伤津，导致疾病发作。

在饮食养生方面，需要以清火养阴为主，但也要防止贪凉导致脾胃受伤。从两个方面来说，第一是清热消暑。夏日气温高，暑热邪盛，人体心火较旺，因此常用些具有清热解毒、清心火作用的中药，如菊花、薄荷、金银花、连翘、荷叶等。第二是健脾除湿。湿邪是夏天的一大邪气，加上夏日脾胃功能低下，人们经常感觉胃口不好，容易腹泻，出现舌苔白腻等症状，所以应常食健脾利湿之物。一般多选择健脾芳香化湿之品，如藿香、莲子、佩兰等。

在食用夏季养生菜时应注意三多。一要多吃瓜类蔬菜。夏季气温高，人体丢失的水分多，须及时补充。蔬菜中的水分，是经过多层生物膜过滤的天然、洁净、营养且具有生物活性的水。瓜类蔬菜含水量都在 90%以上。所有瓜类蔬菜都具有降低血压、保护血管的作用。

二要多吃凉性蔬菜。吃些凉性蔬菜，有利于生津止渴，除烦解暑，清热泻火，排毒通便。瓜类蔬菜除南瓜属温性外，其余如苦瓜、丝瓜、黄瓜、菜瓜都属于凉性蔬菜。番茄、芹菜、生菜等都属于凉性蔬菜。

三要多吃"杀菌"蔬菜。夏季是人类疾病尤其是肠道传染病多发季节。多吃些"杀菌"蔬菜，可预防疾病。这类蔬菜包括大蒜、洋葱、韭菜、大葱等。这些葱蒜类蔬菜中，含有丰富的植物杀菌素，对各种球菌、杆菌、真菌及病毒有抑制和杀灭作用。其中，作用最突出的是大蒜，最好生食。

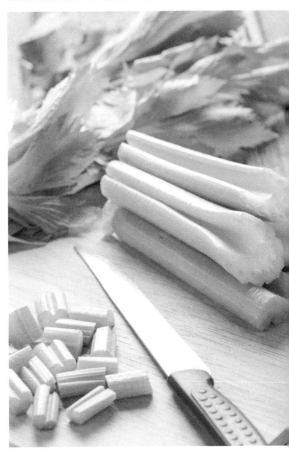

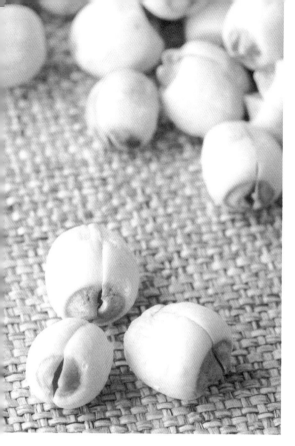

多吃一些酸味的食品，如山楂；适当多饮水；多吃些白萝卜、莲藕、香蕉、梨、蜂蜜等润肺生津、养阴清燥的食物；尽量少食或不食葱、姜、蒜、辣椒、烈性酒等燥热之品及油炸、肥腻之物。体质差、脾胃虚弱的老年人和慢性病患者，晨起可以粥食为主，如百合莲子粥、银耳冰片粥、黑芝麻粥等，可多吃些红枣、莲子、百合、枸杞等清补、平补之品，以健身祛病，延年益寿。但不能猛吃大鱼大肉，瓜果也不能过食，以免伤及肠胃。另外，要特别注意饮食清洁卫生，保护脾胃，多进温食，节制冷食、冷饮，以免引发肠炎、痢疾等疾病。

冬季养生

冬季天气寒冷，人体与自然相应，新陈代谢方面降至最低，处于收敛潜藏的阶段。此时，吸收能力增强，所以最适合调补。

冬季调补的原则是厚味温补，意思就是饮食上不仅要味道浓郁，还必须要富含营养。中医所讲"厚味填精"，是说滋补浓郁可以补充人体所需的营养精华。而温补，就是说饮食上要温热，以驱寒暖阳。

秋季养生

秋季，天气由热转凉，水汽减少，气候逐渐干燥。此时，人体的新陈代谢也趋于平缓，饮食养生方面，也要根据秋季的特点进行。

虽然天气转凉，但是暑热还会残留，这时候就必须当心秋燥。所以，一方面饮食上要以清平滋润为主，不吃煎炸易上火的食物。另一方面，秋凉也逐渐加重，必须要防止身体着凉。立秋之后应尽量少吃寒凉食物或生食大量瓜果，尤其是脾胃虚寒者更应谨慎。夏秋之交，调理脾胃应侧重于清热、健脾，少食多餐，多吃温软开胃易消化食物，少吃辛辣刺激、油腻类食物。秋季调理一定要注意清泻胃中之火，以使体内的湿热之邪从小便排出，待胃火退后再进补。

秋季对应肺，所以饮食上要着重肺的进补，秋季气候干燥，秋燥之气易伤肺。因此，秋季饮食宜清淡，少食煎炒之物，多食新鲜蔬菜水果，蔬菜宜选用白菜、菠菜、冬瓜、黄瓜、银耳；肉类可食兔肉、鸭肉、青鱼等；

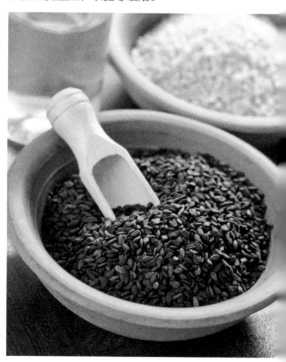

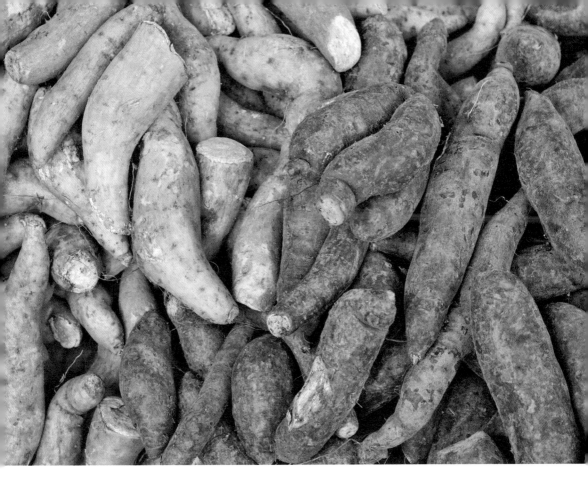

　　肾主藏精，所以冬季调养需要着重补肾。肾是人体生命的原动力，是人体的先天之本。冬季，人体阳气内敛，人体的生理活动也有所收敛。此时，肾既要为维持冬季热量支出准备足够的能量，又要为来年贮存一定的能量。饮食上就要时刻关注肾的调养，注意热量的补充，要多吃些动物性食品和豆类，补充维生素和矿物质。羊肉、鹅肉、鸭肉、大豆、核桃、板栗、黑木耳、黑芝麻、红薯、白萝卜等均是适宜冬季吃的食物。

　　此外，冬季养生有六忌：

　　（1）忌乱补。一般说来，老人以补益肾气为主。但具体到个人，又有气虚、阴虚、阳虚、血虚和气血阴阳共虚等多种情况。

　　（2）忌过于油腻厚味。对于消化不良者，关键在于恢复脾胃功能。脾胃功能良好，营养吸收才有保证。否则，补了也是白补。因此，冬补应以容易消化吸收为好。

　　（3）忌单纯进补。冬补只是养生保健的一个重要方面，但是，单纯靠进补并不能达到理想境界，还应当有适当的体育锻炼和脑力劳动，并注意调理好饮食，方才有益于养生。

　　（4）忌偏补。中医认为气为血之帅，血为气之母。冬补切忌一味偏补，而应注意兼顾气血阴阳，防止过偏而引发其他疾病。

　　（5）忌偏贵。补品并非越贵越好，关键在于对症进补。中医有一句名言："用之得当，大黄是补药；用之不当，人参是毒药。"所以冬补忌一味追求补品的珍贵难得，不对症的贵重补品，吃多了也未必是好事。

　　（6）忌流感进补。冬令流感时不宜进补，否则后患无穷。

　　俗话说"三九补一冬，来年无病痛；今年冬令补，明年壮如虎"，冬季是进补的最佳时机。

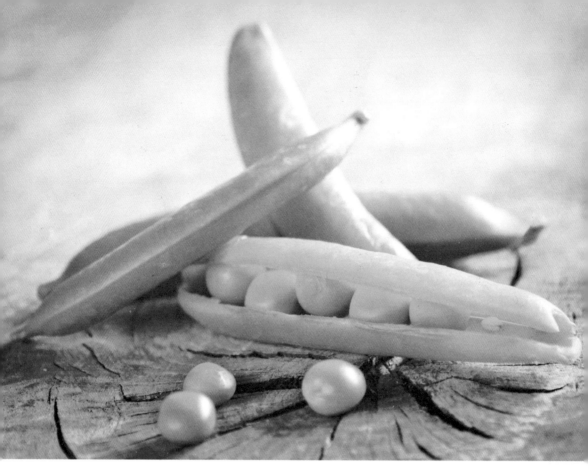

五脏六腑不同的膳食养生法

　　俗话说"民以食为天"，从身体健康的角度来讲，饮食是健康的基础，所以要合理安排膳食。中医认为"药食同源"，不同颜色的食物可以调理不同的疾病。中医饮食养生讲究的是"五色入五脏"。五色是指青赤黄白黑，相配对的五脏是肝心脾肺肾。人体是一个内外统一的有机整体，通过五色和身体调和并顺应五脏，就可以调整人的容颜和身体。也就是说不同颜色的食物，它养生保健的功效是不同的。

黄色食物养脾

　　五行中黄色为土，因此，黄色食物被摄入后，其营养物质主要集中在中医所说的中土（脾胃）区域。以黄色为基础的食物，如南瓜、玉米、大豆、土豆、杏等，可提供优质蛋白、脂肪、维生素和微量元素等，常食对脾胃大有裨益。此外，在黄色食物中，维生素 A、维生素 D 的含量均比较丰富。维生素 A 能保护肠道、呼吸道黏膜，可以减少胃炎、胃溃疡等疾病的发生；维生素 D 有促进钙、磷元素吸收的作用，进而起到壮骨强筋之作用。

红色食物养心

　　红色食物包括胡萝卜、红辣椒、番茄、西瓜、山楂、红枣、草莓、红薯、红苹果等。按照中医五行学说，红色为火，为阳，故红色食物进入人体后可入心、入血，大多具有益气补血的作用。

　　研究表明，红色食物一般具有极强的抗氧化性，它们富含番茄红素、丹宁酸、维生素 C 等，可以保护细胞，具有抗炎作用，能增强人的体力和缓解压力造成的疲劳。尤其是番茄红素，对心血管具有保护作用，有独特的氧化能力和保护体内细胞（使脱氧核糖核酸及免疫基因免遭破坏），减少癌变危害，降低胆固醇等功效。有些人易受感冒病毒的"欺负"，多食红色食物会助你一臂之力，如胡萝卜所含的胡萝卜素，可以在体内转化为维生素A，保护人体上皮组织，增强人体抗御感冒的能力。此外，红色食物还能为人体提供丰富的优质蛋白质和许多矿物质、维生素，能大大增强人的心脏功能。因此，经常食用一些红色蔬果，对增强心脑血管活力，提高淋巴系统免疫功能颇有益处。

绿色食物养肝

绿色食物包括芹菜、西蓝花、小白菜等，这类食物水分含量达90%～94%，而且热量较低。中医认为，绿色(含青色和蓝色)入肝，多食绿色食品具有舒肝强肝的功能，是良好的人体"排毒剂"。另外，五行中青绿克黄（木克土，肝制脾），所以绿色食物还能起到调节脾胃消化吸收功能的作用。绿色蔬菜中含有丰富的叶酸成分，可有效地消除血液中过多的同型半胱氨酸，从而保护肝脏的健康。

白色食物养肺

白色食物包括山药、燕麦片等。白色在五行中对应金，入肺，偏重于益气行气。据科学分析，大多数白色食物，如牛奶、大米、面粉和鸡肉、鱼肉等，蛋白质都比较丰富，经常食用既能消除身体的疲劳，又可促进身体的康复。此外，白色食物还是属于安全性相对较高的营养食物，因为它的脂肪含量要较红色食物肉类低得多，较符合科学的饮食方式。特别是高血压、心脏病、高脂血症、脂肪肝等患者，食用白色食物会更好。

黑色食物养肾

黑色食物是指颜色呈黑色或紫色、深褐色的各种天然植物或动物，如黑木耳、黑茄子等。五行中黑色主水，入肾，因此，常食黑色食物能补肾。研究发现，黑米、黑芝麻、黑豆、黑木耳、海带、紫菜等食物的营养保健和药用价值都很高，它们可明显减少动脉硬化、冠心病、脑卒中等疾病的发生概率，对流感、支气管炎、咳嗽、慢性肝炎、肾病、贫血、脱发、早白头等均有很好的食疗作用。

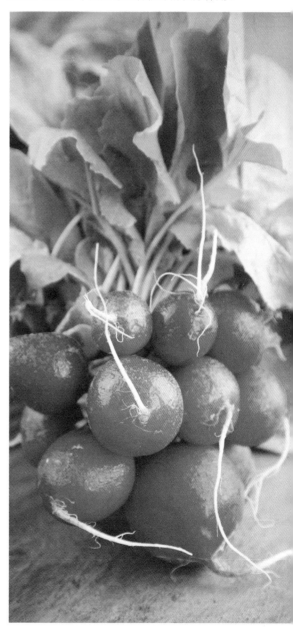

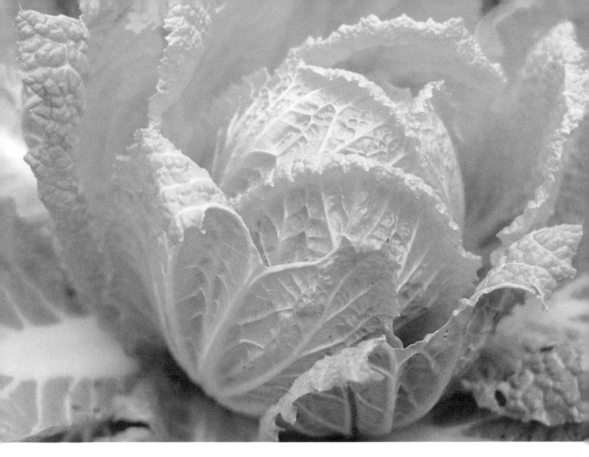

如何减少蔬菜营养素的流失

蔬菜中含有人体需要的多种营养素，经常食用蔬菜不仅不会给身体带来负担，还能让你身体更健康。下面教大家如何保存及炒制蔬菜，以最大限度地减少营养素的流失。

不要久存蔬菜

很多人喜欢一周进行一次大采购，把采购回来的蔬菜存在家里慢慢吃，这样虽然节省了时间，也很方便，但蔬菜放置一天就会损失大量的营养素。例如，菠菜在通常情况下（室温为20℃）放置一天，维生素C的损失率就高达84%。因此，应尽量减少蔬菜的储藏时间。如果储藏也应该选择干燥、通风、避光的地方。

蔬菜买回家后不能马上整理。许多人都习惯把蔬菜买回家以后就立即整理，整理好后却要隔一段时间才炒。其实我们买回来的包菜的外叶、莴笋的嫩叶、毛豆的荚是新鲜的，它们的营养物质仍然在向可食用部分供应，保留它们有利于保存蔬菜的营养物质。整理后，营养物质易丢失，菜的品质会下降。若不马上炒的蔬菜不要立即整理，应现理现炒。

动物性食品也不宜长时间在冰箱贮藏，肉类长时间冷藏会发生干耗作用，变得干枯无味，降低营养价值和适口性。选用冰冻原料时，原料应充分解冻后再用。解冻原料不能再冻，动物原料若反复冻融，营养素会损失更多，且易引起微生物污染与肉质的变化。动物性原料在解冻和清洗中长时间浸泡，会因细胞破裂，增加营养素渗出流失，尤其是加盐腌制搓洗，改变了食物组织细胞的渗透压，导致细胞内水液渗出，营养物质也随之外溢。

不要先切后洗

许多蔬菜，人们都习惯先切后洗。其实，这样做是非常不科学的。因为这种做法会加速蔬菜营养素的氧化和可溶物质的流失，使蔬菜的营养价值降低。要知道，蔬菜先洗后切，维生素C可保留98.4%～100%；若先切后洗，维生素C就只能保留73.9%～92.9%。正确的做法是：把叶片剥下来清洗干净后，再用刀切成片、丝或块，随即下锅烹炒。还有，蔬菜不宜切得太细，过细容易丢失营养素。据研究，蔬菜切成丝后，维生素仅保留18.4%。至于花菜，洗净后只要用手将一个个绒球肉质花梗团掰开即可，不必用刀切，因为用刀切时，肉质花梗团便会被弄得粉碎不成形。当然，最后剩下的肥大主花大茎要用刀切开。总之，能够不用刀切的蔬菜就尽量不要用刀切。

选择合理的烹饪法

食物中的营养素可因受烹饪过程中理化因素的影响，直接造成营养素的流失；或因理化作用发生改变，影响营养素的消化吸收；也可能因烹制方法欠妥破坏营养素，同时产生有害的物质，降低食物的营养价值并产生食品安全隐患。充分地了解原料在烹调加工中的变化，重视食物烹调加工中的营养保护，减少有害物质的产生，才能充分发挥食物的最大营养功效。食物烹调加工过程中认真选择食物原料，科学合理地保存、加工和烹制食物，能有效地保留食物中的营养素，为人体提供营养平衡和优质安全的食物，满足人体健康的要求。因此，在烹饪中要做好原料的选择、贮藏、合理择洗等加工前的工作，在这一环节中不正确的方法是导致营养素破坏和流失的主要因素，而正确的做法则可大大减少营养损失。

烹调中在采用大火热油或沸水的条件下，可迅速破坏食物中生物酶的活性，缩短成菜时间，从而减少营养素的损失。不同的汤汁对食品中维生素C稳定性的影响不同，放浮油和动物性原汤能增加食品中维生素C稳定性而减少损失。美味健康的饮食是人们的追求，通过正确的烹调可使人们获得美味的、营养全面的膳食，既满足人们对食物美味的精神享受，又充分地利用了食材资源，满足人们追求健康饮食的需要。

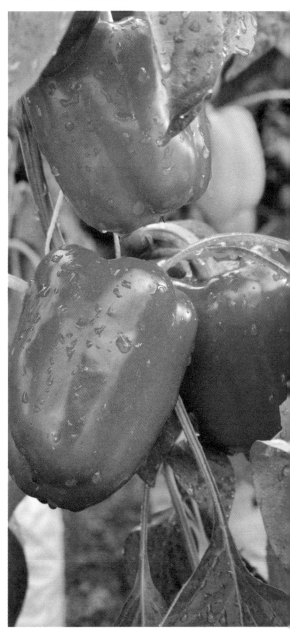

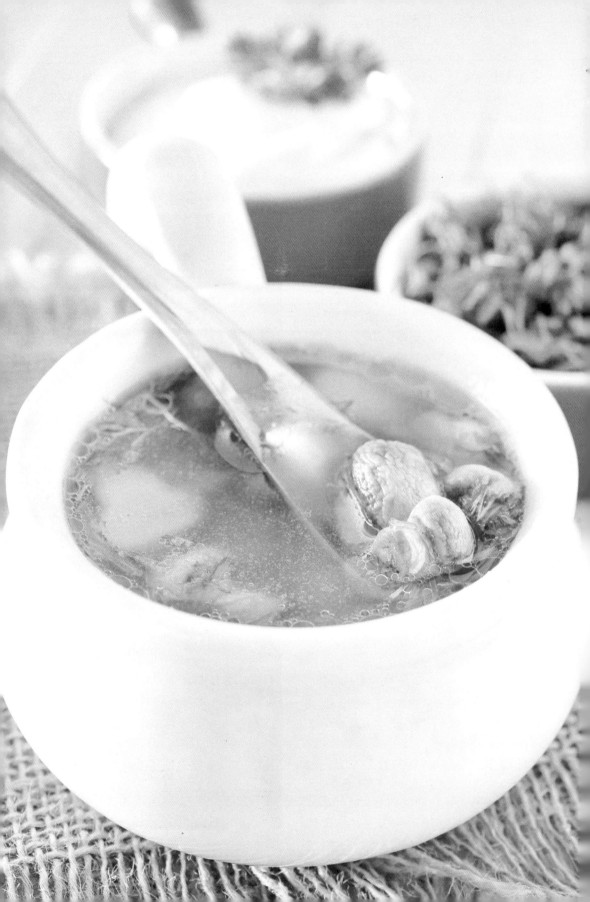

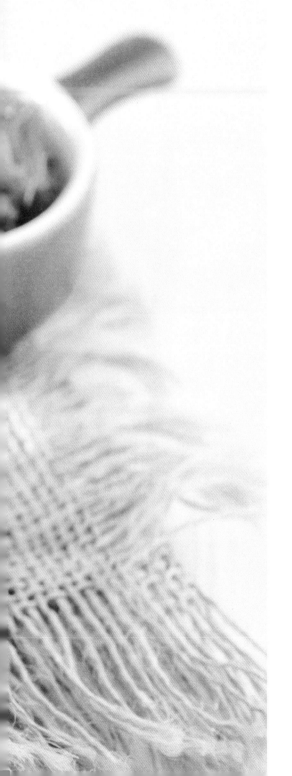

第一章

健胃消食
养生菜谱

现代生活的快节奏让人们为如何"保胃"伤透了脑筋，俗话说"胃病三分治七分养"，说的就是合理的膳食结构才是保养脾胃的基础。如多吃蔬果、减少油腻食物的摄入；早晚多喝粥；尽量少吃煎炸制品、甜食，以及少喝或不喝含咖啡因的饮料、烈酒等，都是为胃"减负"的好方法。

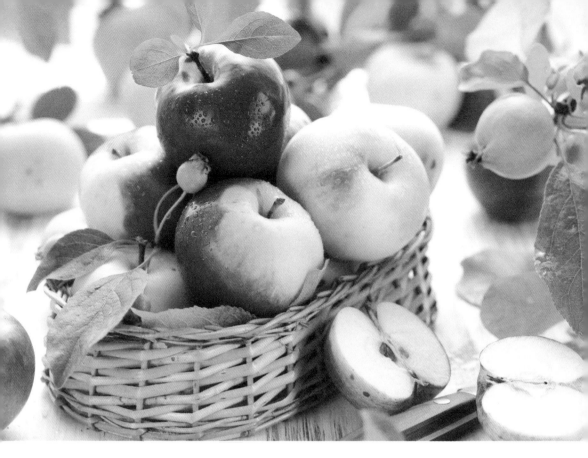

生活中的养胃小妙方

人体的胃就像一部每天不停工作的机器，食物在消化的过程中会对黏膜造成机械性的损伤，所以说，保持有节制的饮食、合理的安排作息是保养脾胃的关键。下面就为你推荐保养脾胃的生活妙法。

从生活作息上做起，一日三餐要定时定量，最好设定一个时间表，严格遵守。这会对有些人的睡眠时间产生影响，因为有人习惯晚睡晚起、早中餐一块吃，这种坏习惯必须改掉。虽然人的生物钟可以前后移动，但总是在一定范围内，不会产生太大的差别。

一般胃消化功能不好者，吃一点点就会饱，稍微多吃一点就会胃胀，特别在晚上多吃的话，还会因为胃部滞胀而影响入睡。所以专家建议硬的、不好消化的东西应少吃，饮食上可少吃多餐，慢慢调理。如果还没到

正餐时间，可以补充一些食物，但不宜过多，一定要记住这不是正餐，正餐还是要按正常来吃，食物以软、松为主。汤要饭前喝，饭后喝汤会增加消化困难。入睡前两三个小时不要吃东西，否则容易影响入睡。

胃病患者应该戒烟、酒、咖啡、浓茶、碳酸性饮料。此外，馒头可以养胃，不妨试试作为主食。

胃病患者饭后不宜马上运动或工作，最好休息片刻或者慢步行走，帮助胃部消化。

其他蔬菜水果类的食物也是人体不能缺少的，所以应该足量，但应煮得软一点再吃。

非急性病变不提倡吃药，因为长期吃药都有副作用，尤其是对胃有刺激性的药物。长期服用对胃黏膜有刺激性的药物，会造成胃黏膜损伤而出现炎症或溃疡。必要时应在

饭后吃。如果条件允许，最好改用有相同作用的中草药。胃病患者提倡去看中医，中医的良方一般比较温和，刺激相对较小。

木瓜适合胃的脾性，可以当作养胃食物，不过对于胃酸较多的人，不要食用太多。胃喜燥恶寒，除了冰的东西以外，其他寒凉的食物也不宜多吃。

调养脾胃的秘密就是靠"养"，除了合理的饮食外也要从生活习惯的改良中获得，好习惯才有好胃，有好胃才有好身体。除了养胃妙方外，还有一些养胃秘诀要牢记。

（1）少吃多餐。饭只吃七分饱，早上要吃好，中午要吃饱，晚上要吃少。忌暴饮暴食。

（2）按时就餐。要坐着吃饭，不要站立或蹲着。戒吃辛辣、油炸、烟熏食物如烧烤等，不吃过酸、过冷等强烈刺激的食物，不饮酒，少饮浓茶、咖啡等。多吃素菜和粗纤维食品如芹菜、香菇等。

（3）羊肉等温热食物均有养胃效果，适合胃寒病症；大蒜能消毒杀菌，可以帮助消除炎症，建议多吃；另外枸杞、银耳、红枣、核桃都可以当零食或入菜吃。饭后、睡前可以搓热双手，以肚脐为中心顺时针环揉64圈。完毕搓热双手按摩小腹。

（4）保暖护养。秋凉之后，昼夜温差变化大，尤其是患有慢性胃炎的人，要特别注意胃部的保暖，适时增添衣服，夜晚睡觉盖好被褥，以防腹部着凉而引发胃痛或加重旧病。

（5）饮食调养。胃病患者的秋季饮食应以温、软、淡、素、鲜为宜，做到定时定量，少食多餐，使胃中经常有食物和胃酸进行中和，以达到防止侵蚀胃黏膜和溃疡面而加重病情的目的。

（6）运动健养。肠胃病人要结合自己的体征，适度的运动锻炼，这样能提高机体抗病能力，减少疾病的复发，促进身心健康。

（7）平心静养。胃是否健康与精神因素有很大关系。过度的精神刺激，如长期紧张、恐惧、悲伤、忧郁等都会引起大脑皮层的功能失调，促进神经功能紊乱，导致胃壁血管痉挛性收缩，进而诱发胃炎、胃溃疡等疾病。因此，平时要保持精神愉快、性格开朗、意志坚强，并善于从困境中解脱自己。

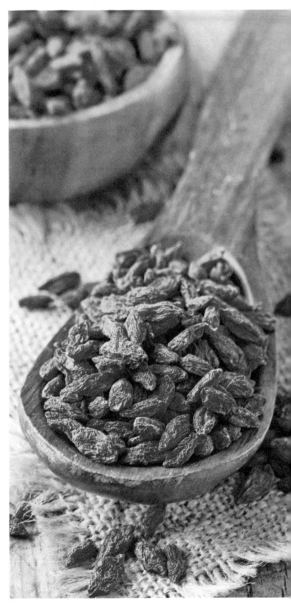

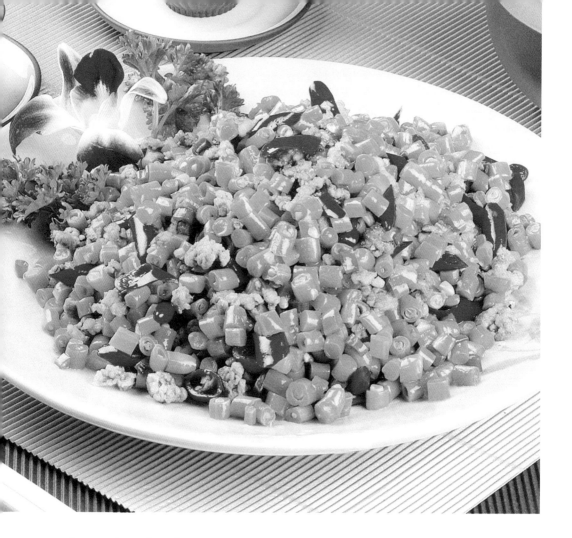

酸豆角肉末

豆角富含 B 族维生素、维生素 C 和植物蛋白质，能调理消化系统，消除胸膈胀满。可防治急性肠胃炎、呕吐、腹泻。有消渴健脾、补肾止泻、益气生津的功效。

- 时间 8 分钟
- 方法 炒
- 人群 一般人群
- 功效 健脾利肾

原料

猪瘦肉 300 克，酸豆角 200 克，盐 3 克，鸡精 1 克，醋 10 毫升，红辣椒、葱、食用油各适量

做法

1. 猪肉洗净，切成肉末；酸豆角洗净，切丁；红辣椒、葱洗净，切段。
2. 锅置于火上，注油烧热，放入肉末翻炒，再加入盐、醋继续拌炒至肉末熟，放入酸豆角、红辣椒、葱段翻炒，再放入鸡精，起锅装盘即可。

制作指导

大锅炒制时，应将豆角先用热水焯熟后再炒。

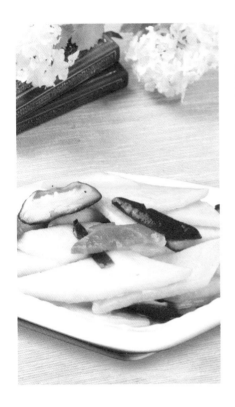

香菇炒茭白

⏱ 时间 8 分钟　　😊 人群 一般人群
🍴 方法 炒　　　　🐏 功效 润肠通便

茭白中含有大量的营养物质，其中以碳水化合物、蛋白质、脂肪等的含量最为丰富。常食可增强人体的抵抗力。

原料
茭白 200 克，鲜香菇 20 克，葱、胡萝卜片各少许，盐、鸡精、香油、水淀粉、食用油各适量

做法
1. 茭白去皮洗净，切片；香菇洗净切片；葱洗净切段。
2. 锅注油，入茭白、香菇、胡萝卜片，翻炒 1 分钟，加入少许盐，再加入鸡精炒至熟透，再加入少许水淀粉炒匀，淋入香油，拌匀后撒入葱段拌炒匀，将炒好的香菇茭白盛入盘内即成。

西芹拌腐竹

⏱ 时间 6 分钟　　😊 人群 一般人群
🍴 方法 拌　　　　🐏 功效 开胃消食

西芹含铁量较高，是缺铁性贫血患者的食疗佳品。对于血管硬化患者也有辅助治疗作用。

原料
西芹 100 克，水发腐竹 200 克，生抽、陈醋各 2 毫升，香油、红椒、辣椒酱、辣椒油、花椒油、盐、鸡精各适量

做法
1. 腐竹切段；西芹洗净切斜片；红椒洗净去籽，对半切开，改成斜片。
2. 锅中入水烧开，入腐竹、西芹、红椒片，焯烫至熟捞出，沥干后装入碗中。
3. 碗中加入盐、鸡精、生抽，再淋入陈醋、香油、辣椒酱，拌匀入味，再淋入少许辣椒油、花椒油，拌匀，倒入盘中，摆好盘即成。

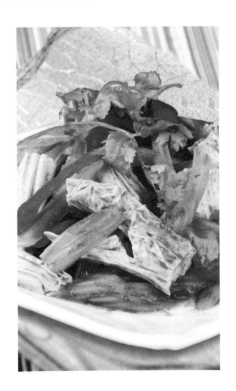

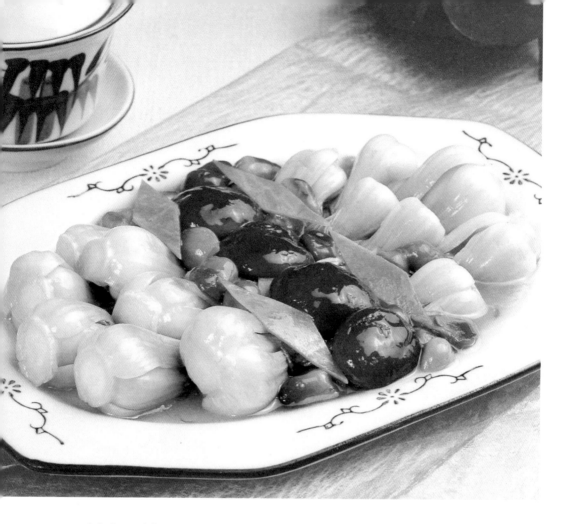

双菇扒菜胆

草菇的维生素 C 含量高，能促进人体新陈代谢，提高机体免疫力，增强抗病能力。

- ⏱ **时间** 10 分钟
- ✖ **方法** 炒
- 😊 **人群** 儿童
- 🍲 **功效** 开胃消食

原料
菜胆 300 克，香菇、草菇各 20 克，胡萝卜片少许，盐、鸡精、葱末、姜末、蒜末、胡椒粉、料酒、香油、食用油、水淀粉各适量

做法
1. 菜胆洗净烫熟，沥水装盘；香菇、草菇泡发洗净，均焯水备用。
2. 锅中入油烧热，放入葱、姜、蒜炒香，加入香菇、草菇、胡萝卜片，调入胡椒粉、料酒、盐、鸡精炒匀，用水淀粉勾芡，盛出摆在菜胆上，淋上香油。

制作指导
菜胆入锅余烫的时间不宜太长，否则菜会变得软烂，影响美观和口感。

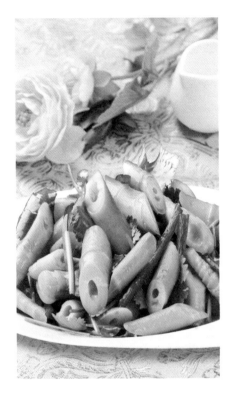

香菜拌竹笋

⏱ 时间 5 分钟　　😊 人群 老年人
✖ 方法 拌　　　　🍲 功效 开胃健脾

竹笋富含蛋白质、维生素、钙、铁等营养物质，有清热化痰、益气和胃等功效。

原料
竹笋 300 克，香菜 20 克，红椒 20 克，盐 3 克，鸡精 1 克，辣椒油 10 毫升，香油适量

做法
1. 香菜洗净切段；红椒洗净切丝；竹笋洗净切段，放入沸水中焯熟，捞出沥水。
2. 焯熟的竹笋盛入碗中，加入少许盐、鸡精，倒入切好的红椒丝，再加入切好备用的香菜，淋入适量的辣椒油、香油，拌匀，装盘即可。

制作指导
竹笋煮好后，放入清水中可去除其涩味。

凉拌山药

⏱ 时间 5 分钟　　😊 人群 一般人群
✖ 方法 拌　　　　🍲 功效 健脾益胃

山药含有淀粉、黏液蛋白、糖类、氨基酸和维生素 C 等营养成分，对脾胃虚弱、食欲不振、消渴尿频、痰喘咳嗽等有很好的食疗作用。

原料
山药 200 克，蒜末、葱花各少许，盐 3 克，红椒、白糖各 10 克，白醋 10 毫升，香油适量

做法
1. 山药去皮洗净，红椒洗净，均切丝；锅入水烧开，加盐、白醋，倒入山药拌匀，煮熟捞出，沥干水分。
2. 将山药放入碗中，加蒜末、葱花、红椒丝、盐和白糖，搅拌至入味，淋入香油拌匀即可食用。

制作指导
新鲜山药切开时会有黏液，极易滑刀伤手，可以先用清水加少许醋洗一遍，这样可减少黏液。

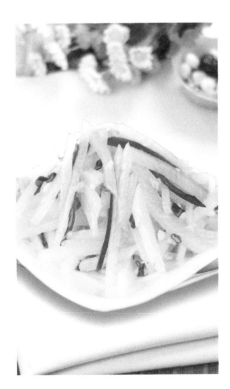

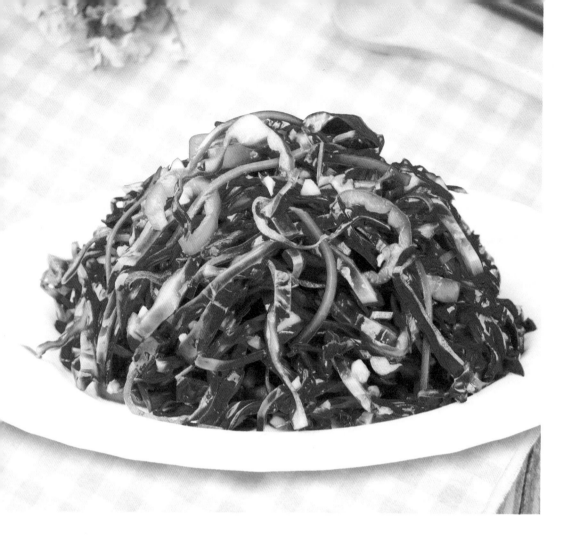

凉拌紫甘蓝

紫甘蓝含有丰富的 B 族维生素、维生素 C、维生素 E、花青素和纤维素等，能够促进肠道蠕动，增强胃肠功能，也有助于机体脂肪的燃烧，对减肥大有裨益。

- 时间 6 分钟
- 方法 拌
- 人群 一般人群
- 功效 养胃益肠

原料
紫甘蓝 600 克，胡萝卜丝 30 克，青椒圈 30 克，蒜末 30 克，盐 3 克，鸡精、香油各适量

做法
1. 紫甘蓝洗净切开，切成丝；锅入水烧开，倒入紫甘蓝、胡萝卜丝，焯熟捞出。
2. 紫甘蓝、胡萝卜丝装入碗中，加入蒜末、青椒圈，再加入盐、鸡精，拌匀，淋入少许香油拌匀即可。

制作指导
焯好的紫甘蓝，先用少许盐腌渍 15 分钟后再加其余调料拌匀，紫甘蓝的口感更爽脆。

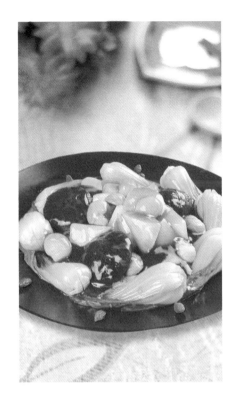

香菇烧山药

⏱ 时间 15 分钟　　😊 人群 孕产妇
❌ 方法 烧　　　　🍲 功效 开胃消食

山药含有黏液蛋白、淀粉酶、皂苷、游离氨基酸、多酚氧化酶等物质，且含量较为丰富，具有滋补作用，为病后康复食补之佳品。

原料
山药 150 克，香菇、板栗、小白菜各 50 克，盐、水淀粉、鸡精、食用油各适量

做法
1. 山药洗净切块；香菇洗净；板栗去壳洗净；小白菜洗净；板栗用水煮熟；小白菜过水烫熟，放在盘中摆放好备用。
2. 热锅下油，放入山药、香菇、板栗爆炒，调入盐、鸡精，用水淀粉收汁，装盘即可。

制作指导
煮板栗时水里放些白醋，可去除板栗异味。

皮蛋拌豆腐

⏱ 时间 5 分钟　　😊 人群 一般人群
❌ 方法 拌　　　　🍲 功效 益气和胃

豆腐含丰富的氨基酸、脂肪、碳水化合物、矿物质，能刺激消化器官，增进食欲，促进营养物质的消化吸收，还能中和胃酸，降压。

原料
皮蛋 1 个，豆腐 200 克，葱花 2 克，盐 3 克，生抽 3 毫升，鸡精 2 克，香油少许

做法
1. 锅入水烧热，入豆腐，煮 2 分钟捞出，切小方块，装入碗中备用；皮蛋切开，改切成丁。
2. 豆腐、皮蛋装入碗中，加入盐、鸡精、生抽拌匀，倒入葱花拌匀，再淋入香油拌匀，倒盘中即可。

制作指导
豆腐不可煮太久，否则影响其鲜嫩口感。

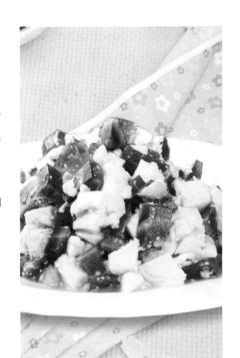

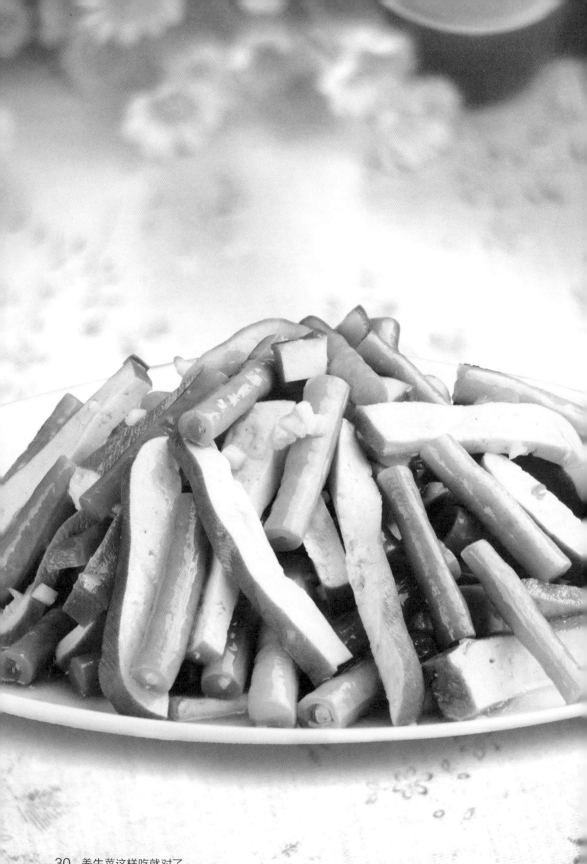

豆角香干

豆角含蛋白质、糖类、磷、钙、铁、B族维生素及膳食纤维等，豆角性平，味甘，入脾、胃二经，具有健脾益气、助消化的功效，对尿频、腹胀及一些妇科疾病有辅助治疗作用。

🕐 时间 10 分钟
✖ 方法 拌
😊 人群 女性
🍚 功效 开胃消食

√ 食物相宜

豆角 + 蒜 = 防治高血压
豆角 + 大米 = 补肾健脾、除湿利尿
豆角 + 虾米 = 健胃补肾、理中益气
豆角 + 猪肉 = 降糖降压

✕ 食物相克

豆角 + 牛奶 = 生成有害物质

原料

香干300克，豆角200克，蒜末少许，盐3克，鸡精3克，生抽3毫升，食用油、香油各适量

食材处理

1. 处理好的豆角切3厘米长的段。
2. 香干切1厘米厚段，再切成条。
3. 锅中入清水烧开，加少许食用油，加盐。
4. 倒入香干，煮约2分钟至熟。
5. 将煮好的香干捞出。
6. 倒入豆角，煮约2分钟至熟。

制作指导

豆角不可煮太久，否则会影响其脆嫩口感。

美味制作

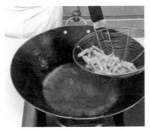

1 将煮好的豆角捞出。

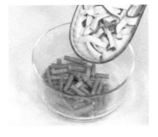

2 盛入碗中，加入焯过水的香干。

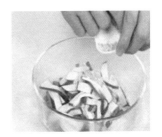

3 倒入准备好的蒜末。

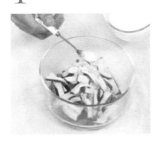

4 加入适量的盐、鸡精。

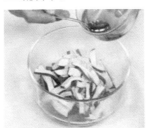

5 再加入香油、生抽。

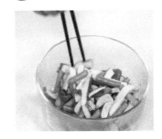

6 用筷子拌匀。

小贴士

1. 焯水时在水中加入少许盐和色拉油，可以使豆角颜色更翠绿鲜艳。
2. 豆角焯水后放入凉水稍微浸泡，口感会更加脆爽。

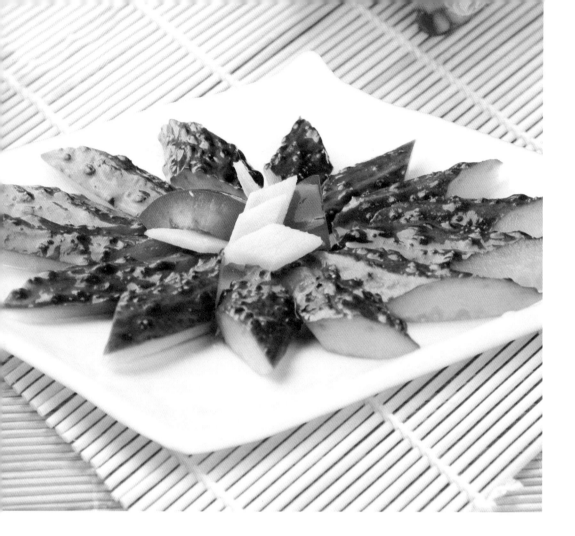

糖醋黄瓜

黄瓜含有丰富的营养素，包括葡萄糖、果糖以及挥发油、黄瓜酶等，其中以苦味素的含量最为丰富。苦味素对于消化道炎症具有独特的功效，可刺激消化液的分泌，产生大量消化酶，使人胃口大开。

🕑 时间 6 分钟
✂ 方法 拌
☺ 人群 女性
🍳 功效 健胃消食

原料
黄瓜 200 克，彩椒片、姜片各少许，盐 2 克，白糖 5 克，白醋适量

做法
1. 洗净的黄瓜对半切开，切去瓜瓤，再改切成菱形块，装入碗中。
2. 加入盐、白糖、白醋调味，倒入准备好的彩椒片和姜片，拌匀摆盘即成。

制作指导
将黄瓜放入淡盐水中浸泡一会，可将黄瓜的涩味去掉。

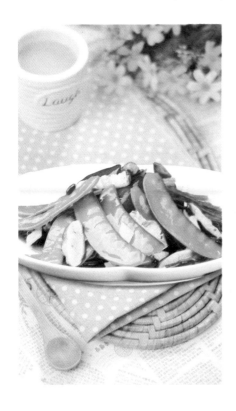

清香三素

☑ 时间 6 分钟　　☺ 人群 胃肠病患者
✖ 方法 炒　　　　📋 功效 健胃利肠

香菇中含有多种维生素、矿物质、氨基酸，对促进人体新陈代谢有很大作用。

原料
荷兰豆 150 克，鲜香菇 50 克，红椒 20 克，姜片、蒜末、葱白各少许，盐、鸡精、水淀粉、料酒、食用油各适量

做法
1. 香菇洗净切片，红椒洗净切片；锅入水烧热，加食用油、盐，拌匀，倒入香菇略煮，倒入荷兰豆煮约 2 分钟，倒入红椒焯片刻，都捞出备用。
2. 起油锅，入姜片、蒜末、葱白爆香，倒入荷兰豆、香菇和红椒炒匀，加鸡精、盐，淋入料酒炒匀调味，用水淀粉勾芡，快速翻炒均匀，盛出装盘即可。

干焖香菇

☑ 时间 10 分钟　　☺ 人群 老年人
✖ 方法 焖　　　　📋 功效 温中健脾

香菇是具有高蛋白、低脂肪、多糖、多种氨基酸和多种维生素的菌类食物，常食可提高人体的免疫能力。

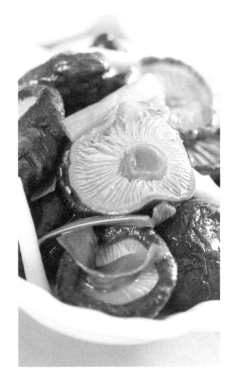

原料
水发香菇 250 克，白糖、盐、料酒、酱油、葱段、姜末、食用油、高汤各适量

做法
1. 水发香菇洗净，用沸水汆一下，沥干水分。
2. 起油锅，用葱段、姜末炝锅，入酱油、白糖、料酒、盐、高汤和香菇，等汤汁收浓后起锅即可。

制作指导
发香菇的时候最好用 80℃左右的水，这样发出来的香菇才鲜香。可以用其他食材代替香菇，做成其他干焖菜，比如干焖腐竹。

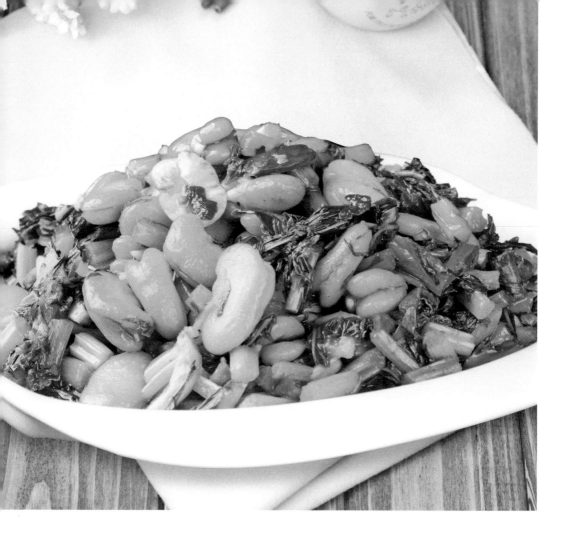

雪菜豆瓣

雪菜含蛋白质、脂肪、糖、胡萝卜素、维生素 B_1、维生素 B_2、维生素 C 等，能增强胃、肠的消化吸收功能，增进食欲，醒脑提神，缓解疲劳，还有解毒之功效。

- ⏱ 时间 6 分钟
- ✖ 方法 炒
- 😊 人群 一般人群
- 🍲 功效 健脾利胃

原料

雪菜 200 克，蚕豆 100 克，蒜末、姜片各少许，盐 3 克，鸡精 2 克，水淀粉 10 毫升，食用油、豆瓣酱各适量

做法

1. 将雪菜洗净切约 1 厘米长段；清水烧开，入蚕豆、盐（分量外），煮熟捞出。
2. 用油起锅，倒入姜片、蒜末爆香，倒入雪菜炒匀，加豆瓣酱、盐、鸡精，炒至熟软，倒入蚕豆炒匀，翻炒匀至入味，加水淀粉勾芡，盛出装盘即可。

制作指导

煮蚕豆时，可在水中加少许食用油，以保持其翠绿的颜色。

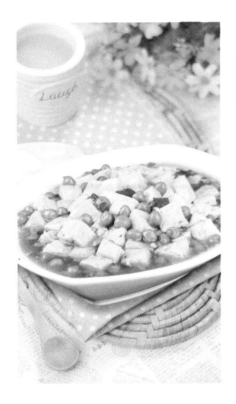

豌豆豆腐丁

🕐 时间 8分钟　　😊 人群 老年人
🔪 方法 煮　　📖 功效 补中益气

豆腐营养丰富，含有铁、钙、磷、镁等人体必需的多种营养素，素有"植物肉"之美称。

原料
豆腐200克，豌豆60克，蒜末、红椒丁、葱花各少许，盐、鸡精、老抽、蚝油、水淀粉、食用油各适量

做法
1. 豆腐洗净切丁，锅入水烧热，加入油、盐，倒入豌豆煮熟捞出，倒入豆腐，煮沸后捞出。
2. 另起锅，锅置火上，注油烧热，倒入蒜末、红椒丁爆香，倒入水，加入盐、鸡精、老抽调味，倒入豆腐、豌豆拌匀，加入蚝油、水淀粉勾芡，淋入熟油拌匀，盛入盘内，撒入葱花即成。

制作指导
焯煮 时，加入少许盐，可使豌豆色泽更翠绿透亮。

鲜玉米烩豆腐

🕐 时间 10分钟　　😊 人群 一般人群
🔪 方法 烩　　📖 功效 调和脾胃

老年人应多食用豆腐，因为豆腐易消化，对防治便秘有不错的效果。

原料
肉末120克，嫩豆腐450克，鲜玉米粒50克，西蓝花、红椒各少许，葱花20克，辣椒酱30克，盐、鸡精、老抽、料酒、水淀粉、食用油各适量

做法
1. 嫩豆腐切成块；红椒洗净切成粒；锅入水烧沸，倒入洗净的西蓝花；加少许盐，焯熟捞出沥水；再放入豆腐、玉米粒，焯熟捞出备用。
2. 炒锅热油，倒入肉末炒香，加老抽、料酒炒匀，放入红椒、少许水、辣椒酱搅匀，倒入豆腐、玉米粒，加盐、鸡精翻炒入味，用水淀粉勾芡，盛盘，放入西蓝花、葱花装饰即成。

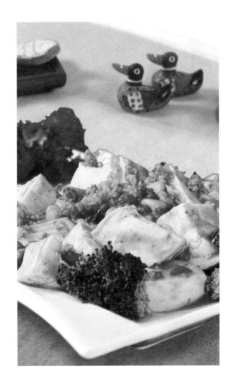

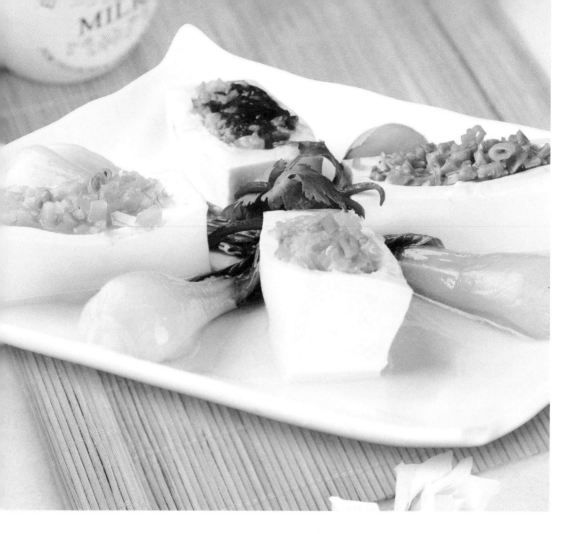

四色豆腐

豆腐有帮助消化、增进食欲的功能，对儿童的牙齿、骨骼的生长发育也颇为有益。

- ⏱ 时间 10 分钟
- ✖ 方法 蒸
- 😊 人群 儿童
- 🖐 功效 帮助消化

原料

豆腐 300 克，榨菜头 60 克，咸蛋黄 20 克，火腿肠 1 根，皮蛋 1 个，油菜 80 克，葱花少许，盐、鸡精、水淀粉、食用油、高汤各适量

做法

1. 榨菜头洗净剁碎；皮蛋去壳剁碎；咸蛋黄剁碎；火腿肠切碎；豆腐洗净，切长条块，码盘，豆腐块中间掏空，塞入榨菜末，舀入火腿肠末，依此将咸蛋末、皮蛋末酿入豆腐块中，撒入葱花。盘子放入蒸锅，加盖蒸 3 分钟，揭盖后用铁夹子取出，备用。

2. 锅入水，加盐、鸡精、食用油烧开，倒入洗好的油菜，焯熟，摆在豆腐块之间，另起锅，倒入高汤，加盐、鸡精、水淀粉调成稠汁，浇入盘中即成。

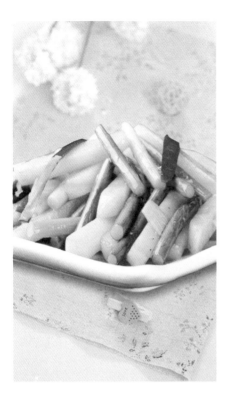

蒜薹炒土豆条

⏱ 时间 8分钟　　😊 人群 一般人群
❌ 方法 炒　　　　🖐 功效 预防便秘

蒜薹含有糖类、胡萝卜素、维生素、钙、磷等营养物质。蒜薹含有丰富的纤维素，可刺激大肠排便，改善便秘。

原料
蒜薹100克，土豆150克，姜片、红椒丝、葱段各少许，盐、鸡精、料酒、水淀粉、食用油各适量

做法
1. 蒜薹洗净切段，土豆去皮，洗净切条；热锅注油，烧至四成热，倒入蒜薹，滑油片刻，捞出备用；倒入切好的土豆，炸约2分钟至米黄色时捞出。
2. 锅留底油，放入姜片、红椒丝、葱段爆香。倒入土豆、蒜薹，加盐、鸡精、料酒，翻炒1分钟至熟透，倒入少许清水，再用水淀粉勾芡，翻炒片刻至入味，盛出装盘即可。

香麻藕条

⏱ 时间 5分钟　　😊 人群 糖尿病者
❌ 方法 炒　　　　🖐 功效 补益脾胃

莲藕有很高的营养价值，具有养胃滋阴、健脾益气、清心安神、凉血止血等功效，是一种很好的食补佳品。

原料
莲藕300克，干红辣椒10克，花椒、葱段各少许，盐、鸡精、水淀粉、食用油各适量

做法
1. 将莲藕去皮，洗净切条，装盘；锅中注水烧开，加莲藕条，焯烫片刻，捞起。
2. 炒锅热油，放入干红辣椒、葱段、花椒爆香，倒入莲藕条炒匀，加盐、鸡精调味，用水淀粉勾芡，翻炒片刻至熟透，即可出锅。

制作指导
将切好的莲藕放入醋水中浸泡，可防止其氧化变黑。

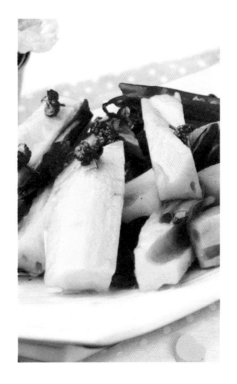

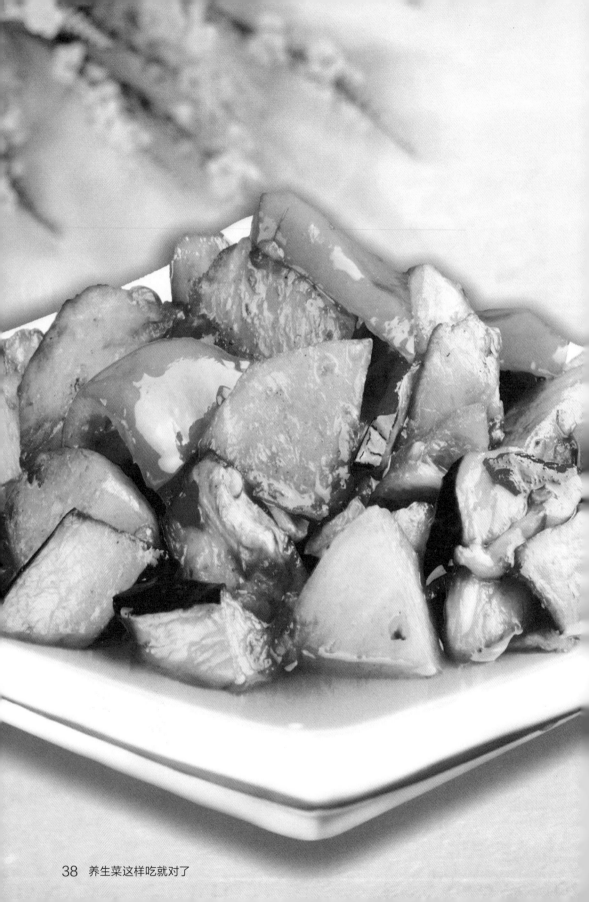

地三鲜

土豆含丰富的维生素 A、维生素 C 以及矿物质，能健脾和胃、益气调中、缓急止痛、通利大便，对脾胃虚弱、消化不良、肠胃不和、大便不畅的患者有较好的食疗效果。

⏱ 时间 10 分钟

✖ 方法 炒

☺ 人群 一般人群

🍽 功效 健胃利肠

√ 食物相宜

土豆 + 辣椒 = 健脾开胃

土豆 + 蜂蜜 = 可缓解胃部疼痛

土豆 + 牛奶 = 营养均衡

✕ 食物相克

土豆 + 柿子 = 易形成胃结石

原料

土豆 100 克，茄子 100 克，青椒 15 克，姜片、蒜末、葱白各少许，盐 3 克，鸡精 3 克，白糖 3 克，蚝油、豆瓣酱、水淀粉、食用油各适量

食材处理

1. 青椒洗净，切开，去籽，切成片。
2. 将洗净去皮的土豆切块；将已去皮的茄子切丁。
3. 热锅注油，烧至四成热。
4. 倒入土豆，炸约 2 分钟至金黄色捞出。
5. 倒入切好的茄子，炸约 2 分钟至金黄色捞出。

制作指导

土豆去皮后，如果不马上烧煮，需用清水浸泡，以免发黑，但不能浸泡太久，以防营养成分流失。

美味制作

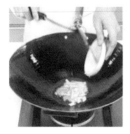

1 锅入油，下姜片、蒜末、葱爆香。

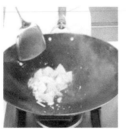

2 倒入滑油后的土豆翻炒均匀。

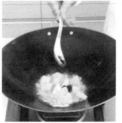

3 加水、盐、鸡精、糖、蚝油炒匀。

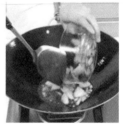

4 加入豆瓣酱，中火稍煮，倒入茄子。

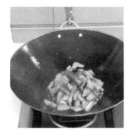

5 加入切好的青椒。

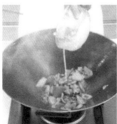

6 加水淀粉勾芡。

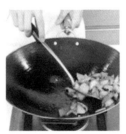

7 快速翻炒匀。

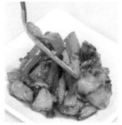

8 盛出装盘即可。

小贴士

土豆和茄子切成块后，不宜再用清水冲洗，以免下锅油炸时，土豆和茄子的水分会让油花四溅，烫伤手部。此外茄子极易吸油，因此炸茄子时，油量要多一些，油温要高。

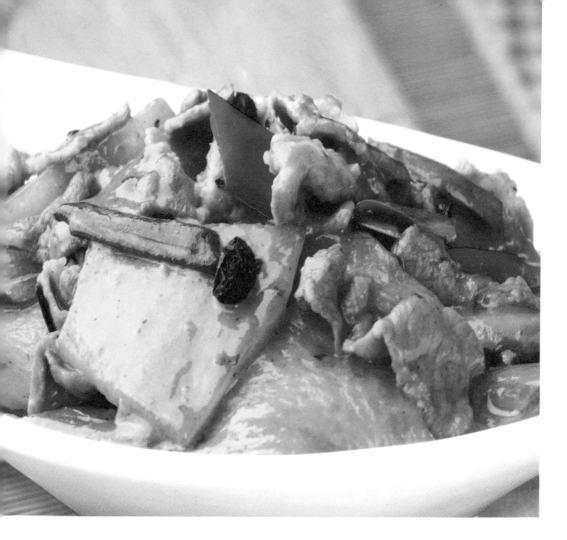

豆豉肉片炒冬瓜

冬瓜含有钾、钠、钙、铁、锌、铜、磷、硒等营养素，其含钾量显著高于含钠量，是典型的高钾低钠型蔬菜，对需进食低钠食物的肾脏病、高血压、水肿患者大有益处。

- 时间 15分钟
- 方法 炒
- 人群 一般人群
- 功效 利水抗癌

原料

冬瓜300克，猪瘦肉100克，蒜苗段15克，红椒10克，豆豉、姜片、盐、鸡精、蚝油、水淀粉、食用油各适量

做法

1. 猪瘦肉洗净切片；冬瓜去皮，洗净切薄片；红椒洗净切片；猪瘦肉上撒入鸡精、盐，再淋入水淀粉抓匀，倒入少许食用油，腌渍10分钟。

2. 油烧热，入蒜苗段、姜片、红椒片、豆豉，爆香，倒入冬瓜片，翻炒均匀，注入少许清水，煮沸后加蚝油、鸡精调味，倒入肉片，淋入少许清水，翻炒至熟透，放入蒜苗段炒匀，加盐调味，再注入少许食用油炒匀即成。

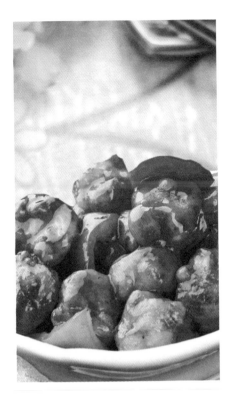

糖醋里脊

⏱ 时间 8 分钟　　😊 人群 一般人群
✖ 方法 炒　　🍲 功效 补肾养血

猪瘦肉含有多种营养物质,具有润肠胃、生津液、丰肌体、泽皮肤的作用。

原料
猪里脊肉100克,青椒20克,红椒10克,鸡蛋2个,番茄汁30毫升,蒜末、葱段、盐、白糖、淀粉、白醋、酸梅酱、料酒、水淀粉、食用油各适量

做法
1. 青椒、红椒洗净切块;猪里脊肉洗净切丁,加盐、料酒、蛋黄、淀粉拌匀,撒上少许淀粉备用;番茄汁加白醋、白糖、盐,再倒入酸梅酱拌匀。
2. 热锅注油,烧至五成热,倒入肉丁,炸约1分钟,捞出备用;锅留底油,入蒜末、葱段、青椒、红椒炒香,入番茄汁、水淀粉勾芡,制成稠汁。
3. 倒入炸好的肉丁,炒匀即可。

椒盐平菇

⏱ 时间 5 分钟　　😊 人群 女性
✖ 方法 炸　　🍲 功效 促进消化

平菇能改善人体新陈代谢、增强体质、调节自主神经。平菇含有多糖体,对肿瘤细胞有很强的抑制作用,且具有免疫特性。

原料
平菇200克,青椒、红椒各少许,椒盐2克,胡椒粉5克,水淀粉、食用油各适量

做法
1. 平菇洗净去柄,留菌盖;青椒、红椒洗净,切丁。
2. 锅内注适量油,平菇略裹水淀粉后下锅炸至金黄色,捞起控油。
3. 另起油锅,放入平菇及青椒、红椒丁翻炒均匀,加椒盐、胡椒粉调味,起锅盛盘即可。

制作指导
平菇下锅炸的时间不宜过长,稍变色即可捞出。

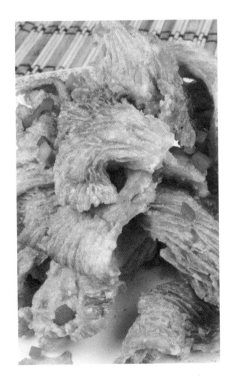

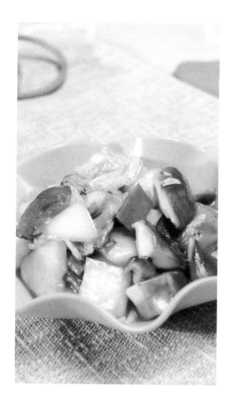

白菜炒双菇

🕐 时间 5 分钟　　😊 人群 孕产妇
❌ 方法 炒　　　　🍲 功效 润肠通便

白菜中含有丰富的粗纤维，不但能起到润肠、排毒的作用，又能刺激肠胃蠕动，促进大便排泄，帮助消化，对预防肠癌有良好作用。

原料
白菜、香菇、平菇、胡萝卜各 100 克，盐 3 克，食用油适量

做法
1. 白菜洗净切段；香菇、平菇均洗净切块，焯烫片刻，捞出备用；胡萝卜洗净，去皮切片。
2. 锅上火，倒油烧热，放入白菜、胡萝卜翻炒，再放入香菇、平菇，调入盐炒熟即可。

制作指导
白菜梗尽量切细一点以便成熟度一致。白菜、香菇、平菇和胡萝卜都可以单独炒食。

酱香肉卷

🕐 时间 15 分钟　　😊 人群 一般人群
❌ 方法 蒸　　　　🍲 功效 滋补益气

猪肉含有丰富的优质蛋白质和人体必需的脂肪酸，并能改善缺铁性贫血。

原料
熟五花肉、水发桂林米粉各 300 克，红椒末、姜片、蒜苗段、蒜末、盐、鸡精、蚝油、老抽、水淀粉各适量

做法
1. 泡好的米粉切段；熟五花肉切片。
2. 热锅入水，加盐、鸡精、米粉、蒜苗煮 2 分钟，捞入盘；取肉片，放蒜苗、米粉卷好，摆入盘中。
3. 蒸锅入水烧热，放入摆放肉卷的盘子，加盖，用大火蒸约 6 分钟至熟，揭开盖，取出肉卷备用。
4. 起油锅，入蒜末、姜片、红椒末，注清水，加盐，淋蚝油、老抽和水淀粉，将味汁浇在肉卷上即可。

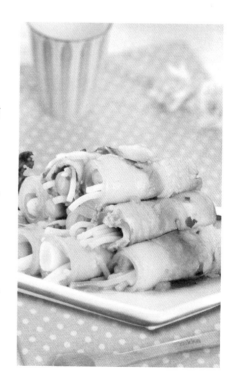

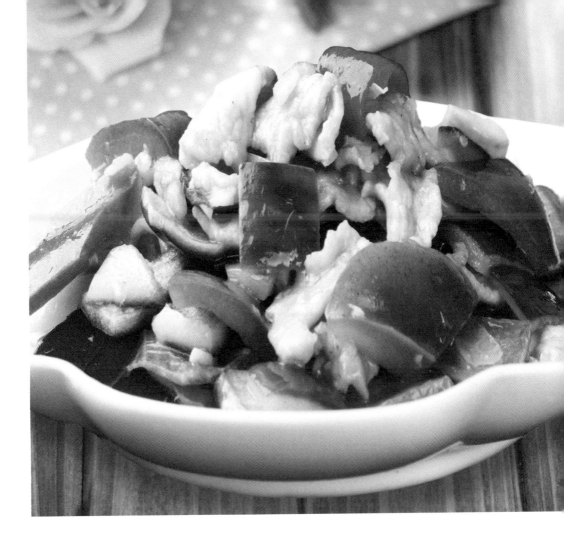

洋葱炒肉

洋葱中含糖、蛋白质及多种矿物质、维生素等营养成分，能较好地调节神经、增强记忆力，其挥发性成分还有刺激食欲、帮助消化、促进吸收等功能。

⏱ 时间 8分钟
✖ 方法 炒
☺ 人群 一般人群
✋ 功效 开胃消食

原料
五花肉300克，洋葱70克，青椒、豆豉、蒜末、姜片、盐、老抽、生抽、鸡精、白糖、料酒、水淀粉、食用油各适量

做法
1. 将洋葱去皮，洗净切片；青椒对半切开，切条，再切成片；五花肉洗净切小片。
2. 锅中注入适量食用油，烧热，倒入五花肉，炒至肉出油，加老抽、生抽炒香，倒入青椒、洋葱，再倒入豆豉、蒜末、姜片炒匀，加料酒炒匀，加入盐、鸡精、白糖翻炒至入味，倒入水淀粉勾芡，再加入食用油炒匀，盛入盘中。

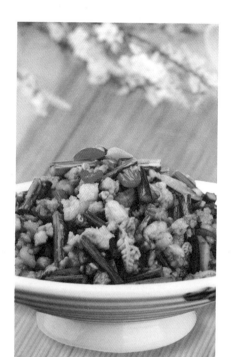

肉末蕨菜

⏱ 时间 8分钟　　😊 人群 孕产妇
✖ 方法 炒　　　　👉 功效 清肠排毒

蕨菜营养价值较高，它的嫩叶中含有蛋白质、脂肪、碳水化合物、膳食纤维、多种矿物质和B族维生素、维生素C、维生素E及胡萝卜素等成分。

原料
五花肉100克，蕨菜50克，红椒20克，蒜末、姜片各少许，盐、鸡精、水淀粉、料酒、老抽、食用油各适量

做法
1. 蕨菜洗净切段，红椒洗净切丁，五花肉洗净剁成肉末；锅中加清水烧开，加盐，再倒入蕨菜，煮沸后捞出。
2. 用油起锅，倒入肉末翻炒至熟，炒香姜片、蒜末，加老抽炒匀，调料酒，放蕨菜，倒入红椒丁炒熟，入盐、鸡精，加水淀粉勾芡，拌匀，出锅装盘即可。

红油平菇

⏱ 时间 7分钟　　😊 人群 一般人群
✖ 方法 拌　　　　👉 功效 促进消化

平菇含有的多种维生素及矿物质，有改善人体新陈代谢、增强体质、调节自主神经功能等作用，故可作为体弱病人的营养品，同时对妇女更年期综合征可起调理作用。

原料
平菇300克，红油20毫升，葱花2克，盐3克，鸡精3克

做法
1. 平菇洗净，放入沸水中焯烫，捞入盆内。
2. 盆内加入红油、葱花、盐、鸡精一起拌匀。
3. 将拌好的平菇装盘即可。

制作指导
夏季保存凉拌菜别超2小时，容易变质，要现拌现吃。

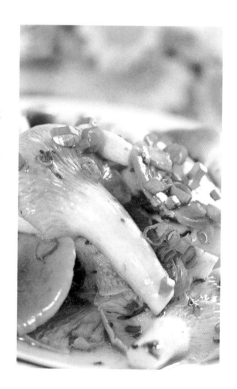

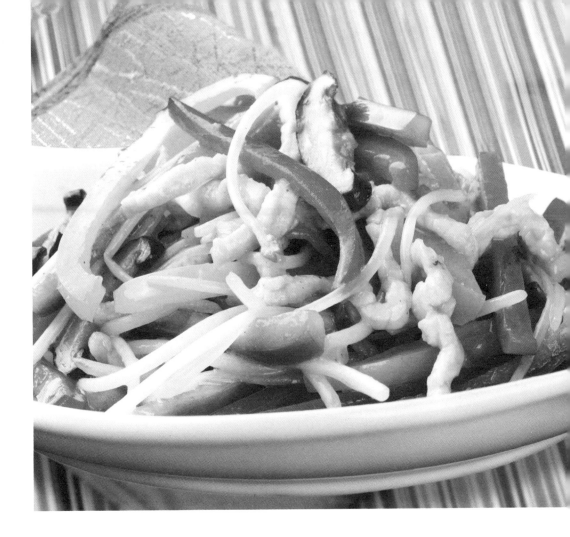

五彩炒肉丝

猪肉营养丰富，蛋白质含量高，还含有丰富的脂肪、B 族维生素、钙、磷、铁等成分，具有补肾养血、滋润肠胃、丰肌泽肤等功效。

- 时间 8 分钟
- 方法 炒
- 人群 男性
- 功效 滋润肠胃

原料
猪肉150克，彩椒200克，绿豆芽80克，水发香菇、姜丝、蒜蓉、盐、鸡精、白糖、水淀粉、料酒、食用油各适量

做法
1. 猪肉洗净切丝，彩椒洗净切丝，香菇洗净去蒂切丝，绿豆芽洗净。猪肉加盐、鸡精、水淀粉拌匀，倒入油腌渍片刻。
2. 起油锅，入肉丝，滑油后捞出；锅底留油，入姜丝、蒜蓉和香菇略炒，淋入料酒炒匀，倒入彩椒、绿豆芽炒匀，注入少许水炒匀，入肉丝，加盐、鸡精、白糖调味，再用水淀粉勾芡，翻炒片刻，使其入味即成。

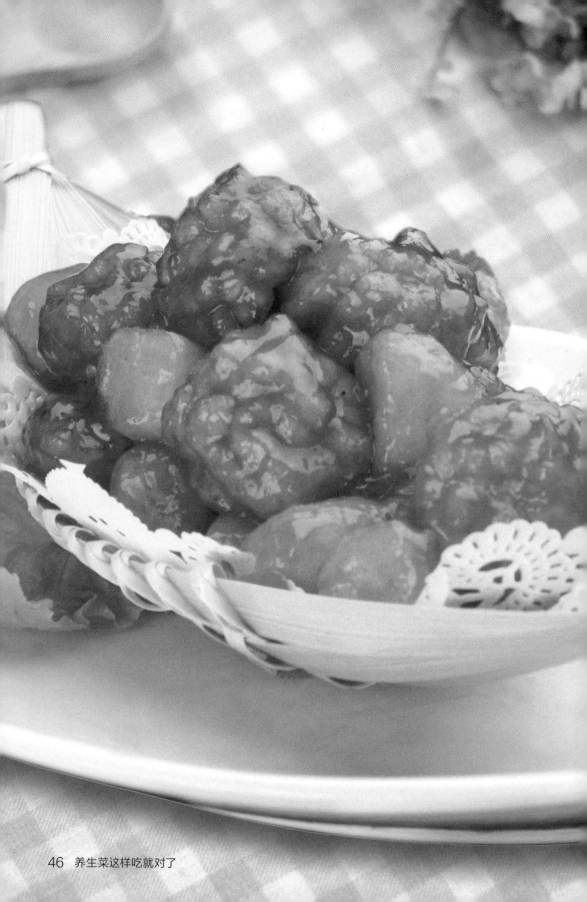

福建荔枝肉

马蹄含有大量的蛋白质、钙、铁、锌和烟酸等营养素，有清热解毒、解热止渴、利尿通便、消食除胀等功效。马蹄中磷的含量非常高，对牙齿和骨骼的发育有很大的好处，因此适合儿童食用。

- 🕐 时间 16 分钟
- ✖ 方法 炸
- 😊 人群 儿童
- 🍽 功效 开胃下食

√ 食物相宜
马蹄 + 核桃仁 = 有利于消化
马蹄 + 香菇 = 补气强身、益胃助食
马蹄 + 黑木耳 = 补气强身、益胃助食
马蹄 + 梨 = 清利咽喉

✗ 食物相克
马蹄 + 牛肉 = 易伤脾胃
马蹄 + 羊肉 = 易伤脾胃

原料
马蹄肉 100 克，猪瘦肉 200 克，葱 7 克，大蒜 3 克，红糟汁、番茄汁、蛋清、盐、淀粉、醋、糖、水淀粉、食用油各适量

食材处理
1. 猪瘦肉洗净，切方片，打上网格花刀。
2. 马蹄肉洗净切小块；大蒜洗净切末；葱洗净切末。
3. 将肉片放入热水中，余至断生捞出。

制作指导
马蹄是水生蔬菜，极易受到污染，不宜生食，故最好烹饪熟再食用。炸肉时，应保持中火，炸透后升高油温再捞出，以将肉的油逼出，使之外脆内软。

美味制作

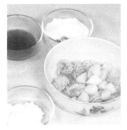

1 马蹄、肉片加盐、红糟、蛋清拌匀。

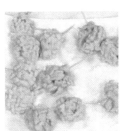

2 肉片卷成荔枝状，插入牙签固定。

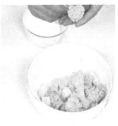

3 裹上淀粉备用。

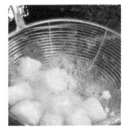

4 油烧五成热，倒入马蹄略炸，捞出。

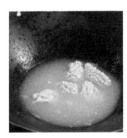

5 肉裹上淀粉，入油锅炸约 2 分钟。

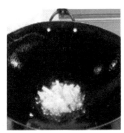

6 锅留底油，倒入蒜末、葱白末煸香。

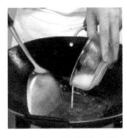

7 加醋、番茄汁、糖、水淀粉调汁。

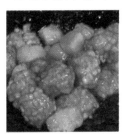

8 倒入马蹄和荔枝肉拌炒匀，即成。

小贴士
马蹄生于泥中，外皮和内部可能有较多的细菌和寄生虫，应洗净煮透后食用，且煮熟的马蹄更甜。

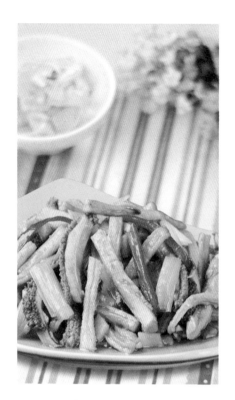

萝卜干炒肚丝

⏱ 时间 10 分钟　　😊 人群 男性
✖ 方法 炒　　　　🍴 功效 开胃消食

萝卜干含有糖分、蛋白质、B 族维生素、铁、胡萝卜素、磷等人体所需的营养物质，具有降血脂、降血压、消炎、开胃、化痰、止咳等功效。

原料
萝卜干 200 克，熟牛肚 300 克，洋葱丝、红椒丝、姜片、蒜末、葱段各少许，盐、鸡精、白糖、老抽、生抽、料酒、水淀粉、食用油各适量

做法
1. 萝卜干洗净切段，熟牛肚切丝；锅中加水烧开，加食用油，倒入萝卜干，煮约 2 分钟后捞出备用。
2. 热锅注油，入姜、蒜、红椒、葱、洋葱爆香，入牛肚炒匀，入料酒、萝卜干炒匀，加盐、鸡精、白糖、老抽、生抽炒匀，再加入少许水淀粉勾芡，翻炒片刻至入味即成。

油吃花菇

⏱ 时间 5 分钟　　😊 人群 男性
✖ 方法 炒　　　　🍴 功效 开胃消食

花菇具有调节人体新陈代谢、帮助消化、降低血压、减少胆固醇、预防肝硬化、消除胆结石、防治佝偻病等作用。

原料
花菇 200 克，干红辣椒 15 克，盐 3 克，红油 5 毫升，姜、鸡精各 3 克，食用油适量，大蒜、葱花各少许

做法
1. 花菇洗净泡开后，切成两半；干红辣椒洗净切段；姜去皮洗净，切片。
2. 油锅烧热，下姜片、大蒜、干红辣椒、花菇炒熟。
3. 将花菇盛入盘内，淋入红油，加入盐、鸡精一起拌匀，撒入葱花即可。

制作指导
炒的时候不停地翻搅可以让花菇更入味。

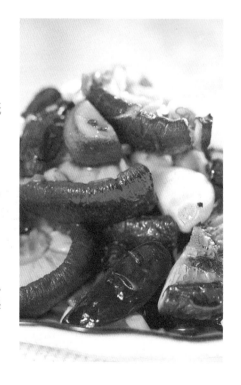

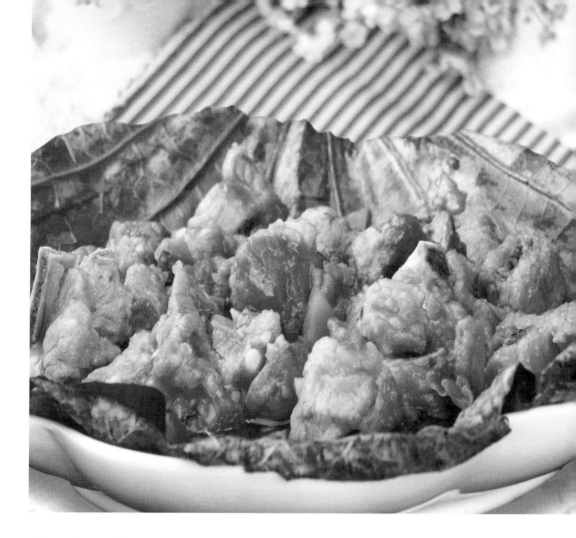

荷叶蒸排骨

排骨除含蛋白质、脂肪、维生素外，还含有大量的磷酸钙、骨胶原、骨黏蛋白等，可为幼儿和老年人提供钙质。排骨有很高的营养价值，具有滋养脾胃、益精补血的功效。

- 时间 20 分钟
- 方法 蒸
- 人群 一般人群
- 功效 滋养脾胃

原料

排骨 300 克，干荷叶 1 张，姜片、蒜末、葱白、葱花各少许，料酒、盐、蚝油、老抽、生抽、鸡精、水淀粉、熟油各适量

做法

1. 排骨斩块，装入碗中，倒入适量清水洗干净，锅中加适量清水烧开，放入修整后的干荷叶，煮软后捞出，摆在盘中；排骨加入姜片、蒜末、葱白、料酒、盐、蚝油，再放入老抽、生抽、鸡精、水淀粉腌渍 10 分钟。
2. 排骨倒在荷叶上，放入蒸锅，加上盖子以中小火蒸15 分钟，取出蒸好的排骨，浇上熟油，撒上葱花即可。

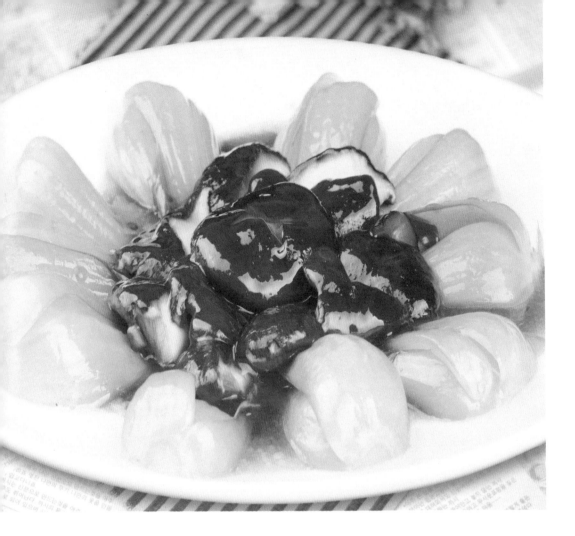

香菇扒油菜

香菇是高蛋白、低脂肪、多糖、富含多种氨基酸和维生素的菌类食物。它具有提高机体免疫功能、防癌抗癌、助消化、降血压、降血脂、降胆固醇的作用。

- 时间 5 分钟
- 方法 炒
- 人群 一般人群
- 功效 益胃助食

原料
油菜 200 克，鲜香菇 70 克，盐 3 克，水淀粉 10 毫升，白糖、料酒、鸡精、老抽、蚝油、食用油各适量

做法
1. 将油菜洗净对半切开；香菇洗净切成片。
2. 锅中加清水烧开，加食用油、盐、油菜拌匀，焯至断生后捞出油菜，沥干水分。整齐摆入盘中；倒入香菇，搅散，煮约 5 分钟至熟，捞出。
3. 起油锅，入香菇炒匀，淋入料酒炒香，加入蚝油、少许水、盐、鸡精、白糖、老抽炒匀调味，加入水淀粉拌匀，盛放在油菜上，浇上原汤汁即可。

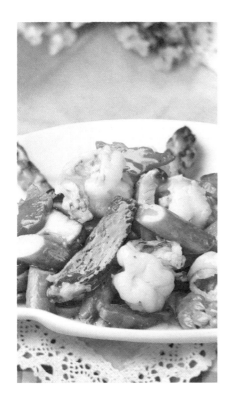

三鲜扒芦笋

☑ 时间 15 分钟　　☺ 人群 一般人群
☒ 方法 炒　　🍲 功效 补益脾胃

长期食用芦笋对脾胃大有益处，对水肿、膀胱炎等疾病也有一定的食疗效果。

原料
芦笋 200 克，鲜香菇片、虾仁各 50 克，火腿、姜片、胡萝卜片、葱白、盐、料酒、水淀粉、鸡精、食用油各适量

做法
1. 芦笋洗净去笋尖，切段；与鲜香菇片一起焯熟，火腿切成片；虾仁处理干净，加盐、鸡精拌匀，加水淀粉拌匀，加食用油，腌渍 5 分钟；焯熟。
2. 热锅注油，烧至四成熟，倒入火腿片、虾仁，滑油片刻捞出，锅底留油，倒姜片、胡萝卜片、葱白、香菇、芦笋、虾仁、火腿肉，再加盐炒匀调味，淋入料酒，加水淀粉勾芡，加少许熟油炒匀，笋尖摆盘，盛入炒好的材料即成。

韭菜炒鸡蛋

☑ 时间 5 分钟　　☺ 人群 糖尿病者
☒ 方法 炒　　🍲 功效 开胃生津

韭菜含有挥发性精油及硫化物等特殊成分，有助于增进食欲，增强消化功能。韭菜含有大量维生素和粗纤维，能增进胃肠蠕动，治疗便秘。

原料
韭菜 120 克，鸡蛋 2 个，盐 2 克，鸡精 2 克，食用油适量

做法
1. 韭菜洗净切成约 3 厘米长的段；鸡蛋打入碗中，加入少许盐、鸡精（分量外），搅散，炒熟备用。
2. 油锅烧热，入韭菜翻炒半分钟，加入盐、鸡精炒匀至韭菜熟透，再倒入鸡蛋，翻炒均匀，盛入盘中即成。

制作指导
韭菜易熟，入锅翻炒的时间不宜太长，以免失去口感。

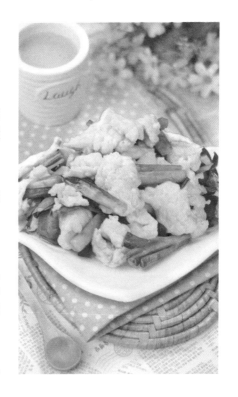

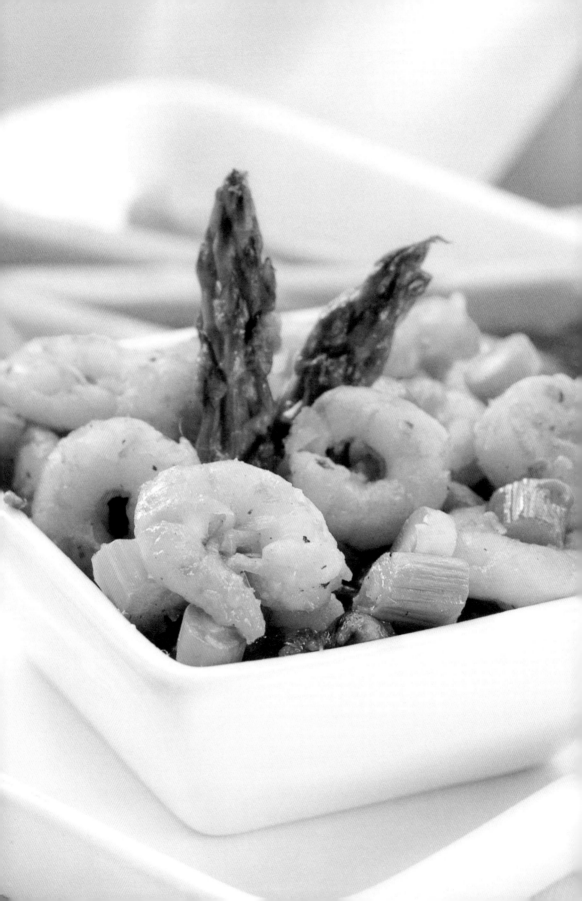

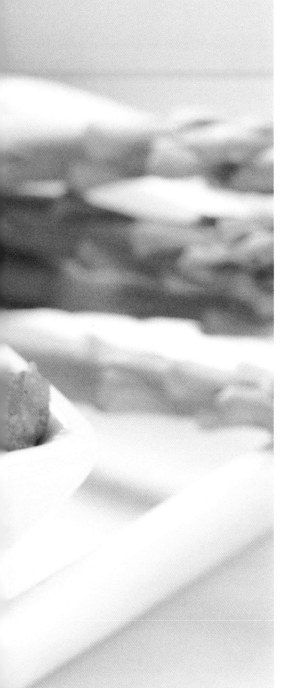

第二章

保肝护肾
养生菜谱

　　肾为先天之本，主藏精，主水液，主纳气，为人体脏腑阴阳之本，生命之根。肝为将军之官，主疏泄，主藏血，有调畅气机、贮藏血液、调节血量的作用。肝肾是人体内非常重要的脏器，与我们的健康息息相关。合理的饮食辅以良好的生活习惯，有助于我们保护肝肾。

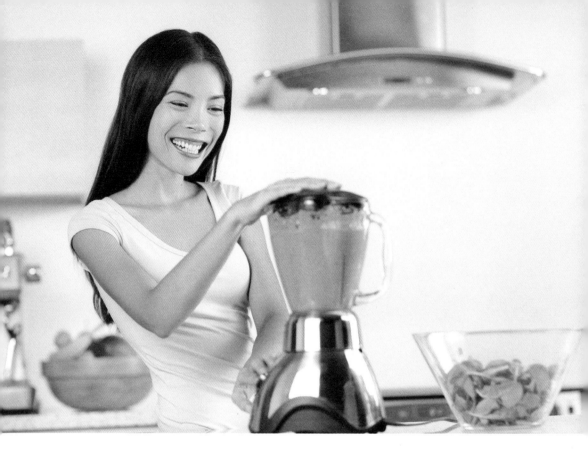

女人养颜要疏肝

　　肝主面，肝气疏泄条达则气色红润，神清气爽。而女人一生以血为重，肝有造血储藏、调节血量和向各脏器输送血液的功能，还有分解营养、调节激素等功能，若肝不能完成这些工作，则会导致气血不和，从而引起各类妇科疾病，如月经失调、子宫肌瘤、卵巢囊肿、性功能异常、不孕等。

　　肝脏是人体不可或缺的一个"化工厂"。肝脏是身体重要的排毒器官，肠胃道所吸收的有毒物质，都要在肝脏经过解毒程序变为无毒物质，再经过胆汁或尿液排出体外。如果肝脏长期超负荷工作，太多的身体毒素无法及时排解出去，反映到人的皮肤上就是脸色暗沉、色素沉淀。爱美的女士做到以下四点可让你的容颜持久美丽。

　　（1）疏肝气：体内不堵，面上无痘。《黄帝内经》用将军比喻肝脏性情刚烈，一旦遇到伤害就会肝气郁结。疏肝气，使全身气机疏通畅达，活力焕发，面色红润，皮肤光洁。

　　（2）清肝毒：体内无毒，脸无暗色。肝脏是人体内的"化工厂"，摄入的食毒、药毒、酒精毒、烟毒等都依赖肝脏分解。当这些毒素慢慢积累越来越多时，就会导致化学性肝损伤。分解并清除肝内毒素，才能使肌肤光滑细腻，充满弹性。

　　（3）降肝火：体内不焦，皮肤不燥。肝病一般都是肝阳上亢，引发肝火过旺，导致口疮、眼热、皮肤干燥、色斑等，所以人们称黄褐斑为肝斑。降肝火，平阴阳，才能使皮肤润而不燥，白嫩无暇。

　　（4）养肝血：体内充盈，体表光泽。肝藏血，滋养女人的全身脏器。肝血虚亏则面色无华，皮肤枯槁。肝血充沛，则目光清亮照人，体态丰匀，充满活力。

男人强健要护肾

中医认为，肾为"先天之本""生命之根"。肾亏或肾气过早衰退的人，可呈现内分泌功能紊乱，免疫功能低下，并可影响其他脏腑器官的生理机能，导致早衰。所以男士要想肾精充盛、肾气健旺，保健按摩是一种有效的方法。这里介绍几种健肾强身的简易方法。

腰部按摩法

（1）两手掌对搓至手心热后，分别放至腰部，手掌向皮肤上下按摩腰部，至有热感为止。可早晚各一遍，每遍约200次。此运动可补肾纳气。

（2）两手握拳，手臂往后用两拇指的掌关节突出部位，自然按摩腰眼，向内做环形旋转按摩，逐渐用力，以至有酸胀感为好，持续按摩10分钟左右，早、中、晚各一次。

脚心按摩法

中医认为，涌泉穴直通肾经，脚心的涌泉穴是浊气下降的地方。经常按摩涌泉穴，可益精补肾，强身健体，防止早衰，并能舒肝明目，促进睡眠，对肾亏引起的眩晕、失眠、耳鸣、咯血、鼻塞、头痛等有一定的疗效。脚心按摩的方法是：每日临睡前用温水泡脚，再用手互相搓热后，用左手心按摩右脚心，右手心按摩左脚心，每次100下以上，以搓热双脚为宜。此法有强肾滋阴、降火之功效，对中老年人常见的虚热证效果甚佳。

穴位按摩法

（1）按肾俞。肾俞穴位于第二、三腰椎间水平两旁一寸处，两手搓热后用手掌上下来回按摩50~60次，两侧同时或交替进行，对肾虚腰痛等有防治作用。

（2）摩涌泉。涌泉穴位于足心凹陷处，为足少阴肾经之首穴。方法是用右手中间三指按摩左足心，用左手三指按摩右足心，左右交替进行，各按摩60~80次至足心发热为止，能强筋健步，引虚火下行，对心悸失眠、

双足疲软无力等有防治作用。以上两法，依次而行，早晚各一次，常年不断，必然见效。

（3）揉丹田。丹田位于肚脐下方三寸处。方法是将手搓热后，用右手中间三指在该处旋转按摩50~60次。能健肾固精，并改善胃肠功能。

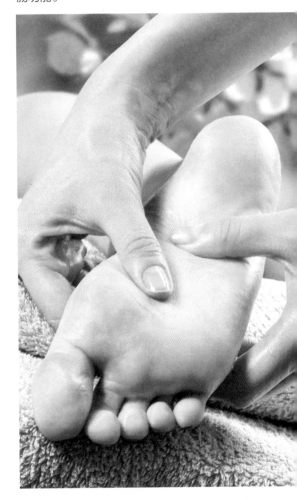

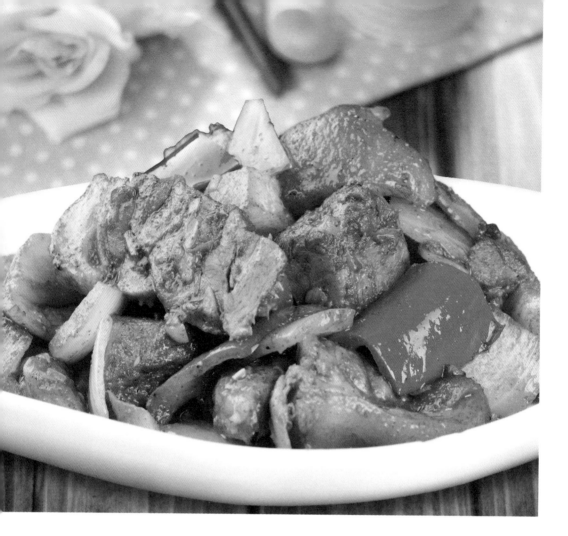

咖喱猪肘

猪肘含有丰富的蛋白质，特别是含有大量的胶原蛋白，可使皮肤细腻、润泽，还能强体增肥，是体质虚弱及身体瘦弱者的食疗佳品。

🕐 **时间** 3 分钟

🍴 **方法** 炒

😊 **人群** 儿童

🍲 **功效** 益肾填精

原料

熟猪肘 500 克，咖喱膏 30 克，洋葱片、青椒片、红椒片、姜片、蒜末各少许，盐 2 克，鸡精、白糖、老抽、水淀粉、料酒、食用油各适量

做法

1. 将熟猪肘切成片，装入盘中备用。

2. 油烧热，入姜、蒜、洋葱、青椒、红椒，倒入切好的猪肘，加入少许料酒，炒香，倒入咖喱膏，翻炒均匀。

3. 加入盐、鸡精、白糖和老抽，再加入少许清水炒约 2 分钟入味，倒入少许水淀粉勾芡炒均匀，起锅，将做好的咖喱猪肘盛入盘中即可。

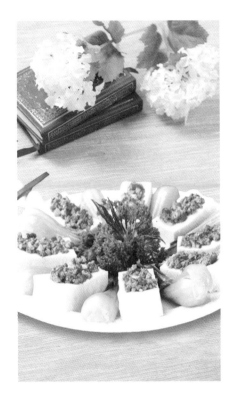

一品豆腐

- ⏱ 时间 10 分钟
- 😊 人群 男性
- ✖ 方法 蒸
- ☕ 功效 补中益气

豆腐营养丰富，含有丰富的优质蛋白，素有"植物肉"之美称。

原料

豆腐 300 克，上海青 150 克，牛肉 100 克，欧芹叶、红椒末、姜末、蒜末、盐、豆瓣酱、水淀粉、料酒、食用油各适量

做法

1. 豆腐切长方块；上海青择洗干净；牛肉洗净，剁成肉末；锅中加清水烧开，加入食用油、盐拌匀，倒入上海青，煮约 1 分钟至熟，捞出；欧芹叶洗净。
2. 用油起锅，倒入蒜末、姜末、红椒末爆香，倒入牛肉末，炒匀后加入料酒，翻炒至熟，放入豆瓣酱炒匀，再加入少许水淀粉勾芡，制成馅料，盛出。
3. 把馅料铺在豆腐块上，放入蒸锅中，加盖，大火蒸熟，揭盖，取出，摆入上海青、欧芹叶装饰即可。

韭菜炒虾米

- ⏱ 时间 5 分钟
- 😊 人群 男性
- ✖ 方法 炒
- ☕ 功效 温肾助阳

韭菜含蛋白质、脂肪、碳水化合物、纤维素、维生素和矿物质，可用于辅助治疗心脑血管疾病和高血压，还能温补肾阳、固精止遗。

原料

韭菜 100 克，水发虾米 50 克，姜片、红椒丝各少许，盐 3 克，鸡精、料酒、食用油各适量

做法

1. 韭菜洗净切成段，用油起锅，倒入姜片爆香，倒入虾米，炒匀，淋入少许料酒，炒匀，倒入韭菜。
2. 加盐、鸡精，炒匀调味，撒入红椒丝，炒匀，盛出装盘即成。

制作指导

韭菜的炒制时间不宜太长，否则就会失去其脆嫩的特点，吃起来口感欠佳。

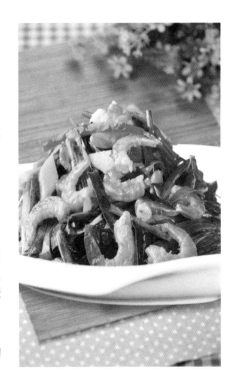

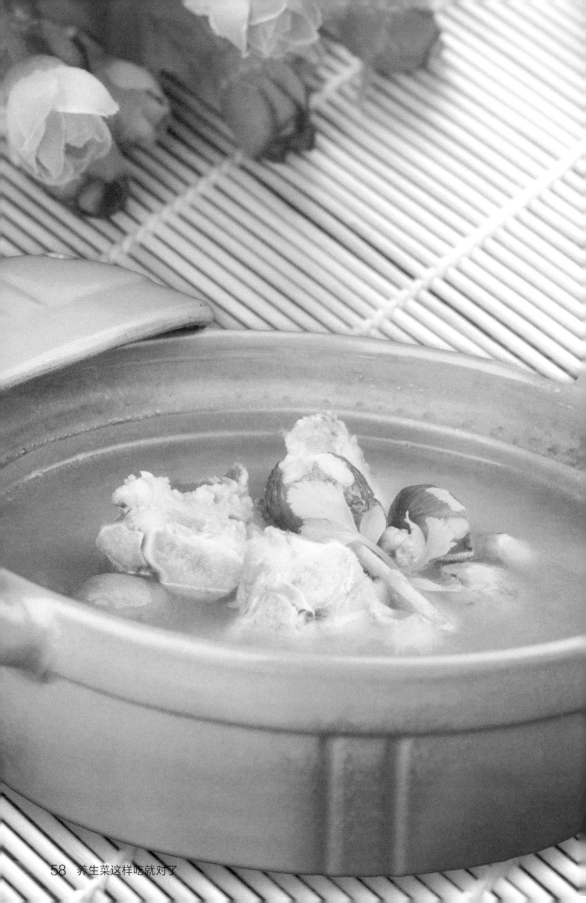

板栗排骨汤

板栗为补肾强骨之果，板栗中富含胡萝卜素、维生素 C、不饱和脂肪酸等。板栗性甘，无毒，有健脾补肝、强身壮骨的作用，经常生食可改善腰腿无力。

- ⏲ 时间 70 分钟
- ✖ 方法 炖
- ☺ 人群 男性
- ✋ 功效 养肝护肾

√ 食物相宜
板栗 + 鸡肉 = 补肾虚、益脾胃
板栗 + 红枣 = 补肾虚、治腰痛
板栗 + 白菜 = 健脑益肾

× 食物相克
板栗 + 杏仁 = 引起胃痛

原料
猪排骨 300 克，板栗肉 150 克，姜 20 克，盐、鸡精、料酒各适量

食材处理
1. 锅中加适量清水，倒入洗净的猪排骨。
2. 加盖煮沸。
3. 揭盖后用漏勺将猪排骨捞出，沥干水分备用。
4. 姜洗净，切片，备用。

制作指导
转到砂锅煲的时候，水要一次性加够，中间不要加水，炖的时间要充足，这样煲出来的汤更清甜。

美味制作

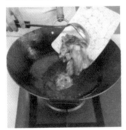

1 锅加水烧热，倒入猪排骨、板栗肉。

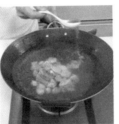

2 撒上姜片，淋入料酒拌匀。

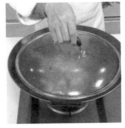

3 加盖煮沸。

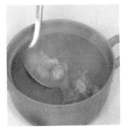

4 将锅中的材料转到砂煲。

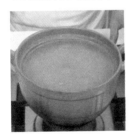

5 砂煲放置在大火上烧开。

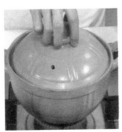

6 加盖，转小火慢炖 1 小时。

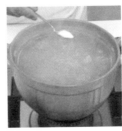

7 揭盖子，放入盐、鸡精调味。

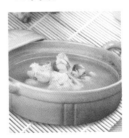

8 端下砂煲盛入碗中即可。

小贴士
陈年的生板栗表面看起来光亮亮的，颜色深深的如巧克力，一定不要买，要选择颜色浅一些，表面像覆了一层薄粉不太光泽的板栗。此外，新鲜板栗的尾部有很多绒毛的，而陈年板栗上的毛一般比较少，只在尾尖有一点点。也可以用手用力摩擦板栗的表皮，表面没有虫眼的话，一般就是比较好的板栗。

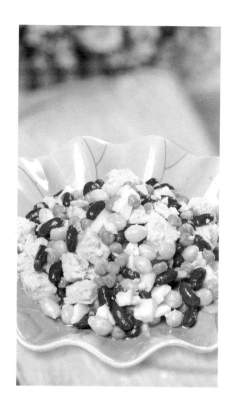

豌豆炒鱼丁

⏰ 时间 5 分钟　　😊 人群 儿童
✖ 方法 炒　　🍲 功效 养肝补血

鱼肉中富含维生素 A、铁、钙、磷等，有养肝补血、泽肤养发的功效。

原料
红腰豆、白果各 200 克，鱼肉、豌豆各 300 克，蒜蓉 15 克，盐 3 克，鸡精 1 克，食用油适量

做法
1. 鱼肉洗净，切成丁；红腰豆、白果、豌豆洗净，入沸水锅焯烫后捞出。
2. 锅倒油烧热，倒入鱼肉过油后捞出沥干；另起油锅烧热，倒入豌豆、红腰豆、白果、蒜蓉翻炒，鱼肉回锅继续翻炒至熟，加入盐、鸡精炒匀即可。

制作指导
红腰豆、白果、豌豆放入沸水中焯的时候可以放入几滴油和少许盐，这样可以减少营养流失。

锁阳山药猪腰汤

⏰ 时间 45 分钟　　😊 人群 男性
✖ 方法 炖　　🍲 功效 利肾固阳

猪腰含有蛋白质、脂肪、碳水化合物、钙、磷、铁和维生素等，有补肾益精、利水的功效，可辅助治疗肾虚腰痛、产后虚羸、身面水肿等症。

原料
猪腰 200 克，山药片 100 克，锁阳 6 克，姜片 3 克，料酒、盐、鸡精、白醋、食用油各适量

做法
1. 将洗净的猪腰切去筋膜，切上网格花刀后切直刀，再斜刀切成片；锅入水，下山药片，加白醋烧开，焯煮后捞出，倒入猪腰，汆煮至断生，捞出备用。
2. 起油锅，倒入姜片爆香，加适量清水，放入洗好的山药片、锁阳、猪腰，加入料酒、盐、鸡精煮沸。
3. 将锅中的所有材料盛入汤盅，放入蒸锅，加盖，小火蒸 40 分钟至熟透，取出即可食用。

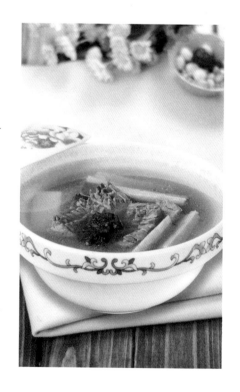

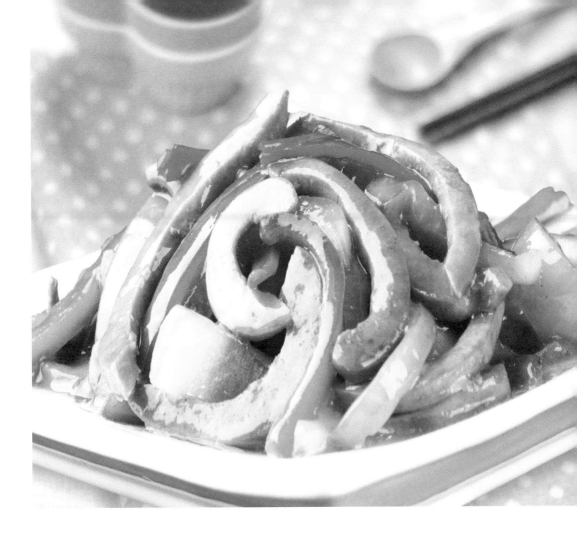

酒香腰丝

猪腰含有蛋白质、脂肪、碳水化合物、钙、磷、铁和维生素等，有补肾气、通膀胱、消积滞、止消渴之功效，可用于辅助治疗肾虚腰痛、水肿、耳聋等症。

- 🕐 时间 15 分钟
- ❎ 方法 炒
- 😊 人群 男性
- 💭 功效 益精护肾

原料
猪腰 200 克，洋葱丝、红椒丝、青椒丝各少许，盐、鸡精、白糖、水淀粉、料酒、黄酒、淀粉、生抽、食用油各适量

做法
1. 把猪腰洗净对半切开，去除筋膜，再切成细丝，放入盘中，加黄酒、盐、鸡精、淀粉拌匀，腌渍 10 分钟。
2. 锅中加水烧热，放入猪腰拌匀，氽至断生后捞出。
3. 起油锅，倒入青椒丝、红椒丝、洋葱丝、猪腰，加料酒翻炒匀，淋入生抽，炒猪腰至熟透，加入盐、鸡精、白糖炒至入味，加水淀粉勾芡，翻炒均匀，出锅即成。

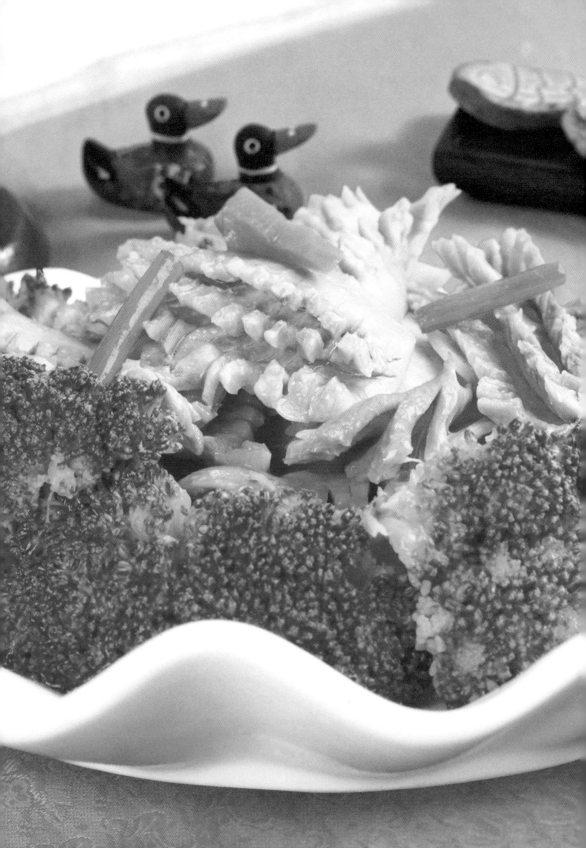

养生菜这样吃就对了

碧绿腰花

西蓝花的维生素 C 含量极高，对人体的生长发育有利，能提高人体的免疫功能，增强人的体质。此外，西蓝花还能为人体补充硒和胡萝卜素，能抑制癌细胞的生长。

- ⏱ 时间 8 分钟
- ✖ 方法 炒
- 🙂 人群 男性
- 🎬 功效 养肝护肝

√ 食物相宜
西蓝花 + 胡萝卜 = 预防消化系统疾病
西蓝花 + 番茄 = 防癌抗癌
西蓝花 + 枸杞 = 有利于吸收营养物质
西蓝花 + 平菇 = 预防癌症

× 食物相克
西蓝花 + 牛奶 = 影响钙的吸收
西蓝花 + 酱油 = 影响菜肴口感

原料
西蓝花 150 克，猪腰 200 克，姜片、胡萝卜片、葱段各少许，盐 5 克，鸡精 2 克，淀粉、蚝油、料酒、水淀粉、食用油各适量

食材处理
1. 西蓝花洗净切成小朵；洗净的猪腰对半切开，切除筋膜，打上"井"字刀花，再斜切成片，放入碗中，放入姜片，加盐、鸡精（分量外）、料酒拌匀，再撒上少许淀粉拌匀，腌至入味。
2. 锅中注入适量清水，放入少许食用油，加盐、鸡精，烧煮至沸，倒入西蓝花焯至熟，捞出沥干水，在盘中摆好造型。
3. 另起锅，注水烧热，入猪腰汆至断生，捞出沥干。
4. 热锅注油，倒入猪腰，滑油片刻，捞出沥干备用。

美味制作

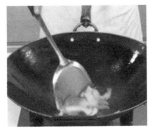

1 锅留油，入姜片、葱段、胡萝卜片炒匀。

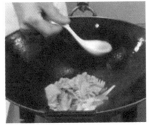

2 倒入猪腰，淋入料酒。

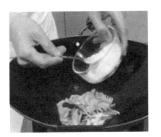

3 加入蚝油、盐、鸡精拌匀，调味。

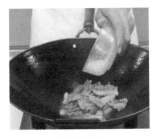

4 用水淀粉勾芡。

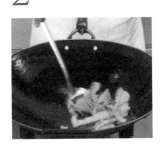

5 翻炒至熟透。

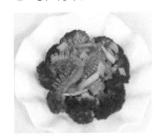

6 盛入装有西蓝花的盘中即可。

小贴士
1. 西蓝花焯水的时间不宜太长，否则会失去脆感。
2. 猪腰切片后，可以用葱姜汁泡约 2 小时，换两次清水，泡至腰片发白膨胀去除异味。

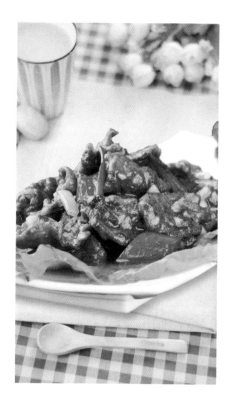

沙茶牛肉

⏱ 时间 15 分钟　😊 人群 一般人群
✖ 方法 炒　　　🖐 功效 补肝强肾

牛肉含有丰富的 B 族维生素，能增强人体的免疫力，并促进蛋白质的新陈代谢和合成，还有助于紧张工作后身体的恢复。

原料
牛肉 450 克，洋葱片 50 克，青椒片、红椒片、蒜末、青椒末、红椒末各少许，沙茶酱 25 克，盐、白糖、蚝油、小苏打、生抽、鸡精、水淀粉、食用油各适量

做法
1. 牛肉洗净切片，加小苏打、生抽、盐、鸡精和水淀粉拌匀，再注入少许食用油，腌渍 10 分钟，放入油锅，滑油片刻，捞出备用。
2. 锅底留油，放入蒜末、青椒末、红椒末爆香，倒入青椒片、红椒片、洋葱片、牛肉、沙茶酱炒匀，加盐、白糖、蚝油调味炒至熟，用水淀粉勾芡即可。

三鲜猴头菇

⏱ 时间 8 分钟　　😊 人群 男性
✖ 方法 炒　　　🖐 功效 保肝护肾

猴头菇性平味甘，具有健胃、补虚、抗癌、益肾精之功效。

原料
猴头菇 150 克，香菇 100 克，荷兰豆 50 克，红椒适量，盐 1 克，鸡精 3 克，生抽 6 毫升，食用油适量

做法
1. 猴头菇、香菇、红椒分别洗净，切块；荷兰豆去老筋洗净，切段。
2. 油锅烧热，放入猴头菇、香菇、荷兰豆炒至断生，加入红椒翻炒至熟。
3. 加入盐、鸡精、生抽调味，起锅盛盘即可。

制作指导
如果使用的是干猴头菇，泡发和清洗的时候最好用淘米水，这样可以去除猴头菇的涩味、增加香味。

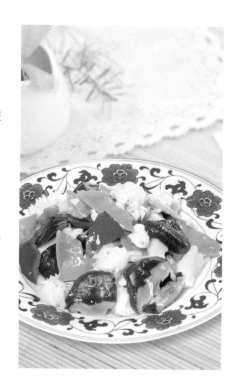

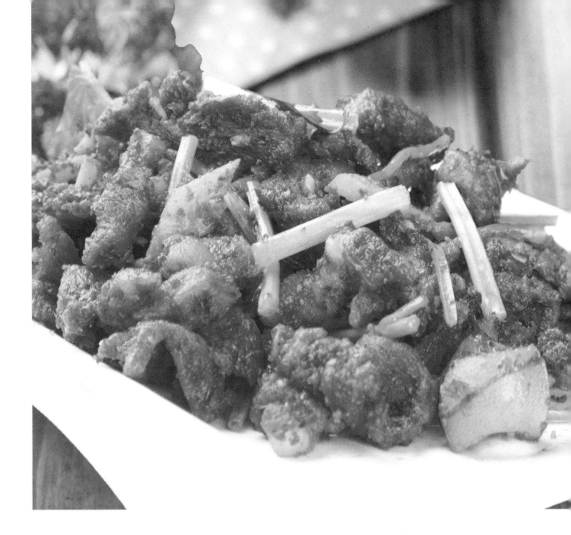

孜然羊肉

羊肉肉质细嫩，容易消化，高蛋白、低脂肪、含磷脂多，较猪肉和牛肉的脂肪含量都要少，胆固醇含量少，是冬季防寒温补的美食之一。

⏱ **时间** 15 分钟
✖ **方法** 炒
☺ **人群** 男性
🍲 **功效** 驱寒助阳

原料
羊肉 400 克，姜片、蒜末各 25 克，香菜段 8 克，辣椒粉 20 克，孜然粉 10 克，盐 2 克，葱姜酒汁、水淀粉、白糖、鸡精各适量

做法
1. 羊肉洗净剔骨、切片，装入盘中，加葱姜酒汁、盐、鸡精、白糖、水淀粉腌渍入味。
2. 油锅烧热，入羊肉，用筷子不停搅动，熟后捞起。
3. 锅留底油，炒香姜、蒜，倒入羊肉翻炒片刻，撒入辣椒粉炒匀，加孜然粉炒入味，撒入香菜段，炒匀即成。

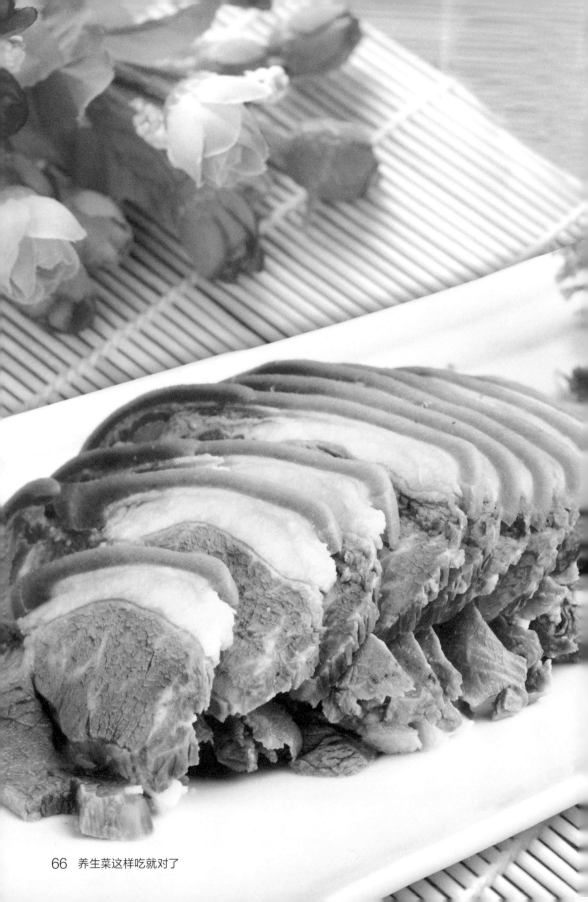

白水羊肉

羊肉味道鲜美，富含蛋白质、维生素及多种矿物质，具有良好的温补强壮功效，对风寒咳嗽、体虚怕冷、腰膝酸软、气血两亏及身体虚亏等症状均有补益效果。

- ⏱ 时间 2.5 小时
- ✖ 方法 煮
- ☺ 人群 一般人群
- 🍴 功效 滋补虚损

√ 食物相宜

羊肉 + 生姜 = 改善腹痛
羊肉 + 山药 = 健脾胃
羊肉 + 白萝卜 = 增强免疫力

× 食物相克

羊肉 + 乳酪 = 易产生不良反应
羊肉 + 南瓜 = 易导致胸闷腹胀

原料

羊肉 500 克，姜、葱、八角、桂皮、蒜末各少许，料酒、盐各适量

食材处理

1. 羊肉清洗干净，剔除筋膜，备用。
2. 姜洗净，切片；葱洗净，切段。

制作指导

1. 切生羊肉前，应将羊肉中的膜剔除，否则煮熟后肉膜变硬，会使羊肉的口感变差。
2. 煮羊肉时，当水沸腾后会有很多的浮沫在汤的表面，一定要用勺子将浮沫捞干净，否则羊肉的膻味较重，影响口感。

美味制作

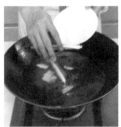

1 水烧沸，放姜片、葱、八角、桂皮。

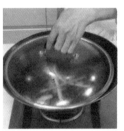

2 盖上盖子，用大火烧开。

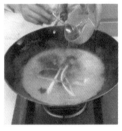

3 揭盖后倒入料酒。

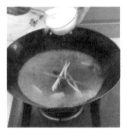

4 加入少许盐拌匀。

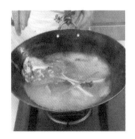

5 再放入羊肉。

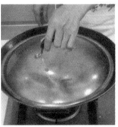

6 加盖烧开，转小火煮1小时。

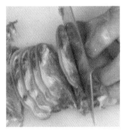

7 待凉后放冰箱冷冻1小时取出切片。

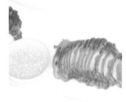

8 与蒜末一起装盘，蘸食即可。

小贴士

1. 在白萝卜上戳洞，放入冷水中和羊肉同煮，沸腾后将羊肉捞出，再进行烹饪，即可去除膻味。
2. 将羊肉切块放水中，加点米醋，待煮沸后捞出羊肉，羊肉再继续烹调，即可去除羊肉膻味。
3. 涮羊肉、烤羊肉务必熟透后再吃，尽量不喝未经处理的羊奶。

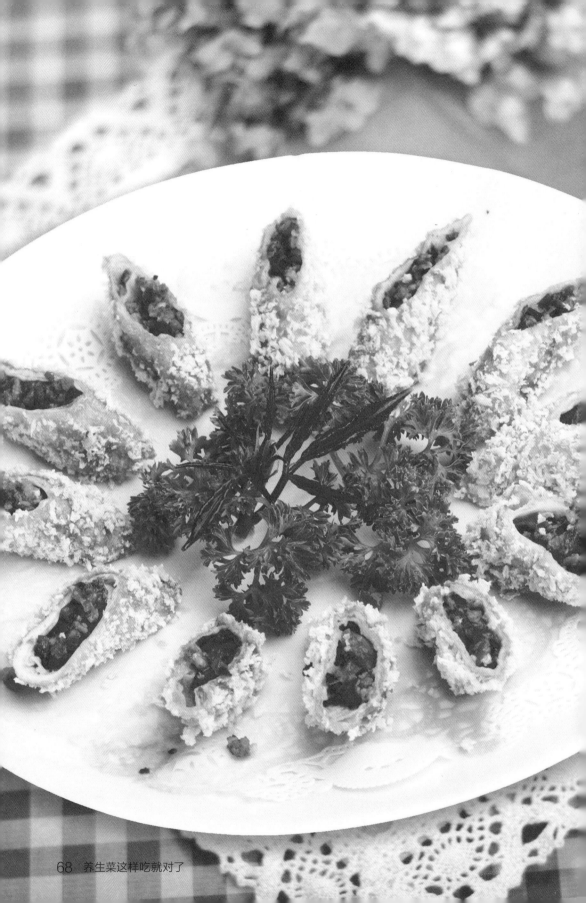

脆皮羊肉卷

羊肉鲜嫩，含丰富的蛋白质、脂肪、磷、铁、钙、B族维生素、胆固醇等成分，凡肾阳不足、腰膝酸软、腹中冷痛、虚劳不足者皆可以此用于食疗。羊肉还具有补肾壮阳、补虚温中等作用，适合男士经常食用。

- ⏱ 时间 30 分钟
- ✖ 方法 炸
- 😊 人群 男性
- 📷 功效 补虚壮阳

√ 食物相宜
羊肉 + 生姜 = 改善腹痛
羊肉 + 香菜 = 增强免疫
羊肉 + 鸡蛋 = 延缓衰老

✕ 食物相克
羊肉 + 荞麦 = 功能相反，不宜同食
羊肉 + 醋 = 功能相反，不宜同食

原料
羊肉 300 克，洋葱 50 克，青椒粒、红椒粒各 20 克，鸡蛋 2 个，面包糠 150 克，蛋清、辣椒粉、孜然粉各少许，盐、鸡精、料酒、水淀粉、生抽、食用油各适量

食材处理
1. 洗净去皮的洋葱切丝，再切成粒。
2. 处理干净的羊肉切丝，剁成肉末，加入盐、鸡精，用筷子拌匀。
3. 鸡蛋打入碗内，打散加盐调匀。

制作指导
煎制蛋皮时，锅中先用肥肉擦一遍，这样煎出来的蛋皮既香又不粘锅。

美味制作

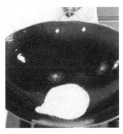

1 锅入油，倒入蛋液，煎成蛋皮，重复操作煎数片蛋皮。

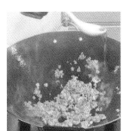

2 起油锅，倒入羊肉末、料酒翻炒熟。

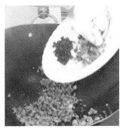

3 加入辣椒粉、孜然粉、洋葱粒、青椒粒、红椒粒炒匀。

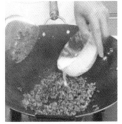

4 加入生抽、盐、鸡精、水淀粉勾芡。

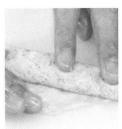

5 取蛋皮，放入肉末卷起，用蛋清封两端口，制成肉卷胚。

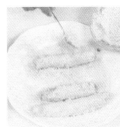

6 卷胚浇上蛋清，取面包糠，放卷胚，撒面包糠裹匀。

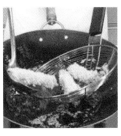

7 热锅注油，烧至四成热，放入肉卷，炸约 1 分钟捞出。

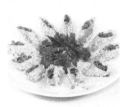

8 炸好的肉卷切段，装入盘中即可（可用欧芹作装饰）。

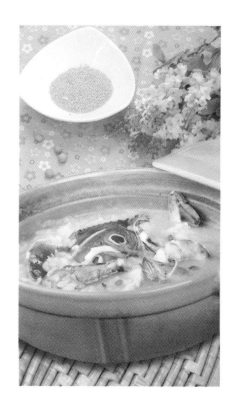

海鲜砂锅粥

⏱ 时间 30 分钟　😊 人群 男性
✖ 方法 煮　　　🍲 功效 生精壮骨

花蟹含人体所需的优质蛋白质、维生素、钙、磷、锌、铁等营养素。

原料
花蟹、蛤蜊、基围虾、鱿鱼各50克,大米80克,姜丝、葱花、料酒、盐、鸡精、芝麻酱、食用油各适量

做法
1. 鱿鱼洗净切段;花蟹洗净斩块;虾洗净去头须,背部切开去肠泥;鱿鱼、蟹、虾加料酒、盐、鸡精腌渍片刻。
2. 取砂煲,加入适量清水烧开,大米倒入砂煲中,再加入食用油拌匀,加盖,小火煮15分钟,煮成粥,揭开锅盖,放入姜丝。
3. 再倒入洗净的蛤蜊、基围虾、花蟹、鱿鱼,用锅勺拌匀,加盖,煮2~3分钟至熟透,加入盐、鸡精、芝麻酱调味,撒入葱花,即可。

青螺炖老鸭

⏱ 时间 70 分钟　😊 人群 男性
✖ 方法 炖　　　🍲 功效 清热利水

螺肉味道鲜美,素有"盘中明珠"的美誉。它富含蛋白质、维生素和人体必需的氨基酸,是典型的高蛋白、低脂肪的天然动物性保健食品。

原料
鸭肉250克,螺肉150克,火腿30克,姜片、鲜香菇、葱段、盐、白糖、料酒、胡椒粉各适量

做法
1. 鸭肉洗净,斩块,装盘,锅中加适量清水烧开,倒入鸭块、螺肉,氽煮至断生后捞出。
2. 锅中烧适量水,入鸭块、螺肉、火腿、姜、香菇、葱煮沸,淋入料酒烧开,将锅中材料转到炖盅,加盖。
3. 炖约1小时,汤炖好,加盐、白糖调味,撒入胡椒粉即成。

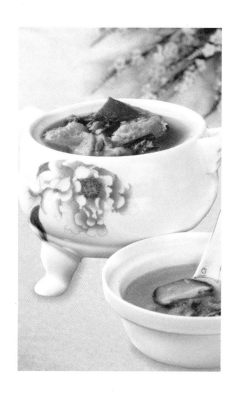

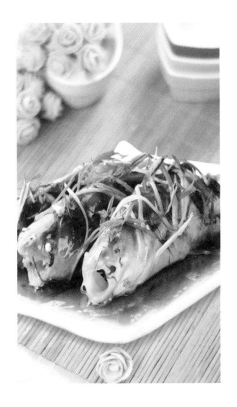

清蒸黄骨鱼

⏱ 时间 15 分钟　　☺ 人群 男性
✖ 方法 蒸　　　　🍲 功效 利尿消肿

黄骨鱼具有很高的营养价值，其富含蛋白质、脂肪、胡萝卜素、维生素 A、维生素 C 和钙、磷、钾、钠等物质。肝硬化腹水、肾炎水肿以及营养不良性水肿者尤其适宜食用。

原料
黄骨鱼 400 克，葱条 10 克，姜丝、葱丝、红椒丝、蒸鱼豉油各少许，盐少许，食用油适量

做法
1. 将葱条洗净垫在盘底，放入宰杀好的黄骨鱼，撒上少许盐，再放上姜丝。
2. 将黄骨鱼放入蒸锅，加盖，大火蒸至熟，取出，撒上葱丝和红椒丝，再淋入少许热油。
3. 锅烧热，将蒸鱼豉油倒入锅中，小火烧沸，浇入盘底即成。

姜丝盐水虾

⏱ 时间 20 分钟　　☺ 人群 男性
✖ 方法 蒸　　　　🍲 功效 补肾壮阳

虾仁肉质松软，易消化，蛋白质含量相当高。虾仁还含有丰富的钾、碘、镁、磷等矿物质及维生素 A 等成分，尤其适宜身体虚弱以及病后需要调养的人食用。

原料
基围虾 300 克，姜丝、葱花各少许，盐 2 克，料酒 10 毫升，水 100 毫升

做法
1. 基围虾洗净，剪去虾脚和头，入碗中，加料酒、盐，拌匀，加入准备好的姜丝、葱花，再加入约 100 毫升清水。
2. 把基围虾放入微波炉中，选择"蒸海鲜"功能，时间设定为 15 分钟。
3. 基围虾蒸熟，打开微波炉门，取出即可食用。

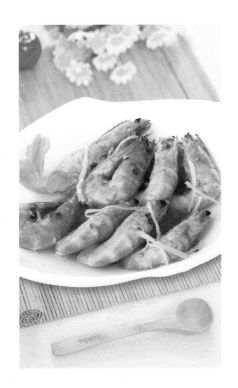

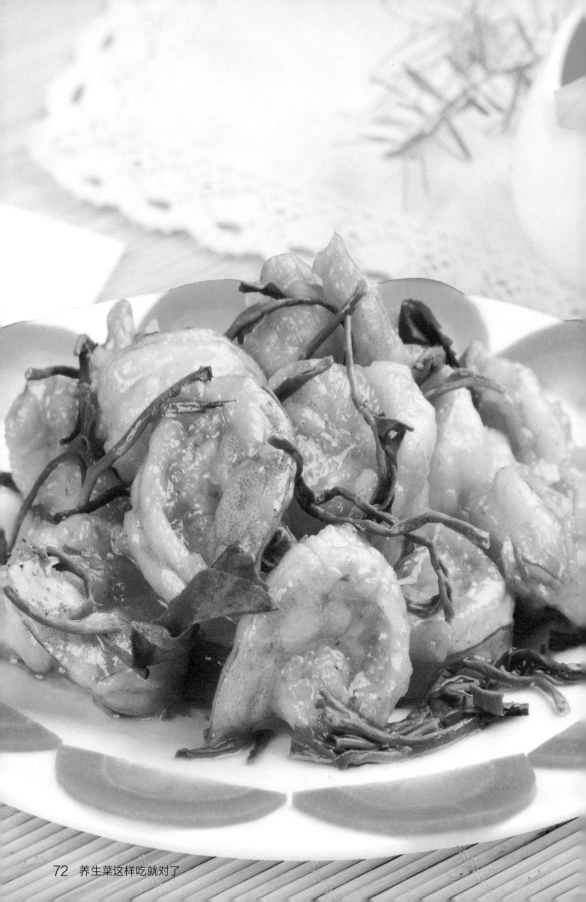

碧螺虾仁

虾仁含有丰富的蛋白质、矿物质及维生素，有温补肾阳、健胃的功效，身体虚弱、乏力及病后需要调养者可适量多吃。虾仁所含的虾青素，还具有延缓衰老的作用。

- 🕐 **时间** 5分钟
- ✖ **方法** 煮
- 😊 **人群** 男性
- 🖐 **功效** 养肝护肾

√ 食物相宜

虾 + 葱 = 益气、下乳
虾 + 香菜 = 补脾益气
虾 + 枸杞 = 补肾壮阳
虾 + 韭菜 = 滋补阳气

× 食物相克

虾 + 西瓜 = 降低免疫力
虾 + 南瓜 = 引发痢疾

原料

虾仁150克，碧螺春茶叶5克，葱、生姜各少许，蛋清、盐、鸡精、白糖、料酒、淀粉、水淀粉、胡椒粉、食用油各适量

食材处理

1. 虾仁背部切开，挑去虾线。
2. 生姜、葱装入碗中，加少许料酒，用手挤出汁。
3. 将汁倒入装有虾仁的盘中。
4. 加少许盐、鸡精、白糖、蛋清、淀粉腌渍片刻。
5. 碧螺春用开水泡好备用。

制作指导

烹制虾仁前，用料酒加葱、姜浸泡片刻，能去除虾仁的腥味。

美味制作

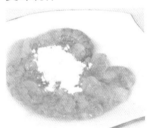

1 虾仁处理好，加淀粉拌匀，备用。

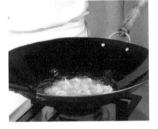

2 油烧热，入虾仁，约1分钟至熟，捞出。

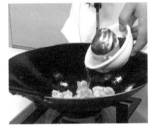

3 锅留底油，倒入炸好的虾仁、茶水煮沸。

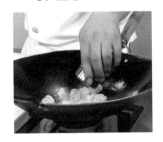

4 收汁后撒胡椒粉，再用少许水淀粉勾芡。

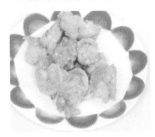

5 出锅，装入盘中。

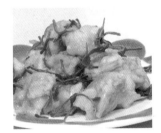

6 撒上少许茶叶即成。

小贴士

虾仁的营养价值很高，含有蛋白质、钙等营养成分，而脂肪含量较低，可以配以笋尖、黄瓜食用，有健脑、养胃、润肠的功效，适宜于儿童食用。

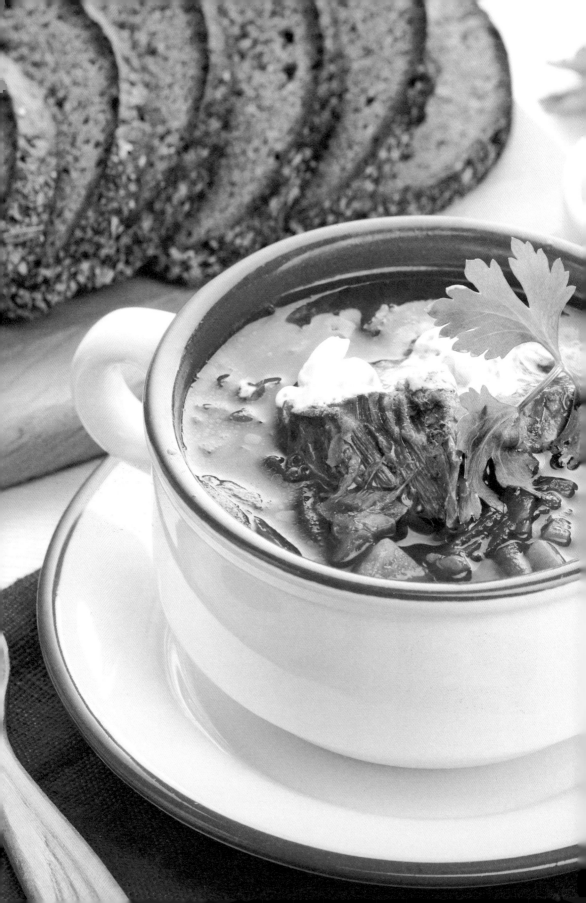

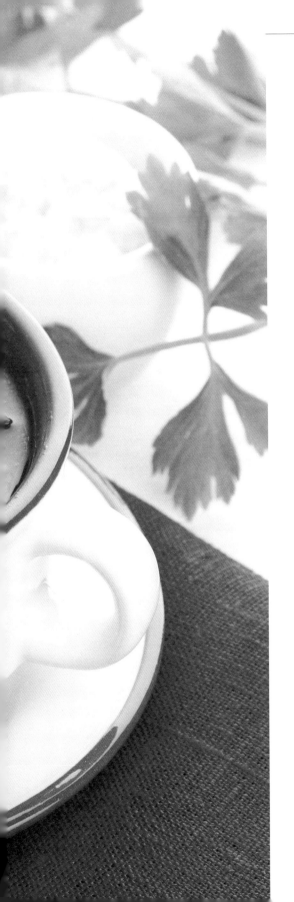

第三章

润肺养心
养生菜谱

　　人体所必需的氧气从肺部吸入，而心脏则负责把氧气通过血液循环系统送到各个器官。心脏跳动的强弱会影响血液的流量。心肺功能良好，反映了身体主要功能良好。因此科学合理的保养心肺非常重要，合理的膳食调养、适当的运动都是有效的方法。

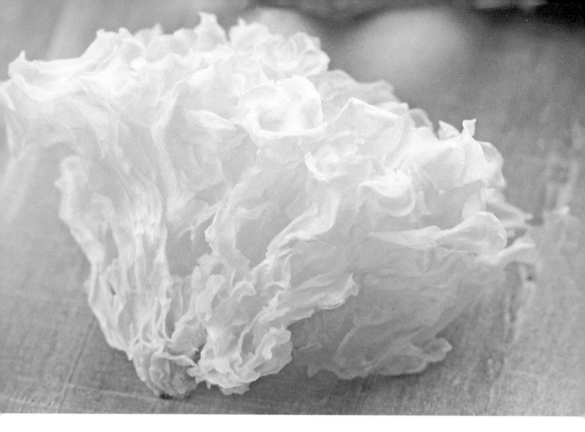

润肺益养生

肺叶娇嫩，不耐寒热燥湿诸邪之侵，肺又上通鼻窍，外合皮毛，与自然界息息相通，易受外邪侵袭，有"娇脏"之称。肺脏养生之道在滋阴润燥。肺脏对应四季中的秋，重点要预防秋燥。

合理膳食，防燥护阴

秋燥之气易伤肺。因此，饮食宜清淡，少食煎炒之物，多食新鲜蔬菜水果，如苹果、橘子、山楂、猕猴桃、白萝卜、白梨等，以收敛肺气；少吃辛辣食物，如葱、姜等，可避免发散泻肺气。银耳、豆腐、百合、蜂蜜、糯米、粳米、豆芽等有润肺作用，宜常吃。秋季主养肺，可适当喝些鸡汤、骨汤等。

体育锻炼，强身健体

秋季是运动锻炼的大好时机，根据个人情况选择不同的运动项目锻炼，如爬山、打太极拳、游泳等，长期坚持可增强心肺功能。

保持乐观，静养心神

秋季万物成熟，是收获的美好时节，但也是万物逐渐凋谢、呈现衰败景象的季节。此时节最易引起颓废等伤感情绪。因此，要注意调养情智，学会调整自己，保持内心的宁静。情绪乐观，舒畅胸怀，抛开一切烦恼，这是秋季养肺的一个好方法。

衣装适宜，谨防着凉

秋季气候干燥，早、晚温差较大，应做到早睡早起，注意添加衣物，防止因受凉而伤及肺部。此节气也为一些细菌、病毒繁殖与传播创造了有利条件，随着干燥的灰尘，一些细菌、病毒在空气中飞扬，常会引起呼吸道疾病的传播，是慢性支气管炎和哮喘病的高发时节。因此，老年人在参加体育锻炼的同时要做好预防工作。

养心以修身

养心的核心，就是平静心神，清心寡欲，减少各种欲望。杂念丛生，心神动荡，这样就会消耗大量能量，导致气血动荡不安，心神外驰。而静心就是让气血按正常的规律而运行，自然养生中的心灵释放法、放松法，就是减少各种欲望，内养精神，平心静气，补充人体能量，达到修身养性的目的。而心又对应四季之中的夏，养生要顺时而为，所以养心也是夏季养生之道。

清心寡欲

少一分贪念，就会少一分心烦。中医认为，"过喜伤心"，所以老年人要善于调节心情，尤其不能大喜大悲。

闭目养神

有空就闭目养神，闭目可帮助排除杂念。

静坐安神

静则安神，哪怕5分钟都可见效。有条件的话可以每天在树荫下或屋内静坐，15~30分钟即可。也可听悠扬的音乐、看优美的图画，或去钓鱼。

保持心脏的节奏

夏天天气炎热，血液循环加速，心脏容易负担过重，所以夏天要养心，不能劳累。只有心率平稳下来，呼吸才平稳得下来。休息时要减慢生活节奏，使心跳减慢、呼吸频率降低，生命活动的节奏慢下来，心脏才能得到休息。

适量出汗

夏天出汗多，汗为心之液，血汗同源，汗多易伤心之阴阳。加之温度高，体表的血量分布多，这样容易导致出现心脑缺血的症状，尤其是中老年人。出汗多易导致血液黏稠度增高，所以要降低活动强度，避免过度出汗，并适当喝一点淡盐水。但是，该出汗时则要出汗，不能闭汗，在房间里开空调的时间不能过长。同时养心安神之品不可少，茯苓、麦冬、小枣、莲子、百合、竹叶、柏子仁等，都能起到养心安神的作用。

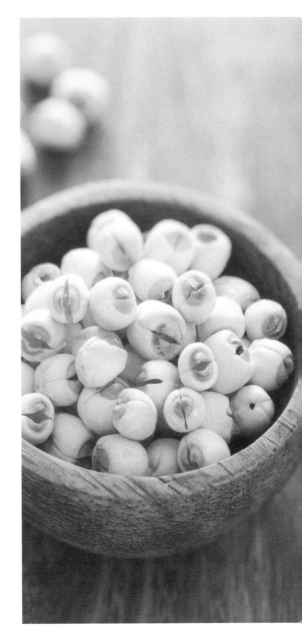

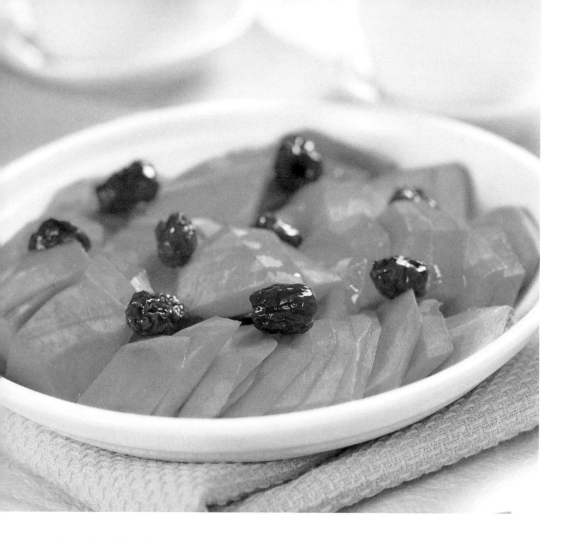

红枣蒸南瓜

红枣是我国的传统补品，具有健脾、益气、和中的功效。红枣营养丰富，既含蛋白质、脂肪、粗纤维、糖类、有机酸、黏液质和钙、磷、铁等，又含有多种维生素，故有"天然维生素丸"之美称。经常食枣还能提高人的免疫功能，从而起到养血安神作用。

⏱ **时间** 35分钟

✂ **方法** 蒸

😊 **人群** 女性

📺 **功效** 补血养颜

原料

老南瓜500克，红枣10颗，白糖10克

做法

1. 将南瓜削去硬皮，去瓤后切成厚薄均匀的片；红枣泡发洗净备用。

2. 将南瓜片装入盘中，加入白糖拌匀，摆上红枣，放入蒸锅上火，蒸约30分钟至南瓜熟烂即可出锅。

制作指导

蒸的时候，碗上面不用覆盖碟子或保鲜膜，这样可以熟得快，而且碗里的原料有水蒸气的滋润，口感才不会干。

豆蓉南瓜

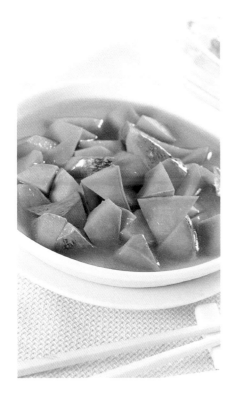

⏲ 时间 10 分钟　　😊 人群 一般人群
✖ 方法 炖　　　　🍲 功效 润肺益气

南瓜性温味甘，有润肺益气、化痰排脓、驱虫解毒、滋润毛囊壁、美容抗痘等功效，可用于辅助治疗脾胃虚弱、气短倦怠、便溏、糖尿病、蛔虫病等病症。

原料
蚕豆仁200克，南瓜半个，油适量，盐3克，鸡精2克，淀粉10克

做法
1. 蚕豆洗净打成泥状；南瓜洗净切块，过水至熟。
2. 锅内放少许油，将蚕豆泥倒入锅中，放盐、淀粉调味，搅拌均匀再盛入盘中，再将南瓜放入锅内，加入鸡精，炖至入味，放在蚕豆泥上即可。

制作指导
南瓜营养丰富，特别适合炖食。

木瓜炒绿豆芽

⏲ 时间 7 分钟　　😊 人群 女性
✖ 方法 炒　　　　🍲 功效 生津止渴

民间用绿豆芽同鲫鱼炖服，改善乳汁不下。绿豆芽榨汁，加白糖代茶饮，改善尿路感染、小便赤热、尿频等症。高血压和冠心病患者，夏季可常食素炒绿豆芽。

原料
木瓜250克，绿豆芽200克，盐3克，香油10毫升，鸡精2克，食用油适量

做法
1. 将木瓜去皮，掏籽洗净，切成小长条备用；绿豆芽洗净，掐去头尾备用。
2. 炒锅内放油烧热，加入木瓜和绿豆芽，放入盐和鸡精，一起翻炒至熟，淋上香油，即可装盘。

制作指导
炒制时宜少放油，保留木瓜的天然风味。

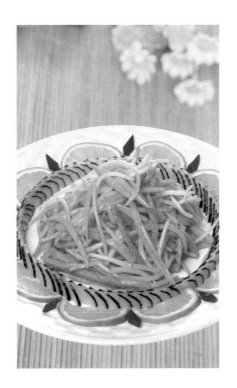

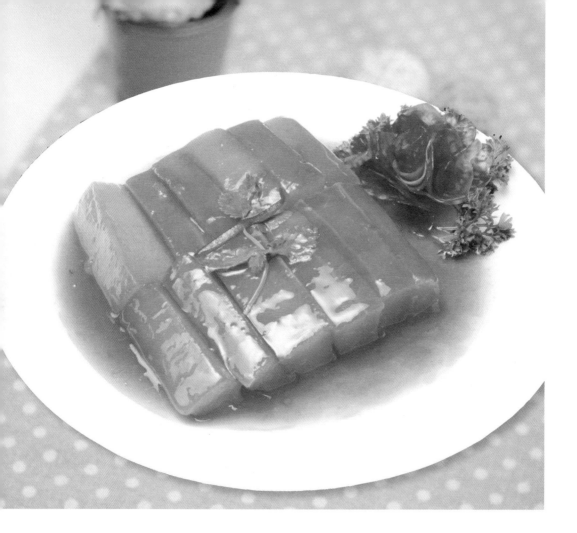

农家烧冬瓜

冬瓜含有糖、蛋白质、多种维生素和矿物质，营养丰富，既可以用来煮汤做冬瓜盅，也可以腌制成糖冬瓜等，又可以入药治病。

⏱ **时间** 8 分钟

🍴 **方法** 烧

😊 **人群** 老年人

🥘 **功效** 利水降脂

原料

冬瓜 500 克，姜片、大葱段各 10 克，红油 20 毫升，盐 3 克，水淀粉 5 毫升，食用油适量

做法

1. 冬瓜去皮切成块，焯水后，放冷水中冷却。
2. 油锅烧热，爆香姜、葱，倒入水烧开，放入冬瓜，调入盐，烧至冬瓜入味，装盘。
3. 锅内余汁用水淀粉勾薄芡，再加红油搅匀，淋在冬瓜上即成。

制作指导

冬瓜切块不宜过薄，否则不耐煮，影响外观和口感。

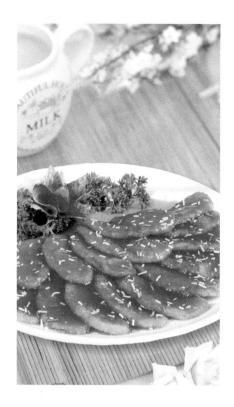

番茄味冬瓜排

⏱ 时间 8分钟　　😊 人群 女性
🔪 方法 炸　　　　🍳 功效 降脂排毒

冬瓜中的膳食纤维含量很高，能降低体内胆固醇，降血脂，防止动脉粥样硬化。冬瓜中的粗纤维，能刺激肠道蠕动，使肠道里积存的致癌物质尽快排泄出去。

原料

冬瓜300克，巧克力屑10克，鸡蛋1个，淀粉10克，番茄酱、食用油各适量

做法

1. 冬瓜去皮，切片，粘裹上鸡蛋、淀粉调成的糊。
2. 油锅烧热，入冬瓜片炸至结壳时，捞出排入盘中，番茄酱入油锅中炒散，淋在冬瓜排上，撒上巧克力屑即可。

制作指导

此菜最好趁热吃，冬瓜凉后就不好吃了。

钵子娃娃菜

⏱ 时间 10分钟　　😊 人群 老年人
🔪 方法 炒　　　　🍳 功效 清肺热

中医认为娃娃菜性微寒无毒，经常食用具有养胃生津、除烦解渴、利尿通便、清热解毒之功效。

原料

娃娃菜300克，五花肉、红椒各适量，盐3克，姜、蒜各5克，鸡精2克，香油、食用油各适量

做法

1. 娃娃菜洗净，切条；五花肉洗净切片；红椒洗净切圈；姜、蒜洗净，切末。
2. 锅中烧开水，加入娃娃菜焯熟，捞出沥干水分放于钵子中，起油锅，下姜、蒜、五花肉和红椒炒熟，加盐、鸡精略炒，倒在娃娃菜上，淋上香油即可。

制作指导

娃娃菜有些软的时候可加点虾米。

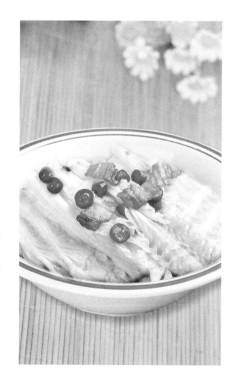

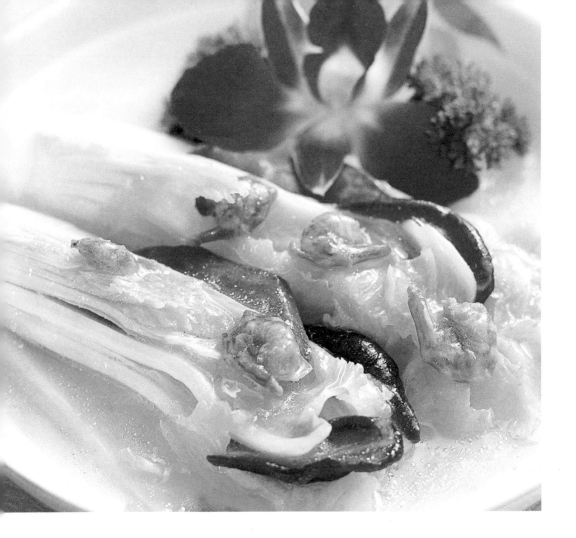

蒸白菜

白菜中含有 B 族维生素、维生素 C、钙、铁、磷等营养素。白菜中微量元素锌的含量也是非常高的。白菜有养胃生津、除烦解渴、利尿通便、清退肺热之功效。

- 时间 **15 分钟**
- 方法 **蒸**
- 人群 **女性**
- 功效 **清退肺热**

原料
白菜 500 克，香菇 2 朵，虾米、火腿各少许，盐 3 克，葱段、姜片、料酒、胡椒、色拉油各适量

做法
1. 香菇、虾米泡软洗净，香菇去蒂切片；白菜洗净；火腿切片。
2. 香菇与火腿夹在白菜叶间，放入蒸盘，虾米放在上面，加盐、胡椒调匀，淋上料酒与色拉油，放入蒸锅，加入葱段和姜片蒸熟即可。

制作指导
不要用清洁剂浸泡白菜，以免造成二次污染。

藕片炒莲子

莲藕含有淀粉、蛋白质、天门冬素、维生素C以及氧化酶等成分，含糖量也很高。生吃鲜藕能清热解烦，解渴止呕；如将鲜藕压榨取汁，其功效更甚。煮熟的莲藕性味甘温，能健脾开胃，益血补心，有消食、止渴、生津的功效。

- ⏱ **时间** 10分钟
- ✖ **方法** 炒
- 😊 **人群** 女性
- 🖐 **功效** 补血清心

原料

莲藕300克，莲子200克，盐、青椒、红椒、食用油各适量

做法

1. 莲藕洗净切片；莲子洗净；青椒、红椒洗净切片。
2. 将莲子放入水中，浸泡后捞出沥干；净锅上火，倒油烧热，放入青椒、红椒、莲藕翻炒，再放入莲子，调入盐炒熟即可。

制作指导

炒制时稍微翻炒就可出锅，不需要添加过多的调味料，保持菜的本味即可。

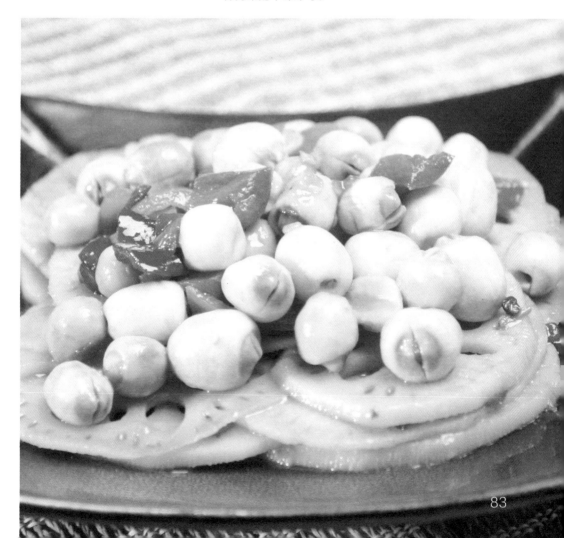

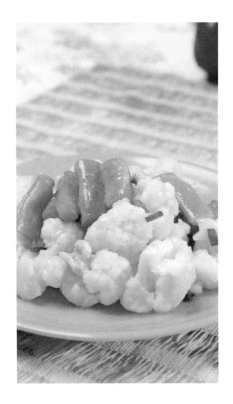

咖喱肉片炒花菜

⏱ 时间 15 分钟　😊 人群 孕产妇
❌ 方法 炒　　　🍲 功效 养心清肺

花菜含有一种活性化合物硫菜菔子素，能帮助
免疫系统清理肺部积聚的有害物质。

原料
四季豆、花菜各 200 克，猪瘦肉 250 克，咖喱粉 20 克，
盐 2 克，蒜末 15 克，淀粉 20 克，食用油适量

做法
1. 将四季豆洗净切段，花菜洗净切块，入沸水焯烫
   片刻，捞起沥干水；猪瘦肉洗净切片，放入碗中
   加盐、淀粉腌渍入味。
2. 起油锅，入蒜末爆香，放入四季豆、花菜、猪瘦
   肉翻炒片刻，调入盐、咖喱粉炒匀。

制作指导
烹煮时间宜长不宜短，要保证四季豆熟透，否则会
发生中毒。

丝瓜滑子菇

⏱ 时间 8 分钟　😊 人群 女性
❌ 方法 炒　　　🍲 功效 美颜护肤

丝瓜中维生素 C 含量较高，可用于抗坏血病及
预防各种维生素 C 缺乏症，具有保持皮肤弹性
的功能，还能美容去皱。

原料
丝瓜 350 克，滑子菇 20 克，红椒少许，盐、鸡精、
食用油各适量

做法
1. 丝瓜洗净去皮切长条；滑子菇洗净；红椒洗净，
   切成片。
2. 起油锅，爆香红椒片，加入丝瓜条翻炒至熟软，
   加入滑子菇翻炒至熟，加盐、鸡精翻炒至入味即可。

制作指导
烹制丝瓜时应注意尽量保持清淡，油要少用，这样
才能显示丝瓜香嫩爽口的特点。

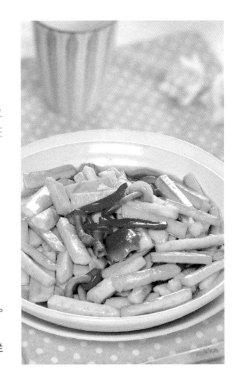

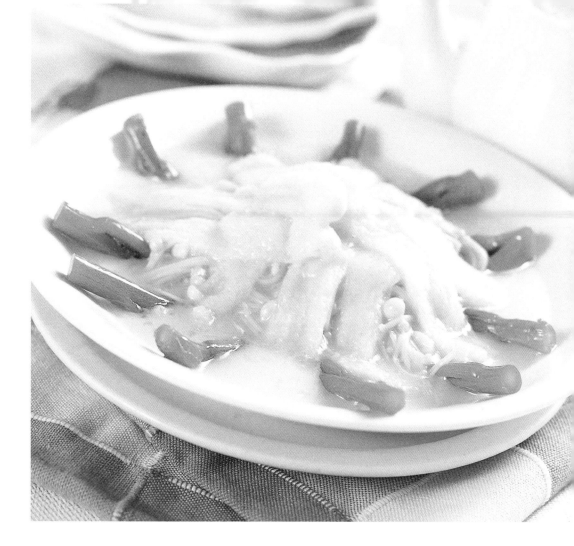

浓汤竹荪扒金菇

竹荪是名贵的食用菌，竹荪历史上被列为"宫廷贡品"，如今成为国宴名菜，同时也是食疗佳品。其营养丰富，对高血压、神经衰弱、肠胃疾病等具有食疗作用。还具有特异的防腐功能，夏日加入竹荪烹调的菜、肉多日不变味。

🕐 **时间** 15 分钟
🔪 **方法** 煮
😊 **人群** 老年人
🖐 **功效** 养心润肺

原料
竹荪 10 条，金针菇 150 克，菜心 50 克，盐、白糖、鸡精、淀粉、浓汤各适量

做法
1. 将竹荪用水浸软；金针菇、菜心洗净备用。
2. 将金针菇、竹荪、菜心焯水后摆放在碟底（金针菇摆在菜心上，然后铺上竹荪），锅上火，倒入浓汤，加入所有调味料煮沸，用淀粉勾芡淋入碟中即可。

制作指导
金针菇一定要焯熟，否则会引起肠胃不适。

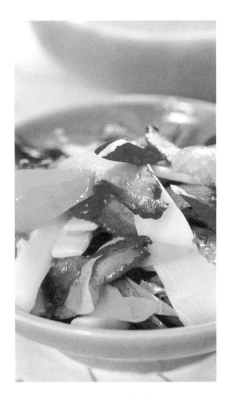

冬笋腊肉

⏱ 时间 15分钟　　😊 人群 一般人群
❌ 方法 炒　　　　🍲 功效 清肺化痰

冬笋性微寒味甘，具有滋阴凉血、清热化痰、解渴除烦、利尿通便、养肝明目的功效。

原料

冬笋150克，腊肉250克，蒜苗、红椒各50克，盐3克，香油、水淀粉各10毫升，红油20毫升，食用油适量

做法

1. 冬笋、腊肉洗净切成片；蒜苗洗净切成段；红椒洗净切成片。
2. 锅置火上，将冬笋、腊肉汆水后分别捞起；锅内留油，下腊肉，将腊肉煸香，盛出待用。
3. 锅洗净，放油，下冬笋、红椒片，调入盐翻炒，下腊肉、蒜苗，用水淀粉勾芡，淋香油、红油即可。

制作指导

炒冬笋时油温不要太高，否则不能使笋里熟外白。

脆黄瓜炒肉泥

⏱ 时间 8分钟　　😊 人群 女性
❌ 方法 炒　　　　🍲 功效 抗衰美白

黄瓜中含有丰富的维生素E，可起到延年益寿，抗衰老的作用。黄瓜中的黄瓜酶有很强的生物活性，其所含的丙醇二酸可抑制糖类物质转变为脂肪。

原料

黄瓜300克，猪肉100克，红椒50克，蒜苗10克，盐3克，鸡精1克，醋3毫升，食用油适量

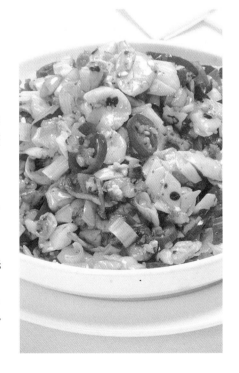

做法

1. 黄瓜洗净去皮切片；猪肉洗净剁成肉泥；红椒洗净切成圈状；蒜苗洗净，切段。
2. 炒锅倒油烧热，下入红椒、蒜苗炒香，加入肉泥、黄瓜片翻炒，调入醋煸炒，加入盐、鸡精略炒即可。

制作指导

黄瓜略炒即可，以免破坏营养。

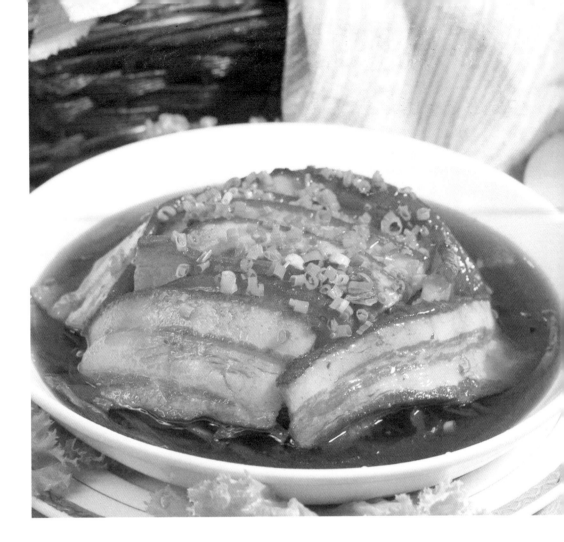

干豆角蒸五花肉

豆角含丰富 B 族维生素、维生素 C 和植物蛋白质，调理消化系统，消除胸膈胀满，可防治急性肠胃炎、呕吐、腹泻，有解渴健脾、补肾止泄、益气生津的功效。

- 时间 40 分钟
- 方法 蒸
- 人群 一般人群
- 功效 养心安神

原料
干豆角 100 克，五花肉 300 克，葱花 15 克，辣椒粉 10 克，盐 3 克，蚝油、食用油各适量

做法
1. 五花肉洗净，切厚片，用盐和蚝油抓匀备用；干豆角用凉水稍泡，然后捞出切长段。
2. 油锅烧热，下干豆角和辣椒粉炒香，盛入碗里，将猪肉盖到干豆角上，淋适量水，放入蒸锅蒸半小时，出锅前撒上葱花即可。

制作指导
豆角一定要炒熟，以防止中毒。

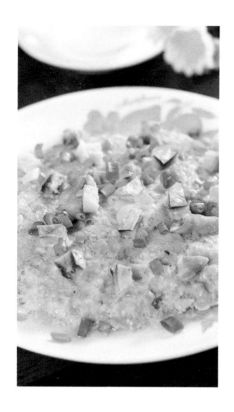

咸鱼蒸肉饼

⏰ 时间 10 分钟　😊 人群 一般人群
🔪 方法 蒸　　　　✋ 功效 下气止咳

把鱼制成鱼干或咸鱼，对营养成分的影响不大，但不宜放置时间过长。

原料
肉末 300 克，咸鱼 30 克，姜、葱各 5 克，盐 3 克，鸡精 2 克

做法
1. 咸鱼洗净，切成碎粒；姜、葱洗净，均切末；肉末加盐、鸡精拌匀。
2. 取一平底碗，将肉末盛入碗内，上放咸鱼粒，将咸鱼肉饼入锅中蒸至熟，取出，撒上姜末、葱花即可。

制作指导
把咸鱼洗净后，放入白酒中浸泡 2~3 小时，就可去掉鱼的多余盐分，经这样处理的鱼烹制后清香纯正。

排骨烧玉米

⏰ 时间 20 分钟　😊 人群 老年人
🔪 方法 烧　　　　✋ 功效 降脂益肠

常食玉米可降低血液胆固醇浓度，对冠心病等心血管疾病有一定的预防和改善作用。

原料
排骨 300 克，玉米 100 克，青椒、红椒各适量，盐 3 克，鸡精 2 克，白糖、酱油、食用油各适量

做法
1. 排骨洗净，剁成块；玉米洗净，切块；青椒、红椒洗净，切片。
2. 锅中注油烧热，放入排骨炒至发白，再放入玉米、红椒、青椒炒匀，注入适量清水烧至汁干时，放入酱油、白糖、盐、鸡精调味，起锅装盘即可。

制作指导
最后收汁的时候一定要大火，这样汤汁才会把排骨、玉米都浓浓包裹上。

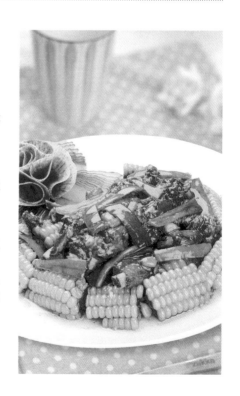

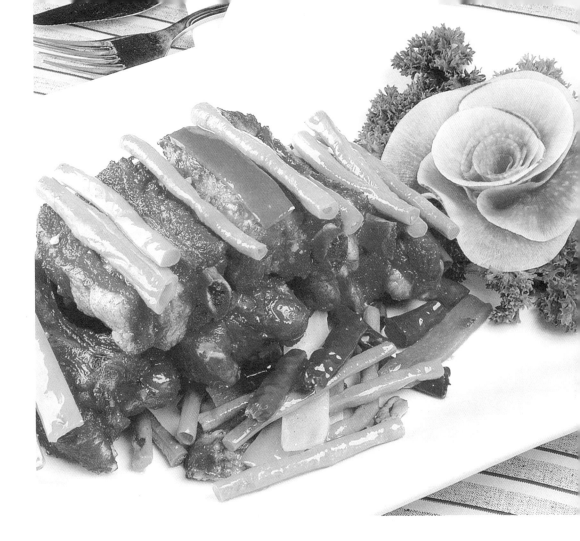

泡豆角排骨

排骨性平味甘咸，具有补肾养血、滋阴润燥等功效，对热病伤津、肾虚体弱、肺虚燥咳等有食疗作用。

- 时间 20 分钟
- 方法 炒
- 人群 儿童
- 功效 滋阴润肺

原料
泡豆角 50 克，猪排骨 400 克，盐 3 克，鸡精 1 克，酱油 12 毫升，干红辣椒、红椒、食用油各适量

做法
1. 泡豆角洗净，切段；排骨洗净剁成块；干辣椒洗净；红椒洗净，切片。
2. 锅中注油烧热，放入排骨煎至变色，再放入豆角、干红辣椒、红椒炒匀，倒入酱油炒至熟后，调入盐、鸡精，起锅装盘即可。

制作指导
排骨不能用热水清洗，用温水即可。

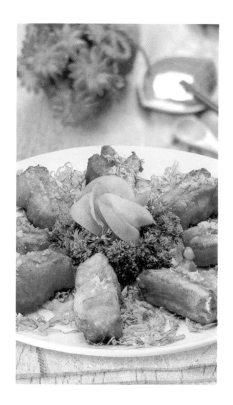

蒜香排骨

⏱ **时间** 15分钟　😊 **人群** 男性
🔪 **方法** 炸　　🍲 **功效** 降压降脂

大蒜可防止心脑血管中的脂肪沉积，降低胆固醇，降低血浆浓度，促使血管舒张，调节血压，增加血管的通透性，从而抑制血栓的形成和预防动脉硬化。

原料
猪排骨800克，大蒜汁100克，糯米粉75克，淀粉25克，嫩肉粉10克，盐4克，食用油适量

做法
1. 猪排骨洗净，斩件，用嫩肉粉、大蒜汁、糯米粉、淀粉、盐腌渍至入味。
2. 油锅烧热，放入排骨，小火炸至金黄色，捞起装盘即可。

制作指导
炸时要小火炸透，最后高温炸至皮脆。

南瓜豉汁蒸排骨

⏱ **时间** 40分钟　😊 **人群** 老年人
🔪 **方法** 蒸　　🍲 **功效** 降低血压

豆豉含有丰富的蛋白质、脂肪和碳水化合物，且含有人体所需的多种氨基酸、矿物质和维生素等营养物质。

原料
南瓜200克，猪排骨300克，豆豉50克，盐、老抽、料酒、葱末、姜末、蒜末、红椒丝、食用油各适量

做法
1. 猪排骨洗净，剁成块，汆水；豆豉入油锅炒香；南瓜洗净，切大块排于碗中备用。
2. 盐、老抽、料酒调成汤汁，再与豆豉、排骨拌匀，放入排有南瓜的碗中，放蒸锅内蒸半小时，取出撒上葱末、姜末、蒜末、红椒丝即可。

制作指导
排骨以切小块为宜，切得太大，不容易蒸熟蒸透。

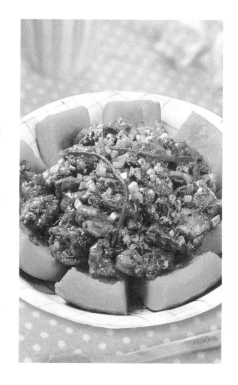

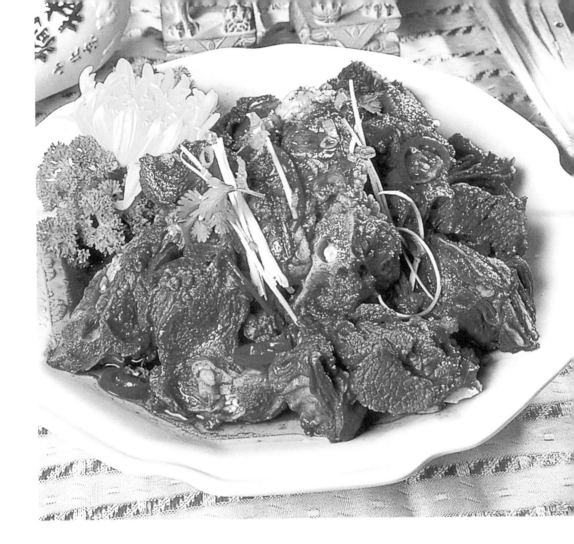

陕北酱骨头

猪骨除含蛋白质、脂肪、维生素外，还含有大量磷酸钙、骨胶原、骨黏蛋白等。有补脾气、润肠胃、生津液、丰机体、泽皮肤、养血健骨的功效。

⏰ 时间 **70 分钟**
✗ 方法 **煮**
☺ 人群 **女性**
✋ 功效 **补血养颜**

原料
猪大骨 1000 克，桂皮、八角各 5 克，大葱丝、姜片、白糖、料酒、酱油、香叶、盐各适量

做法
1. 猪大骨洗净，置锅中加水没过骨头；入八角、桂皮、香叶、料酒、酱油和白糖。
2. 用大火烧至汤开后打净浮沫，加入盐和姜片，转中小火加盖焖煮约 1 小时，待汤汁浓稠时装盘，撒上大葱丝即可。

制作指导
不要早放盐，以防使肉中的水分跑出来，加快蛋白质凝固。

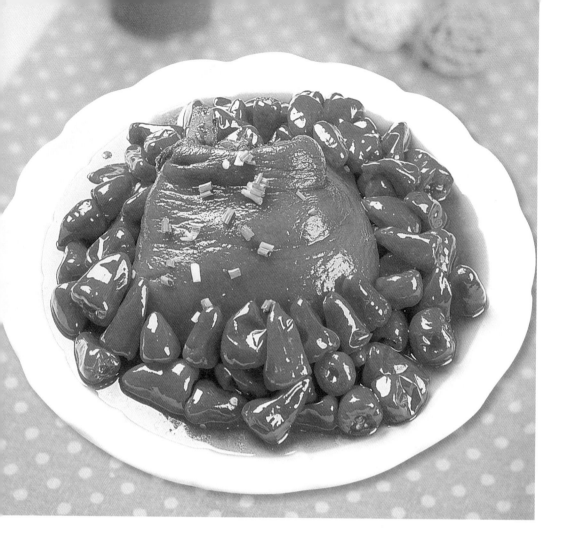

泡椒霸王蹄

猪蹄中还含有维生素 A、B 族维生素、维生素 C 及钙、磷、铁等营养物质，尤其是猪蹄中的蛋白质水解后所产生的胱氨酸、精氨酸等，氨基酸含量均与熊掌不相上下。

- ⏱ 时间 40 分钟
- ✖ 方法 煨
- ☺ 人群 一般人群
- 🍚 功效 滋补虚损

原料

猪蹄 1 只，泡椒 100 克，盐、鸡精各 3 克，红油 15 毫升，高汤、葱花、姜片、料酒、食用油各适量

做法

1. 猪蹄处理干净，入汤锅煮透，捞出剔去蹄骨。
2. 砂锅内放入高汤、猪蹄、姜、料酒，大火煮开，再小火煨熟盛盘。
3. 油锅烧热，下入泡椒炒香，放入盐、鸡精、红油炒匀，淋在蹄子上，撒上葱花即可。

制作指导

制作前一定要检查好所购猪蹄是否有溃烂现象。

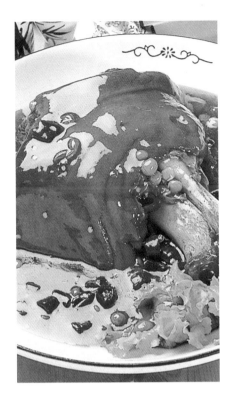

扒肘子

⏱ 时间 40 分钟　😊 人群 女性
❌ 方法 焖　　　🍲 功效 护肤养颜

猪肘营养很丰富，含较多的蛋白质，特别是含有大量的胶原蛋白，是使皮肤丰满、润泽的食疗佳品。

原料
猪肘子 400 克，豌豆 30 克，盐 3 克，老抽 20 毫升，料酒 25 毫升，红油 30 毫升，干红辣椒 5 克

做法
1. 猪肘子洗净，用沸水汆过后捞起，沥干备用；豌豆洗净；干红辣椒洗净，切段。
2. 起油锅，加干红辣椒爆炒，放入肘子拌炒，放入豌豆、盐、老抽、料酒、红油翻炒，注水焖半小时，至汤汁收浓，起锅装盘。

制作指导
肘子中含有较多水分，入锅时油易溅出，需注意安全。

大碗猪蹄

⏱ 时间 50 分钟　😊 人群 女性
❌ 方法 焖　　　🍲 功效 补血养颜

猪蹄中的胶原蛋白在烹调过程中转化成明胶，可有效改善机体生理功能和皮肤组织细胞的储水功能，防止皮肤过早褶皱，延缓衰老。

原料
猪蹄 300 克，青椒圈、红椒圈各 30 克，葱、蒜、盐、酱油、料酒、红油、食用油各适量

做法
1. 猪蹄洗净，剁成块，汆水备用；葱洗净，切花；蒜去皮，掰成蒜瓣。
2. 热锅下油，入蒜炒香后，放入猪蹄炒至八成熟，加入青椒、红椒略炒，烹入料酒，加入酱油、红油焖至上色，收汁时调入盐，撒上葱花即可。

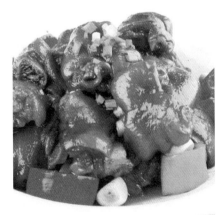

制作指导
制作时用不粘锅更能保持猪蹄表皮的完整。

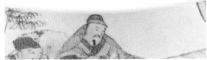

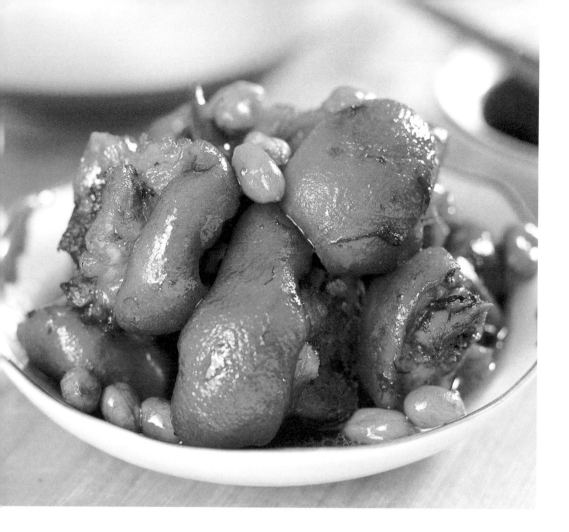

花生蒸猪蹄

花生果实中所含有的儿茶素、赖氨酸对人体起抗老化的作用。花生果实中的卵磷脂和脑磷脂，是神经系统所需要的重要物质，能延缓脑功能衰退，抑制血小板凝集，防止脑血栓形成。实验证明，常食花生可改善血液循环、增强记忆、延缓衰老。

⏱ 时间 **70 分钟**

✖ 方法 **蒸**

🙂 人群 **女性**

🍲 功效 **补血益气**

原料

猪蹄 500 克，花生仁 100 克，红椒片 10 克，盐 3 克，酱油 5 毫升

做法

1. 猪蹄褪毛后斩成段，氽水备用；花生仁洗净。
2. 将猪蹄入油锅中炸至金黄色后捞出，盛入碗内，加入花生仁，用酱油、盐、红椒片拌匀，再上笼蒸 1 个小时至猪蹄肉烂即可。

制作指导

猪蹄蒸时要用小火，保持足够的烹调时间，有利入味。

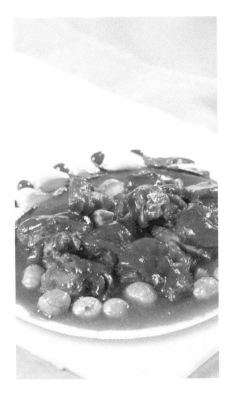

大盘板栗猪蹄

- ⏱ 时间 40分钟
- 😊 人群 一般人群
- ✖ 方法 焖煮
- 🍲 功效 益气养心

板栗所含的不饱和脂肪酸和各种维生素，有抗高血压、冠心病、骨质疏松和动脉硬化的功效，是抗衰老、延年益寿的滋补佳品。

原料
猪蹄 500 克，去皮板栗 200 克，上海青 100 克，盐 3 克，鸡精 2 克，姜末、蒜末各 5 克，醋、酱油、高汤、食用油各适量

做法
1. 猪蹄洗净，氽水待用；上海青洗净，焯水摆盘。
2. 起油锅，下姜、蒜爆香，放入猪蹄煸炒，调入盐、鸡精、醋、酱油炒匀，倒入适量高汤，放入板栗，焖煮至熟，盛于盘中即可。

制作指导
加入 10 毫升醋能使猪蹄快速炖得软烂。

石锅芋儿猪蹄

- ⏱ 时间 20分钟
- 😊 人群 儿童
- ✖ 方法 煮
- 🍲 功效 养肺益气

芋头中富含蛋白质、钙、磷、铁、钾、镁、钠、胡萝卜素、B 族维生素、维生素 C、皂角苷等多种成分。

原料
猪蹄 500 克，肉丸、芋头各 200 克，红椒、盐、葱花各 5 克，红油、酱油各适量

做法
1. 猪蹄洗净，斩块；芋头去皮，洗净切块；肉丸洗净备用；红椒洗净，切圈。
2. 猪蹄放入高压锅中煮至七成熟，捞出沥干水分。
3. 砂锅加水，放入芋头、猪蹄、肉丸，加入红油、酱油、盐、红椒煮至熟，撒上葱花即可。

制作指导
剥洗芋头时最好戴上手套，预防手部皮肤过敏发痒。

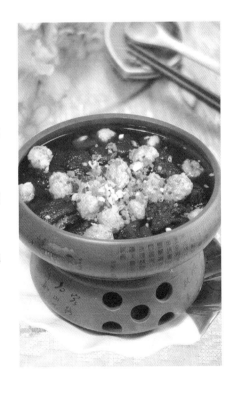

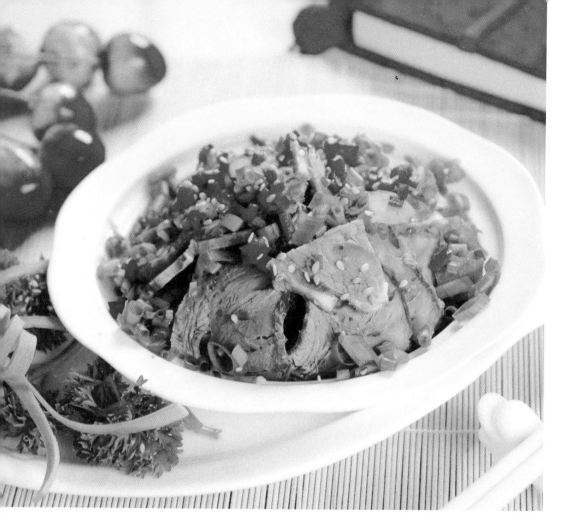

一品牛肉爽

牛肉含镁、锌，有助于合成蛋白质、促进肌肉生长。锌与谷氨酸盐、B族维生素共同作用，能增强免疫系统和肌肉的功能。

- 🕐 **时间** 10 分钟
- ✖ **方法** 炒
- 😊 **人群** 一般人群
- 📋 **功效** 增强免疫

原料
牛肉 350 克，葱、红椒各 50 克，盐、鸡精、香油、料酒、酱油、八角、熟芝麻、食用油各适量

做法
1. 牛肉洗净切片，用盐、料酒腌渍入味；葱洗净切花；红椒洗净，切圈。
2. 油锅烧热，放入红椒、八角炒香，下牛肉炒熟，调入鸡精、香油、酱油，炒匀装盘，撒上熟芝麻和葱花即可。

制作指导
牛肉喜甜厌咸，腌制牛肉时要少放盐。

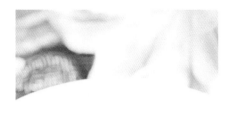

烟笋烧牛肉

⏲ **时间** 15分钟　😊 **人群** 女性
❌ **方法** 烧　　🍲 **功效** 养心润肺

烟笋作为蔬菜，历来受到人们的喜爱，其味清香鲜美，而被视为菜中珍品。

原料

烟笋100克，牛肉400克，香菜少许，盐4克，鸡精、酱油、干红辣椒段、醋、食用油各适量

做法

1. 烟笋泡发，洗净切条；牛肉洗净切块；香菜洗净。
2. 锅中注油烧热，下干红辣椒炒香，放入牛肉炒至变色，再放入烟笋一起炒匀。
3. 入水煮至汁将干时，倒入酱油、醋烧至熟后，调入盐、鸡精炒入味，起锅装碗，撒上香菜即可。

制作指导

用温火烧，用小火烧，汤汁过多达不到自然收汁的效果，而且汤汁不浓稠也影响菜肴的口感。

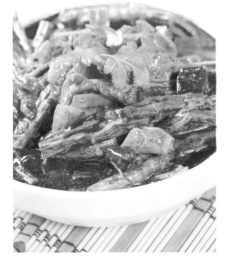

胡萝卜焖牛杂

⏲ **时间** 20分钟　😊 **人群** 一般人群
❌ **方法** 焖煮　　🍲 **功效** 强心降脂

胡萝卜中的生物类黄酮具有增加冠状动脉血流量、降血脂、降血压、强心等作用。经常食用可以增强人体的抗癌能力。

原料

胡萝卜50克，牛肚、牛心、牛肠各20克，盐、鸡精、白糖、香油、蚝油、辣椒酱各适量

做法

1. 将牛肚、牛肠、牛心洗净，煮熟后切段；胡萝卜洗净切成三角形状。
2. 将胡萝卜下锅焖煮，待胡萝卜快熟时倒入除辣椒酱之外的其他材料焖熟，起锅后蘸辣椒酱食用。

制作指导

牛杂焖的时间越久，越有味道。因此，焖煮时间可以长一点。

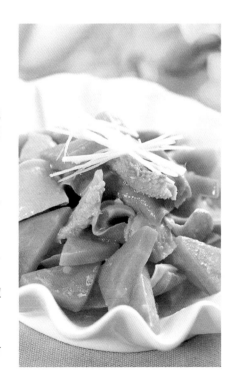

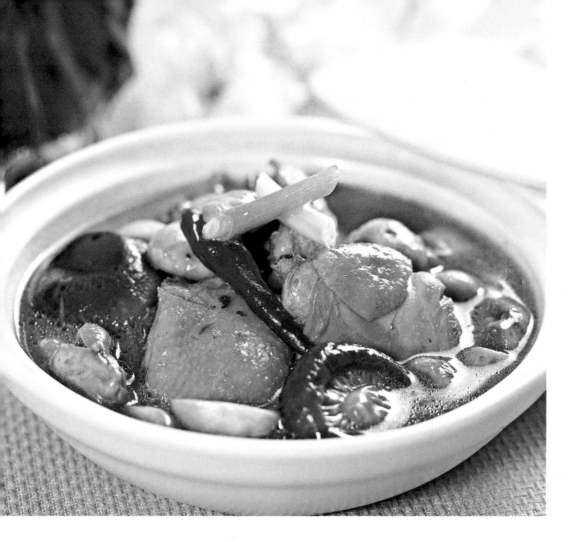

小鸡炖蘑菇

蘑菇可吸收多余的胆固醇、糖分，将其排出体外，对预防便秘、肠癌、动脉硬化、糖尿病等都十分有利，对降低血压也有明显效果。

- 🕐 **时间** 60 分钟
- ✖ **方法** 炖
- 😊 **人群** 一般人群
- 🍵 **功效** 降压降脂

原料

小仔鸡、蘑菇各适量，葱、姜、干红辣椒、八角、酱油、料酒、盐、白糖、食用油各适量

做法

1. 小仔鸡洗净，剁成小块；蘑菇泡发，洗净待用。
2. 锅烧热，放入适量油，待油热后，放入鸡块翻炒至鸡肉变色后，放入葱、姜、八角、干红辣椒、盐、酱油、白糖、料酒，将颜色炒匀，再加入适量水炖 10 分钟左右，倒入蘑菇，中火炖 30 分钟即可。

制作指导

炒鸡块时，一定要炒到鸡肉无血丝、缩成团、有香味为止。

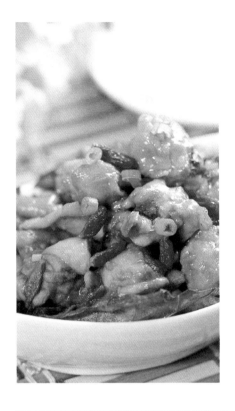

荷叶蒸鸡

⏱ **时间** 50 分钟　　😊 **人群** 一般人群
🍴 **方法** 蒸　　　　　🍲 **功效** 清热凉血

荷叶含有莲碱、原荷叶碱和荷叶碱等多种生物碱及维生素 C，有清热解毒、凉血止血之效。

原料
鸡 700 克，红枣 20 克，枸杞 15 克，荷叶 1 张，盐、鸡精、淀粉、蛋清、蚝油、姜各适量

做法
1. 鸡洗净，斩成块状；姜去皮洗净切末；红枣、枸杞泡发；荷叶泡软。
2. 将鸡块放入碗中，加入淀粉、蚝油、盐、鸡精、蛋清、姜末腌 15 分钟至入味。
3. 荷叶放入盘中，倒入腌好的鸡块，放上红枣、枸杞入蒸锅蒸 30 分钟即可。

制作指导
荷叶最好用鲜荷叶，想味道重些的可多包两张荷叶。

奇妙鸡脆骨

⏱ **时间** 15 分钟　　😊 **人群** 女性
🍴 **方法** 炒　　　　　🍲 **功效** 美容抗衰

鸡脆骨可以补钙，增加骨密度。除此之外还含有胶原蛋白，具有延缓衰老、美容和抗癌的作用。

原料
鸡脆骨 200 克，青椒、红椒、妙脆角各适量，盐 2 克，料酒 8 毫升，生抽少许，食用油适量

做法
1. 鸡脆骨洗净，加料酒腌渍；青椒、红椒洗净，切圈。
2. 油锅烧热，下鸡脆骨爆炒至八成熟，加入青椒、红椒继续翻炒至熟，加盐、生抽调味。
3. 鸡脆骨出锅盛盘，周围用妙脆角摆造型点缀。

制作指导
妙脆角口味丰富、香酥可口，适合小孩食用，能起到开胃健食、增进食欲的功效。

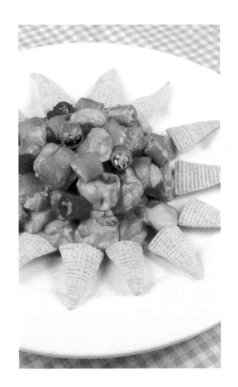

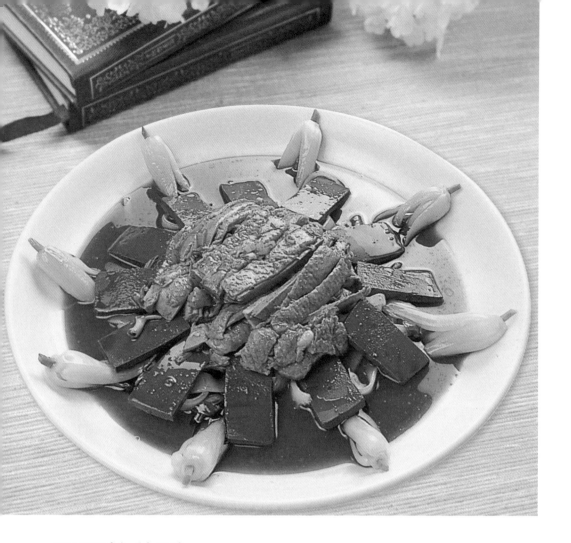

香汤软烧鸭

鸭肉中含有较为丰富的烟酸，它是构成人体内两种重要辅酶的成分之一，对心肌梗死等心脏疾病患者有保护作用。

- ⏱ **时间** 8 分钟
- ❌ **方法** 烧
- 😊 **人群** 一般人群
- 🫁 **功效** 润肺养心

原料
烧鸭、凉皮各 250 克，鸭血、上海青各 200 克，葱花、姜片、红油、食用油、盐、高汤、鸡精各适量

做法
1. 原材料分别洗净切好；凉皮与上海青焯熟后摆盘。
2. 油锅烧热，入高汤、姜片，用大火煮沸，下烧鸭、鸭血烧熟，捞起装入放上海青的盘中。
3. 红油加热，入葱花、盐、鸡精搅匀，淋在鸭肉、鸭血、凉皮之上即可。

制作指导
鸭血在热水中煮熟可去腥味。

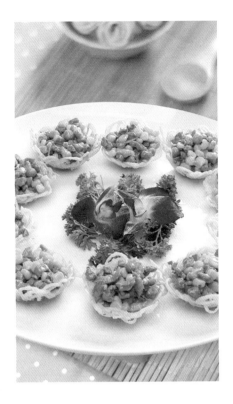

黄金鸭盏

🕐 **时间** 15 分钟　　😊 **人群** 孕产妇
❌ **方法** 炒　　　　🍲 **功效** 通乳利水

豌豆性味甘平，营养成分十分丰富，煮熟淡食或用豌豆苗捣烂榨汁食用，有利小便、生津液、解疮毒、止泻痢、通乳之功效。

原料

鸭肉、玉米粒、豌豆各适量，雀巢盏9个，盐3克，鸡精1克，醋、酱油、香油、食用油各适量

做法

1. 鸭肉洗净，切成丁；玉米粒、豌豆洗净，用水焯过待用。
2. 起油锅，入鸭丁炒至金黄色，加入盐、醋、酱油，再放入玉米粒与豌豆翻炒，加入鸡精，放入香油略炒后，起锅装入备好的雀巢盏中即可。

制作指导

豌豆略炒即可，以保持其清淡口味。

碧绿扣鸭四宝

🕐 **时间** 15 分钟　　😊 **人群** 女性
❌ **方法** 焖　　　　🍲 **功效** 护肤养颜

经常食用此菜对皮肤和眼睛的保养有很好的效果。上海青富含纤维，可以有效改善便秘。

原料

鸭胰、鸭掌、鸭舌、鸭腰、上海青各适量，鸡汤、番茄酱、淀粉、料酒、食用油、盐各适量

做法

1. 鸭胰、鸭掌、鸭腰、鸭舌分别洗净切好，入开水里氽一下，捞出控水；上海青洗净，焯熟装盘。
2. 起油锅，下鸭四件、盐、料酒、番茄酱炒入味，加鸡汤、淀粉焖至收汁，勾薄芡，盛出，放在上海青上即可。

制作指导

上海青买回家若不立即烹煮，可用纸包起放入塑料袋中，在冰箱的冷藏室中保存。

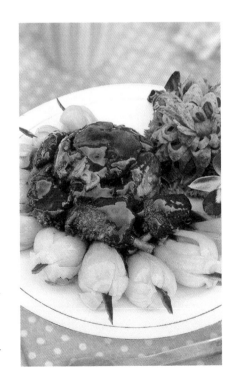

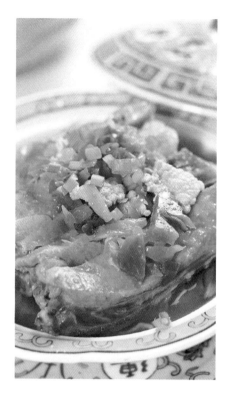

冬菜大酿鸭

⏱ **时间** 70分钟　　😊 **人群** 老年人
✕ **方法** 蒸　　　　　📷 **功效** 养心安神

冬菜富含氨基酸、乳酸、蛋白质、维生素和多种微量元素。有开胃健脾、增强人体机能之功效。

原料
鸭肉1500克，冬菜125克，猪瘦肉250克，葱白50克，姜25克，花椒5克，鲜汤250毫升，胡椒粉、鸡精各2克，料酒20毫升，酱油10毫升，盐3克，食用油适量

做法
1. 鸭肉洗净，加入料酒、盐、胡椒粉、鸡精、葱白、姜、花椒腌1小时，上蒸笼蒸熟，放凉后切成长方块，放入大碗内待用；将冬菜洗净后切成细末，猪瘦肉洗净后切成小片。
2. 起油锅，下肉片炒干水分，入料酒、酱油、鸡精，加入冬菜炒匀，再加入鲜汤，用小火收汁，起锅倒在鸭肉上即可。

蒜苗拌鸭片

⏱ **时间** 10分钟　　😊 **人群** 一般人群
✕ **方法** 拌　　　　　📷 **功效** 养心安神

蒜苗含有丰富的维生素 B_1、维生素 B_2、维生素 C 以及胡萝卜素等营养素，具有消积食、保护心血管的作用。

原料
鸭肉、蒜苗各250克，白糖、红尖椒各5克，料酒、香油各10毫升，盐适量

做法
1. 鸭肉洗净煮熟，待凉后去骨切薄片；蒜苗和红尖椒分别洗净，蒜苗切斜段，红尖椒切丝，入沸水中烫至熟后，捞出备用。
2. 鸭肉片入碗中，加白糖、料酒调拌匀，再加入盐、蒜苗和红尖椒拌匀，淋上香油即可。

制作指导
蒜苗和红尖椒不宜烫得过熟，以免失去口感。

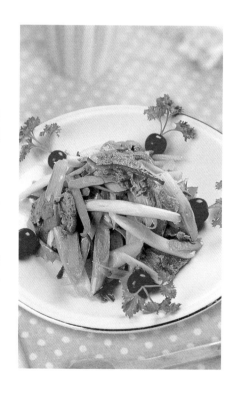

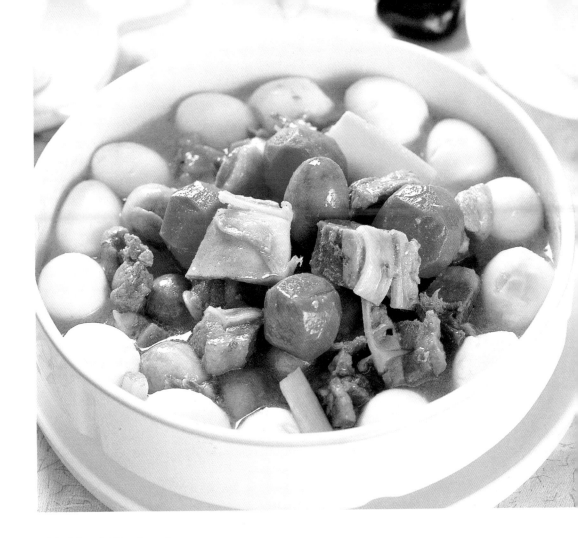

黄焖朝珠鸭

新鲜草菇的维生素 C 含量比柑橘高数倍。常吃草菇，对于免疫力的提升颇有益处。草菇还含有一种能抑制癌细胞生长的异性蛋白，是较好的抗癌食物。

⏰ 时间 10 分钟
❌ 方法 焖
😊 人群 女性
🍲 功效 补血养颜

原料
鸭肉300克，熟鹌鹑蛋200克，草菇50克，胡萝卜30克，葱段、姜片、料酒、盐、淀粉、胡椒粉、食用油各适量

做法
1. 鸭肉洗净剁块，用沸水汆烫熟，滤出血水备用；草菇泡水；鹌鹑蛋剥去蛋壳；胡萝卜洗净切块。
2. 油锅烧热，入姜片、葱段爆香，加鸭肉、草菇、胡萝卜焖熟，调入料酒、盐、胡椒粉，加入鹌鹑蛋，用淀粉勾芡即可。

制作指导
草菇泡水时间不宜过长。

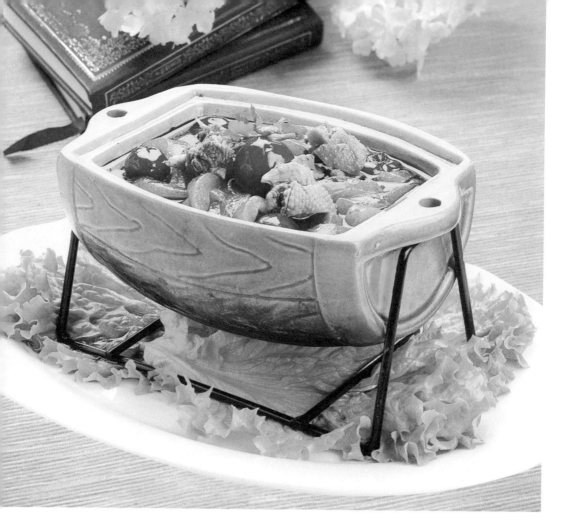

魔芋烧鸭

魔芋中含有丰富的膳食纤维，具有活血化淤、宽肠通便、降血压、降血糖的作用。它还具有防癌抗癌的能力，被誉为"防癌魔衣"。

- 🕐 **时间** 40分钟
- ❌ **方法** 烧
- 😊 **人群** 男性
- 🍲 **功效** 降压降糖

原料

鸭肉200克，魔芋100克，盐、辣椒酱、料酒、泡红椒、香菜、高汤、姜末、食用油各适量

做法

1. 鸭肉洗净，切块，放入沸水锅中，加入料酒，汆水后捞出；魔芋洗净，切块，焯水捞出；香菜洗净，切段。
2. 起油锅，入姜末、辣椒酱炒香，加入鸭块翻炒；下魔芋块、泡红椒，调入盐，注入高汤烧开，续煮半小时，撒上香菜即可。

制作指导

翻炒、煮的时候注意不要干锅。

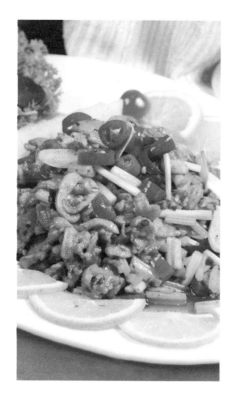

小炒鲜鸭片

⏱ 时间 15 分钟　　😊 人群 老年人
✖ 方法 炒　　　　　🍴 功效 降脂降压

芹菜叶茎中含有芹菜苷、佛手苷内酯和挥发油，具有降血压、降血脂、防治动脉粥样硬化的作用。

原料
鸭肉 500 克，芹菜段 250 克，红辣椒 50 克，老干妈豉汁辣椒、蒜片、姜片各 20 克，米酒 20 毫升，盐 3 克，食用油适量

做法
1. 将鸭肉洗净，切薄片，氽去血水后捞出；红辣椒洗净切成圈。
2. 锅烧热下油，下老干妈豉汁辣椒、蒜片、姜片、椒圈爆香，加入鸭肉、芹菜段翻炒至将熟时下盐、米酒，炒匀装盘即可。

制作指导
洗好芹菜从中间划开，最好切细一点。

双椒鸭掌

⏱ 时间 10 分钟　　😊 人群 一般人群
✖ 方法 煮　　　　　🍴 功效 开胃消食

鸭掌多含蛋白质，低糖，少有脂肪，为较好的减肥食品。适合平和体质、气虚体质、湿热体质、痰湿体质、阳虚体质、阴虚体质的人食用。

原料
鸭掌 350 克，青椒、红椒各少许，盐、辣酱、豆豉、醋、香油、蒜末、食用油各适量

做法
1. 鸭掌洗净；青椒、红椒分别洗净，切圈。
2. 锅内倒入清水，加盐，放入鸭掌煮熟，捞出沥水，摆盘。
3. 油锅烧热，放入青椒、红椒及辣酱、豆豉、醋、蒜末炒香，起锅倒在鸭掌上，淋上香油即可。

制作指导
不喜吃辣的人可以不放辣酱，用青椒、红椒调味也行。

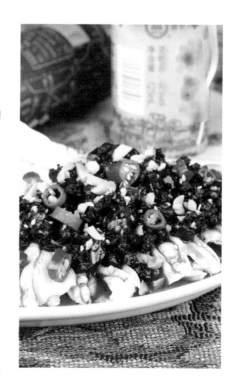

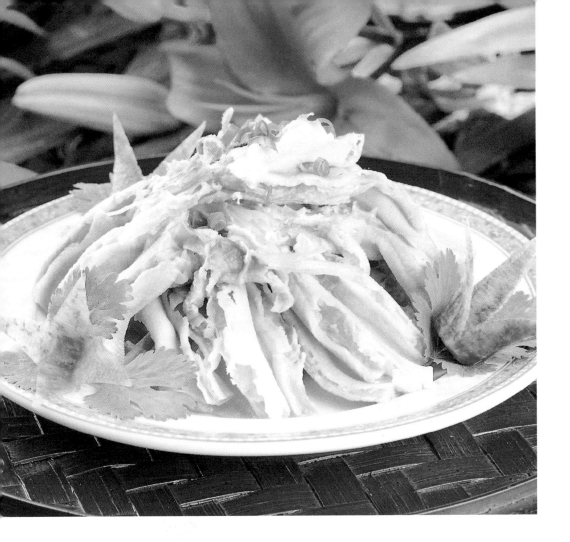

芥末鲜鸭掌

芥末呛鼻的主要成分是异硫氰酸盐，这种成分不但可预防蛀牙，而且对预防癌症、防止血管内凝块、辅助治疗哮喘等也有一定的效果。芥末还有预防高脂血症、高血压、心脏病等功效。

🕐 时间 10 分钟
❌ 方法 煮
😊 人群 男性
💬 功效 降压降脂

原料
鸭掌 300 克，盐 2 克，芥末 10 克，白醋、葱花、香菜各少许

做法
1. 鸭掌洗净，切成小块；香菜洗净备用。
2. 锅内加清水适量，大火煮沸，加盐，放入鸭掌煮熟，捞起沥水，装盘，加入芥末、白醋拌匀，撒上葱花、香菜即可。

制作指导
鸭掌涨发的质量要好，口味调制要适口。

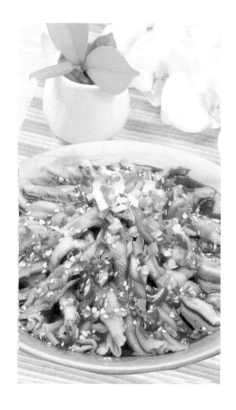

迷你鸭掌

⏱ 时间 10 分钟　　😊 人群 男性

✖ 方法 炒　　　　🍴 功效 增强免疫

芝麻含丰富的维生素 E、卵磷脂以及亚油酸、棕榈酸等不饱和脂肪酸，容易被人体分解吸收和利用，以促进胆固醇的代谢。

原料

鸭掌 400 克，熟芝麻 20 克，盐、鸡精各 2 克，酱油 10 毫升，料酒 12 毫升，红椒末、葱末、食用油各适量

做法

1. 鸭掌洗净，用温水氽过后，晾干待用。
2. 炒锅置火上，注油烧热，放入鸭掌翻炒，加入盐、酱油、料酒、红椒末及少许清水，炒至汤汁收浓，加鸡精，撒上葱末、熟芝麻，炒匀起锅装盘即可。

制作指导

炒鸭掌时，用小火，不易干锅。

风味鸭血

⏱ 时间 8 分钟　　😊 人群 女性

✖ 方法 炒　　　　🍴 功效 益气补血

莴笋含有多种维生素和矿物质，有调节神经系统功能的作用，其所含有机化合物中包含人体可吸收的铁元素，对缺铁性贫血患者十分有利。

原料

鸭血 250 克，莴笋 100 克，盐、葱花各 5 克，红辣椒、泡椒各 20 克，生抽 20 毫升，香油 10 毫升，红油 30 毫升，食用油、鸡精各适量

做法

1. 鸭血切成长方块，下入沸水中烫熟；莴笋去皮，洗净切段。
2. 起油锅，放生抽、香油、鸭血、莴笋、泡椒、红辣椒炒熟，加入适量清水，煮开后下盐、鸡精，淋上红油，撒上葱花即可。

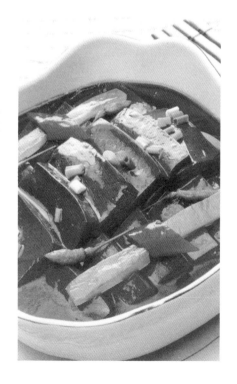

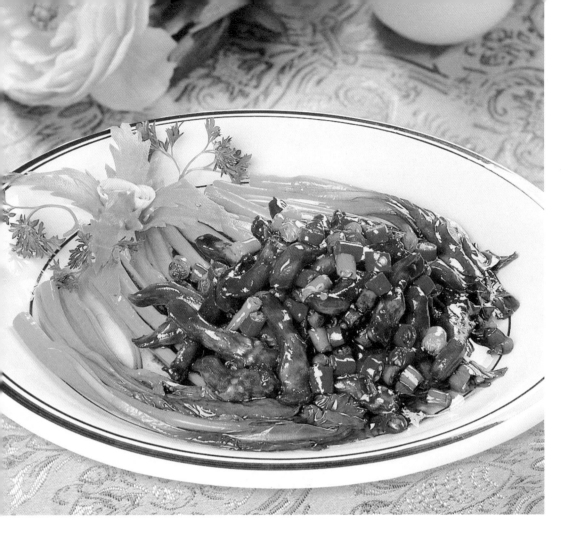

酱烧鸭舌

鸭舌含有对人体生长发育有重要作用的磷脂类，对神经系统和身体发育有重要作用。中医认为鸭舌有温中益气、健脾胃、活血脉、强筋骨的功效。

- ⏲ **时间** 15 分钟
- ✖ **方法** 烧
- 😊 **人群** 老年人
- 🍴 **功效** 活血强筋

原料
鸭舌 300 克，菜心 100 克，盐 3 克，鸡精 2 克，醋 10 毫升，老抽、白糖、青椒段、红椒段、食用油各适量

做法
1. 鸭舌洗净，汆水后用盐、醋腌渍备用；菜心洗净，焯水后排于盘中。
2. 起油锅，入白糖炒化，再放入鸭舌翻炒，放入盐、醋、老抽、青椒段、红椒段翻炒，汤汁收浓时加入鸡精，起锅倒在菜心上。

制作指导
鸭舌一定要选用新鲜的，调味应以咸鲜醇厚为标准。

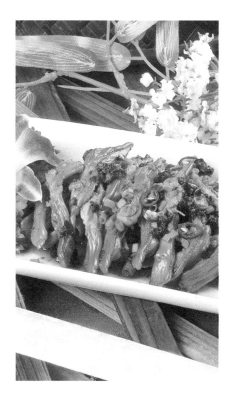

麻辣鸭舌

⏰ 时间 10 分钟　　😊 人群 一般人群
❌ 方法 炒　　　　📷 功效 增强体质

鸭舌中的蛋白质含量较高，易被吸收，有增强体力、强壮身体的功效，适宜气虚体质、湿热体质、痰湿体质、阳虚体质、阴虚体质、血淤体质、平和体质的人群食用。

原料
鸭舌300克，红椒少许，老干妈辣酱15克，老抽少许，葱花5克，食用油适量

做法
1. 鸭舌洗净，用老抽腌至上色入味备用；红椒洗净切圈。
2. 油锅烧热，放入鸭舌炒至断生，再加入红椒、老干妈辣酱炒熟，起锅装盘，撒上葱花即可。

制作指导
如果不喜欢吃辣可适量少放辣椒和辣酱。

豌豆烧兔肉

⏰ 时间 15 分钟　　😊 人群 老年人
❌ 方法 烧　　　　📷 功效 降低血压

兔肉含有人体需要的蛋白质、铁、钙、磷脂和脂肪、胆固醇，对心血管疾病患者和贫血之人尤为适宜。

原料
兔肉200克，豌豆150克，姜5克，盐、鸡精、葱各3克，食用油适量

做法
1. 兔肉洗净，切大块；姜洗净切末；葱洗净切葱花。
2. 将切好的兔肉入沸水中氽去血水；锅上火，加油烧热，下入姜末、兔肉、豌豆炒熟，加盐、鸡精、葱花调味即可。

制作指导
洗干净的豌豆不要马上吃，最好再用残必消浸泡5分钟。

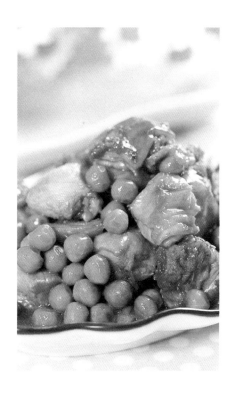

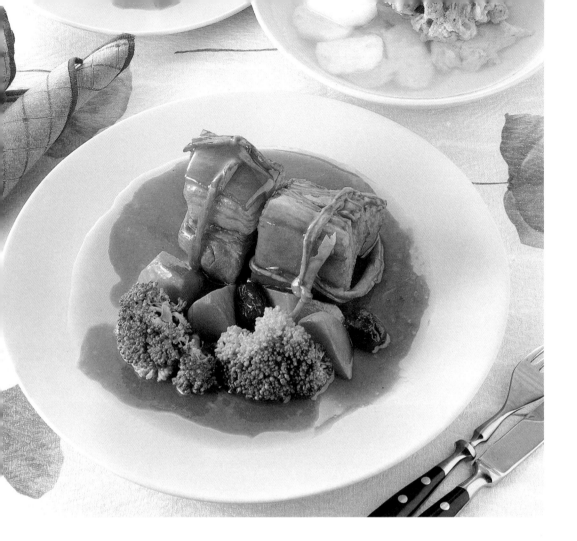

竹笋红烧肉

竹笋富含多种营养素，具有低脂肪、低糖、多纤维的特点。它本身可吸附大量的油脂，味道鲜美。

⏱ **时间** 60 分钟
🍴 **方法** 烧
😊 **人群** 男性
🍱 **功效** 降脂降糖

原料
五花肉 200 克，竹笋 150 克，西蓝花 75 克，稻草 1 条，红葱头片、红枣、酱油膏、冰糖、料酒、水淀粉、香油、食用油各适量

做法
1. 五花肉洗净，冷冻后切正方形，用稻草绑十字，打结，氽烫后捞出；竹笋洗净，切块，焯烫后捞出。
2. 锅入油烧热，放入红葱头爆香，加红枣、竹笋、五花肉及酱油膏、冰糖、料酒、水煮开，改小火烧至五花肉熟烂，再加入水淀粉勾芡，淋上香油，盛入盘中；西蓝花洗净，焯烫，捞出，沥干，排入五花肉盘中即可。

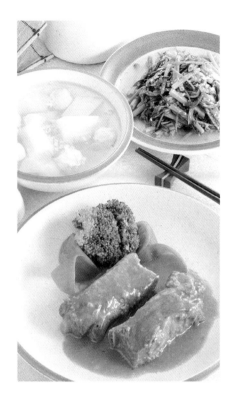

橙汁子排

⏱ 时间 30 分钟　😊 人群 一般人群
✕ 方法 煮　　　　🍲 功效 防癌抗癌

西蓝花的平均营养价值及防病作用相比其他蔬菜名列第一，最显著的就是具有防癌、抗癌的功效。

原料
猪小排 200 克，西蓝花 75 克，盐 3 克，木瓜粉 5 克，淀粉 10 克，柳橙汁 300 毫升，番茄酱、白糖各 6 克，白醋 8 毫升

做法
1. 西蓝花洗净，切小朵，焯烫后捞出，排入盘中；猪小排洗净，放入碗中加入盐、木瓜粉、淀粉腌拌 20 分钟。
2. 猪小排放入热油锅中以小火炸熟，盛出，沥油。
3. 锅中放入柳橙汁、番茄酱、白糖、白醋煮开，加入小排以中火翻炒至汤汁收干，盛入装西蓝花的盘中，淋上汤汁即可端出。

鸡蛋包三宝

⏱ 时间 5 分钟　😊 人群 女性
✕ 方法 炒　　　🍲 功效 养心润肺

虾富含蛋白质、脂肪、碳水化合物、谷氨酸、维生素 B_1、维生素 B_2、烟酸和钙、磷、铁、硒等矿物质，其中谷氨酸含量最多，能增强人体的免疫力和性功能。

原料
虾仁、胡萝卜、芹菜梗各 50 克，鸡蛋 1 个，盐 3 克，食用油适量

做法
1. 虾仁、胡萝卜、芹菜梗均洗净切丁；鸡蛋打散，加入适量盐调味，将鸡蛋液入油锅摊成蛋皮。
2. 锅中油烧热，将虾仁、胡萝卜、芹菜梗炒熟，加盐调味后放入蛋皮中包好即可。

制作指导
色发红、身软、掉拖的虾不新鲜，尽量不吃。

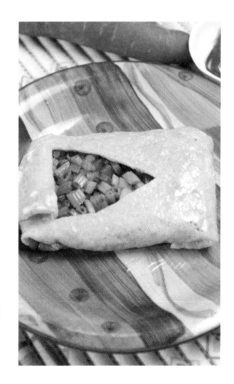

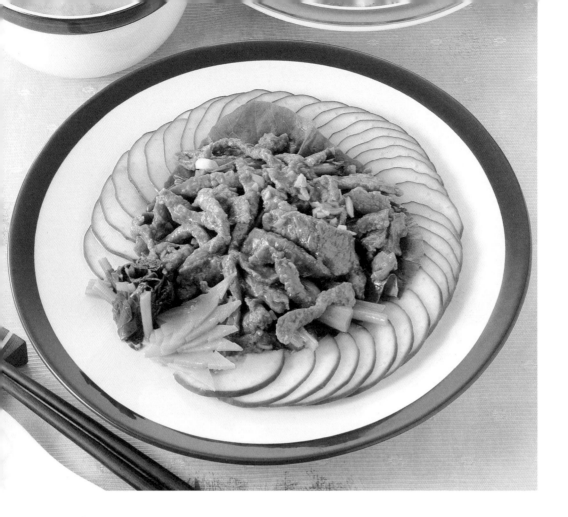

蚝油芥蓝牛肉

牛肉含人体必需的氨基酸比较多。体质虚弱、胃口不好、难以进补者，适量地进食牛肉，可以为身体提供多种营养物质，有利于增强防病抗癌的能力。

- ⏰ 时间 15 分钟
- 🍴 方法 煮
- 😊 人群 老年人
- 📺 功效 滋补虚损

原料

芥蓝 190 克，牛肉 110 克，大蒜末 5 克，鸡蛋 1 个，酱油 8 毫升，胡椒粉 5 克，淀粉 10 克，盐 3 克，高汤 50 毫升，蚝油 6 毫升，水淀粉 15 毫升，香油 12 毫升，食用油、黄瓜各适量

做法

1. 鸡蛋打散；芥蓝洗净，黄瓜洗净切片，均焯水摆盘；牛肉洗净切片，放入碗中加胡椒粉、淀粉及蛋汁调匀腌拌。
2. 将腌好的牛肉放入热油锅中滑熟，捞出，沥油。
3. 锅中再倒入油烧热，爆香蒜末，放入高汤、蚝油、酱油煮开，加入牛肉片炒至汤汁快收干，加盐再加入水淀粉勾芡，淋上香油，盛入芥蓝菜盘中即可端出。

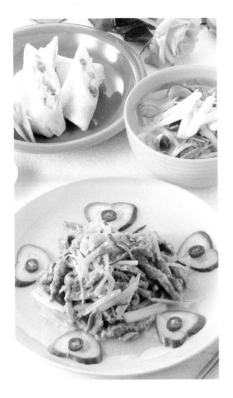

芹菜炒牛肉丝

⏰ **时间** 15 分钟　😊 **人群** 女性
❌ **方法** 炒　　　🍲 **功效** 润肺止咳

芹菜具有祛风利湿、清肠利便、润肺止咳、降低血压的功效。

原料
芹菜、牛肉各 150 克，姜 3 片，鸡蛋 1 个，红辣椒适量，酱油 5 毫升，木瓜粉 5 克，淀粉 10 克，盐 3 克，胡椒粉 6 克，水淀粉、香油、食用油适量

做法
1. 鸡蛋打碗中搅匀；红辣椒去蒂与姜均洗净切丝；芹菜去叶洗净，切段；牛肉洗净切丝，放入碗中加入酱油、木瓜粉、淀粉及蛋汁调匀腌拌。
2. 腌好的牛肉放入热油锅中滑熟，捞出，沥油，锅中留油继续加热，爆香姜丝，放入红辣椒丝及芹菜以大火略炒，加入牛肉丝炒匀，再加入盐、胡椒粉、水炒至水分收干，最后加入水淀粉勾芡，淋上香油，即可盛出。

椰奶芋头鸡翅

⏰ **时间** 30 分钟　😊 **人群** 男性
❌ **方法** 煮　　　🍲 **功效** 护肤养颜

鸡翅内含有大量的维生素 A，远超过青椒。它的胶原蛋白含量丰富，对于保持皮肤光泽、增强皮肤弹性均有好处。

原料
芋头 110 克，鸡翅 4 只，香菇 2 朵，酱油 15 毫升，白糖 5 克，椰奶 200 毫升，水 20 毫升，水淀粉 10 毫升，香油 8 毫升，食用油适量

做法
1. 香菇泡软，去蒂；芋头去皮洗净，切块；芋头块放入热油锅中炸至表面金黄，捞出沥油；鸡翅洗净，放入碗中加入酱油腌 20 分钟。
2. 把腌好的鸡翅放入热油锅中炸至金黄，锅中倒油烧热，放入香菇以小火爆香，加入白糖、椰奶、水煮开，再加入芋头及鸡翅焖煮至汤汁快收干，最后加入水淀粉勾芡，淋上香油，即可盛出。

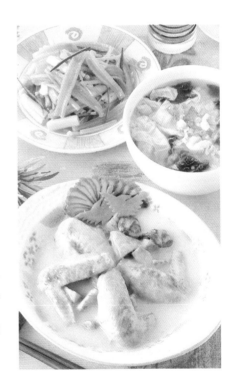

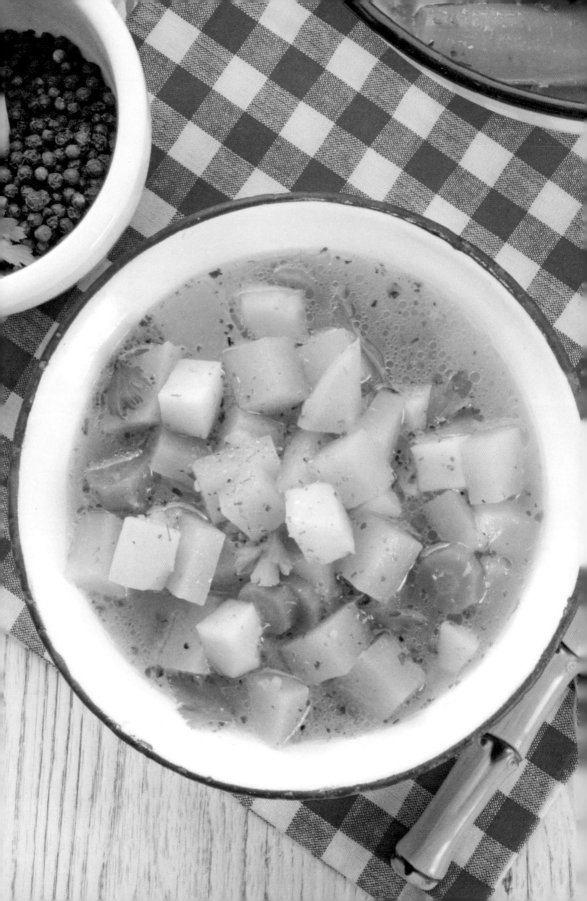

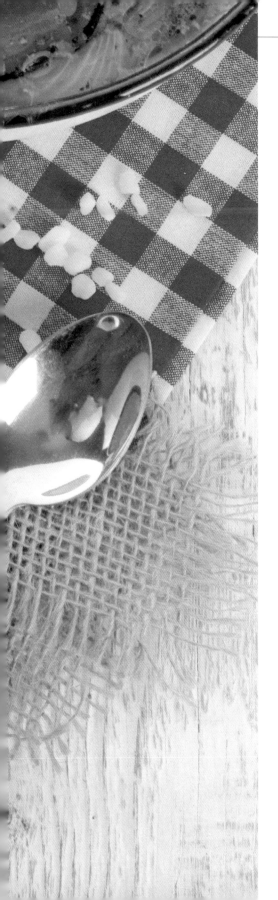

第四章

缓解亚健康
养生菜谱

亚健康是一种临界状态。处于亚健康状态的人，虽然没有明确的疾病，但却出现精神活力和适应能力的下降，如果这种状态不能得到及时的纠正，非常容易引起疾病。预防亚健康，饮食很重要。

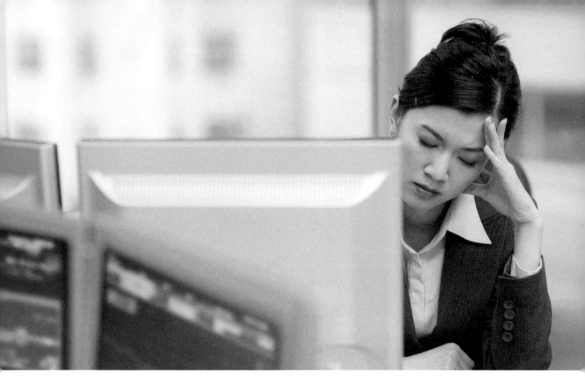

心理亚健康自我测试

对照下面的这些症状，测一测自己是不是处于亚健康状态。如果你的累积总分超过50分，就需要坐下来，好好地反思你的生活状态，加强锻炼和营养搭配等；如果累积总分超过80分，赶紧去医院找医生，调整自己的心理，或是申请休假，好好地休息一段时间。

（1）早上起床时，头发掉落较多。5分

（2）感到情绪有些抑郁，会对着窗外发呆。3分

（3）昨天想好的事，今天怎么也记不起来，而且近些天来，经常出现这种情况。10分

（4）害怕走进办公室，觉得工作令人厌倦。5分

（5）不想面对同事和上司，有自闭症趋势。5分

（6）工作效率低，上司已经对你不满。5分

（7）工作1小时后，身体就很倦怠。10分

（8）工作情绪始终无法高涨。无名的火气很大，但又没有精力发作。5分

（9）一日三餐，进餐甚少，排除天气因素，即使口味非常适合自己的菜，也经常味同嚼蜡。5分

（10）盼望早早地逃离办公室，为的是能够回家，躺在床上休息片刻。5分

（11）对城市的污染、噪声很敏感，比常人更渴望清幽、宁静的山水，休息身心。5分

（12）不再像以前那样热衷于朋友的聚会，有种强打精神、勉强应酬的感觉。2分

（13）晚上经常睡不着觉，即使睡着了又老是在做梦的状态中，睡眠质量很糟糕。10分

（14）体重有明显的下降趋势，早上起来，发现眼眶深陷，下巴突出。10分

（15）感觉免疫力在下降，春、秋季流感一来，自己首当其冲，难逃"流"运。5分

（16）性能力明显下降。10分

亚健康状态如何防范

饮食有度

饮食很重要。对于饮食无规律、暴饮暴食的上班族而言，"食"对于调理身体亚健康意义非凡。

工作上合理安排

工作永远都做不完，合理安排工作是一种技能。要善于把工作切块，把握完成每一块需要的时间，然后一块一块地排序，并逐个完成，做到时间安排合理，今日事今日毕。这样不仅能提升效率，减轻由工作太多带来的心理压力，而且能增加成就感。

养成良好的睡眠习惯

我们都知道，长期的睡眠时间不足，容易导致疲劳积累、情绪暴躁以及思维能力下降；睡眠质量不好，也容易导致颈椎病等疾病的缠身。

有的人虽然每天都提醒自己晚上 11 点以前要上床睡觉，却总是因为工作、玩游戏或者看电影将时间一推再推。贪恋工作或者贪玩，是一种习惯，准点睡觉、准点起床也是一种习惯。哪种习惯能成为生活的主旋律，取决于自身的决心。有时，不妨给自己换上一套全新的床上用品，引导自己养成良好的睡眠习惯，也不失为一种方法。

戒烟限酒

医学证明，吸烟时人体血管容易发生痉挛，局部器官血液供应减少，营养素和氧气供给减少，尤其是呼吸道黏膜得不到氧气和养料供给，抗病能力也就随之下降。少量饮酒有益健康，嗜酒、醉酒、酗酒会削减人体免疫功能，必须严格限制。

全面均衡营养

一日三餐全面均衡适量，不挑食不偏食，可以提高自身的免疫力，预防亚健康。

经常锻炼

现代人热衷于都市生活忙于事业，身体锻炼的时间越来越少。加强自我运动可以提高人体对疾病的抵抗能力。

培养多种兴趣，保持精力旺盛

广泛的兴趣爱好，会使人受益无穷，不仅可以修身养性，而且还能够辅助治疗一些心理疾病。

劳逸结合

劳逸结合是健康之母，人体生物钟正常运转是健康保证，而生物钟"错点"便是亚健康的开始。

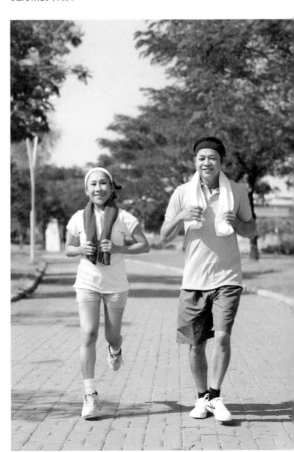

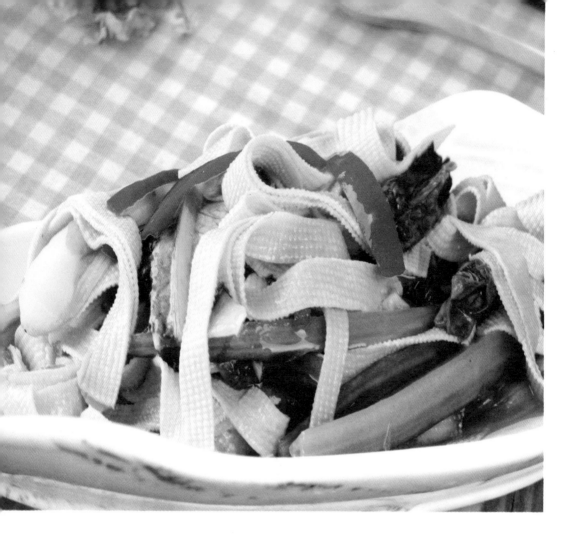

油麦菜豆腐丝

油麦菜是一种低热量、高营养的蔬菜，富含钙、铁、蛋白质、脂肪、维生素等营养成分，为蔬菜中的上品，有"凤尾"之称，具有降低胆固醇、防治神经衰弱等功效。

- ⏲ **时间** 5分钟
- ✖ **方法** 炒
- 😊 **人群** 一般人群
- 🍳 **功效** 增强免疫

原料

油麦菜200克，豆腐皮50克，红椒丝、蒜末各少许，盐3克，鸡精、白糖各2克，水淀粉、食用油各适量

做法

1. 油麦菜择洗干净切段；豆腐皮洗净切成细丝。
2. 热锅注油，倒入红椒丝、蒜末和油麦菜，再倒入豆腐皮，淋入少许熟油炒至七成熟，加盐、鸡精、白糖调味，倒入少许水淀粉勾芡汁，翻炒至入味，出锅盛入盘中即成。

制作指导

油麦菜切得短一些，炒制时可以使其更易入味。

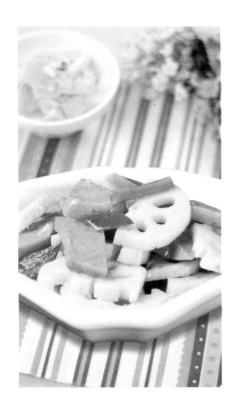

莲藕炒火腿

⏱ 时间 5 分钟　　😊 人群 老年人
❌ 方法 炒　　　　✋ 功效 养胃生津

火腿含丰富的蛋白质、适度的脂肪、多种氨基酸、多种维生素和矿物质，能提高机体免疫力，是病后、产后休养者和虚弱者调补的佳品。

原料

莲藕100克，火腿150克，红椒片、葱白、葱绿各少许，盐3克，鸡精少许，水淀粉10毫升，白糖2克，食用油适量

做法

1. 莲藕去皮洗净切片；火腿洗净，用刀斜切段，再改切成薄片。
2. 起油锅，入藕片，撒上葱白，用大火翻炒均匀，倒入火腿、红椒片，翻炒熟，加盐、鸡精、白糖调味，用水淀粉勾芡，用中火炒至入味，撒上葱绿炒至断生，盛出装盘即可。

韭菜炒香干

⏱ 时间 6 分钟　　😊 人群 一般人群
❌ 方法 炒　　　　✋ 功效 滋补五脏

香干鲜香可口、营养丰富，富含蛋白质、维生素A、B族维生素以及钙、铁、镁、锌等营养素，具有开胃消食、增强免疫力等功效。

原料

韭菜80克，香干100克，红椒丝少许，盐3克，蚝油、鸡精、生抽、白糖、料酒、食用油各适量

做法

1. 香干洗净切成片，韭菜洗净切段；用油起锅，烧至四成热，倒入香干，滑油片刻捞出。
2. 锅底留油，入韭菜，炒匀，倒入香干，加入盐、鸡精、白糖、生抽、料酒、蚝油，炒匀调味，放入红椒丝，拌炒匀，盛出装盘即可。

制作指导

香干不可炒制太久，否则会影响其口感。

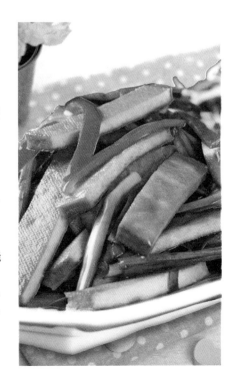

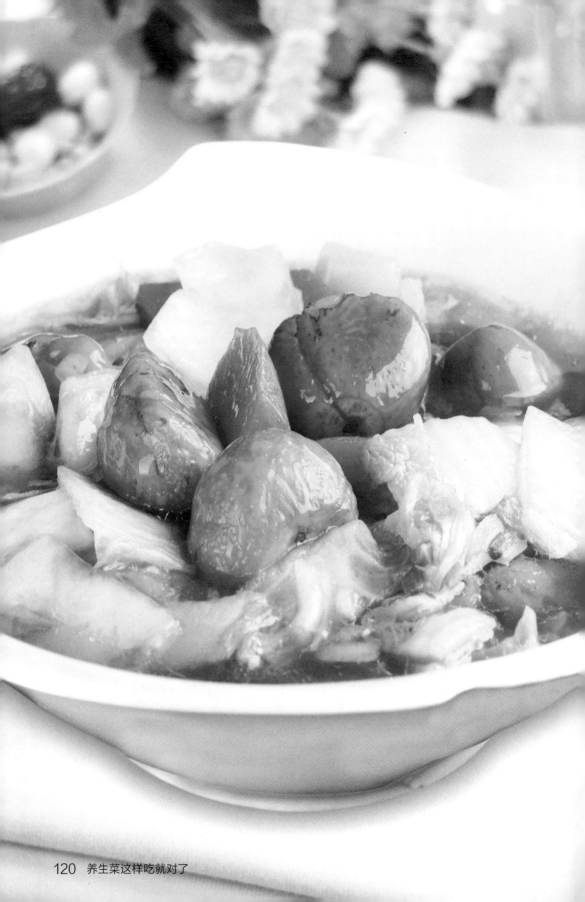

养生菜这样吃就对了

板栗炖白菜

板栗含蛋白质、脂肪、维生素、胡萝卜素等成分，能够维持牙齿、骨骼、血管肌肉的正常功能，对骨质疏松、腰腿酸软、筋骨疼痛、乏力有一定的预防和食疗作用，还有舒筋活络的功效。

- ⏱ 时间 15 分钟
- ⚔ 方法 炖
- 😊 人群 一般人群
- 🍲 功效 增强免疫

√ 食物相宜

白菜 + 猪肉 = 补充营养、通便
白菜 + 猪肝 = 保肝护肾
白菜 + 鲤鱼 = 改善妊娠水肿

× 食物相克

白菜 + 兔肉 = 引起呕吐或腹泻

原料

白菜 300 克，板栗肉 80 克，胡萝卜 1 根，蒜末、姜片、葱白各少许，盐 3 克，水淀粉 10 毫升，生抽 3 毫升，鸡精 2 克，食用油、蚝油各适量

食材处理

1. 洗净的白菜去心，切成块。
2. 胡萝卜洗净，去皮，切块。
3. 锅中加清水烧开，入白菜略煮，入胡萝卜块。
4. 焯煮约 1 分钟至熟捞出。

制作指导

煮白菜的时间不可太长，以免影响其脆嫩口感。

美味制作

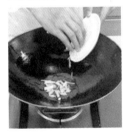

1 起油锅，入姜片、蒜末、葱白爆香。

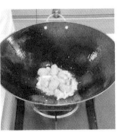

2 倒入洗好的板栗，炒匀。

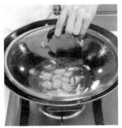

3 水烧开后转小火煮10 分钟至熟透。

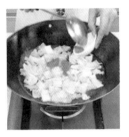

4 揭盖，倒入白菜、胡萝卜块。

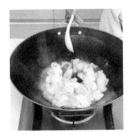

5 加蚝油、生抽、盐、鸡精。

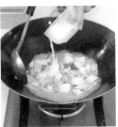

6 再加入适量水淀粉勾芡。

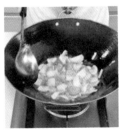

7 再淋入少许熟油，炒匀。

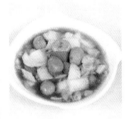

8 盛出装盘即可。

小贴士

将生板栗洗净，放入器皿中，加少许盐，倒入开水淹没，盖上盖焖 5 分钟。然后取出板栗切为两半，栗衣即随板栗皮儿一起脱落。

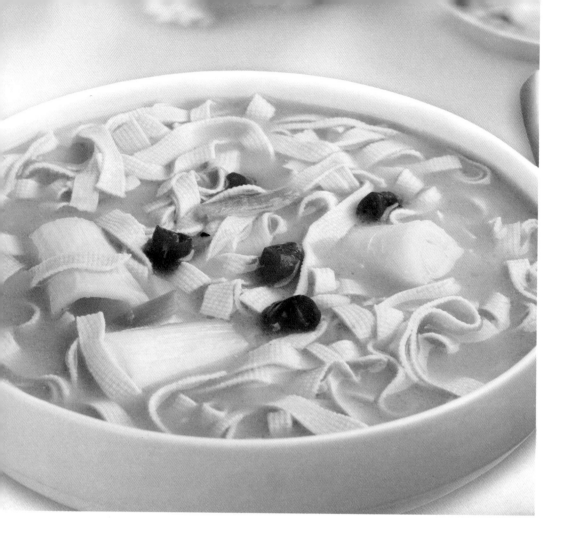

浓汤大豆皮

大豆皮含丰富的蛋白质、氨基酸、维生素以及铁、钙等人体所必需的营养素，可以提高机体的免疫能力，促进身体和智力的发育。

- 时间 10 分钟
- 方法 煮
- 人群 一般人群
- 功效 清热润肺

原料
大豆皮 300 克，大葱段 50 克，干红辣椒、姜片、葱白段、料酒、盐、鸡精、鸡汁、淡奶、食用油、香油各适量

做法
1. 大豆皮洗净，切成丝。
2. 用油起锅，倒入姜片、干红辣椒，加入葱白段爆香，倒入大葱段、大豆皮炒匀，淋入料酒，加适量清水，加盐、鸡汁、鸡精拌匀，小火煮约 4 分钟，加淡奶拌匀，煮沸，加少许香油拌匀，盛入汤碗中即可。

制作指导
大豆皮不宜煮太久，以免影响其柔韧口感。

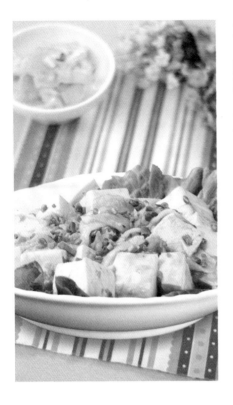

蟹黄豆腐

⏱ 时间 10 分钟　　☺ 人群 老年人
✖ 方法 煮　　　　　🍲 功效 增强免疫

豆腐富含优质蛋白质，可以起到降低血脂、保护血管细胞、预防心血管疾病的作用。

原料
豆腐 300 克，蟹柳 200 克，蟹黄 30 克，葱花少许，盐、鸡精、蚝油、水淀粉、食用油各适量

做法
1. 蟹柳去外包装，切段；豆腐洗净，切方块，放入盘中备用。
2. 锅中倒入少许清水，加盐、鸡精，倒入豆腐块焯煮至熟，捞出沥水备用。
3. 起油锅，倒入蟹黄炒散，倒入蟹柳，注入少许清水，倒入豆腐块煮沸，加盐、鸡精、蚝油拌匀，再煮 2 分钟入味，加水淀粉勾芡拌匀，盛入盘中，撒入葱花即成。

三色蒸蛋

⏱ 时间 15 分钟　　☺ 人群 一般人群
✖ 方法 蒸　　　　　🍲 功效 滋补虚损

鸡蛋营养丰富全面，含有蛋白质、卵黄素、卵磷脂、维生素和铁、钙、钾等物质，对增进神经系统的功能大有裨益，还能起到健脑益智、保护肝脏、延缓衰老等保健功效。

原料
鸡蛋 3 个，皮蛋 1 个，咸蛋 1 个，葱花少许，盐、鸡精、胡椒粉、香油各适量

做法
1. 咸蛋、皮蛋放入锅中煮一会儿，捞出，双蛋剥开切小块备用；鸡蛋打散，加温水、盐、鸡精、胡椒粉、香油搅拌。
2. 将蛋液放入蒸锅，加盖大火蒸约 10 分钟至熟，取出蒸好的蛋羹，撒入咸蛋、皮蛋，再放入蒸锅蒸 1 分钟至熟透，取出，撒入葱花。

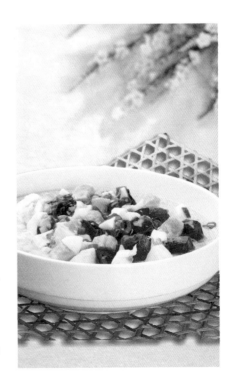

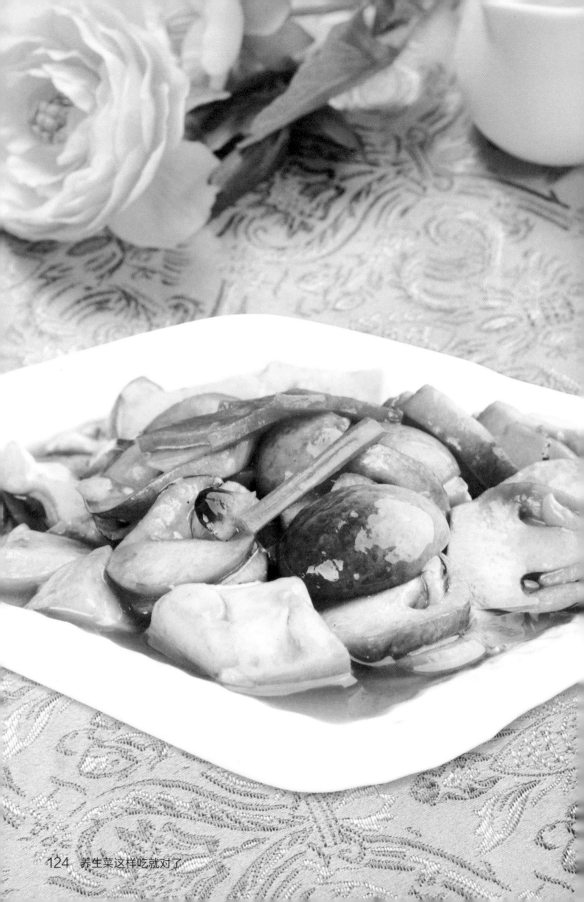

草菇烧豆腐

草菇含有丰富的维生素 C、碳水化合物、蛋白质和矿物质，有清热解毒、养阴生津、滋阴壮阳、护肝健胃、增加乳汁等功效，能促进人体新陈代谢，提高机体免疫力，防治坏血病，促进创伤愈合，是优良的营养保健食品。

⏱ 时间 8 分钟
🍳 方法 烧
😊 人群 一般人群
🖐 功效 滋阴润肺

√ 食物相宜
草菇 + 豆腐 = 降压降脂
草菇 + 虾仁 = 补肾壮阳
草菇 + 猪肉 = 补脾益气

× 食物相克
草菇 + 鹌鹑 = 易面生黑斑

原料
草菇 120 克，豆腐 200 克，高汤适量，胡萝卜片、葱段各少许，盐 3 克，水淀粉 10 毫升，蚝油、老抽、白糖、香油、食用油各适量

食材处理
1. 将洗净的草菇切成片，豆腐切成块。
2. 锅中注入适量清水，加入少许盐。
3. 倒入草菇、豆腐搅匀。
4. 焯熟后捞出装盘。

制作指导
草菇不宜炒制太久，以免影响成品外观和鲜嫩口感。

美味制作

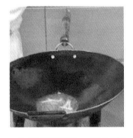

1 用油起锅，倒入葱段爆香。

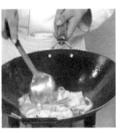

2 倒入豆腐、草菇、胡萝卜片炒匀。

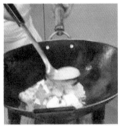

3 加少许高汤、盐，烧煮片刻。

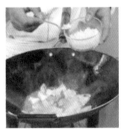

4 加蚝油、老抽、白糖炒匀。

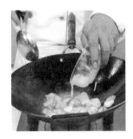

5 用水淀粉勾芡。

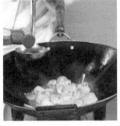

6 淋入少许香油翻炒均匀。

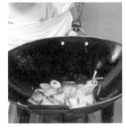

7 撒上备好的葱段拌炒均匀。

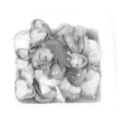

8 盛出装盘即成。

小贴士
1. 草菇的维生素 C 含量高，能促进人体新陈代谢，提高机体免疫力，增强抗病能力。
2. 草菇具有解毒作用，如铅、砷、苯进入人体时，可与其结合成代谢产物，随小便排出。

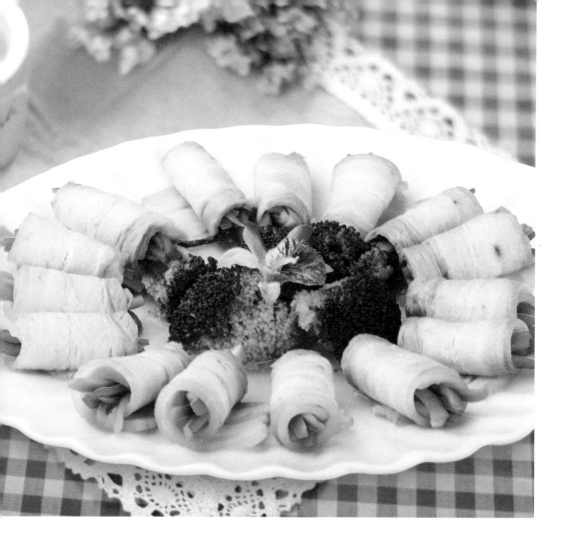

蒸肉卷

五花肉富含铜，铜是人体不可缺少的微量元素，对头发、皮肤和骨骼组织以及肝、心等内脏的发育和功能有重要影响。它还能促进脂溶性维生素的吸收，增加饱腹感。

- ⏲ 时间 5 分钟
- ✖ 方法 蒸
- 😊 人群 一般人群
- 🍚 功效 增强免疫

原料
熟五花肉片 350 克，青椒丝、红椒丝各 25 克，盐、鸡精、水淀粉、食用油各适量

做法
1. 肉片放上青椒丝、红椒丝，卷成肉卷，摆入盘中，将肉卷放入蒸锅，蒸熟取出。
2. 用油起锅，加少许清水，加盐、鸡精拌匀煮沸，倒入水淀粉调匀，制成芡汁，浇在肉卷上，装好盘即成。

制作指导
五花肉放入冰箱冻硬，再切成薄片，更透明美观。

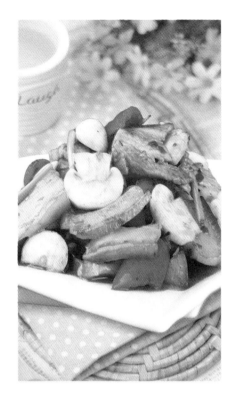

五花肉炒口蘑

⏱ 时间 10 分钟　😊 人群 女性
🔪 方法 炒　　　🤚 功效 排毒养颜

口蘑是一种很好的减肥美容食品，它所含的大量植物纤维，具有预防便秘、促进排毒的作用。

原料
五花肉 300 克，口蘑 150 克，红椒 30 克，辣椒粉、姜片、蒜、葱白各少许，盐 3 克，鸡精 1 克，蚝油、料酒、老抽、水淀粉、熟油、食用油各适量

做法
1. 红椒洗净切片；口蘑洗净切片；五花肉洗净切片。
2. 锅中加清水烧开，加盐，倒入口蘑拌匀，煮沸后捞出。
3. 热锅注油，倒入五花肉，炒 1 分钟至出油，加老抽上色，倒入辣椒粉、姜片、葱白、蒜炒香，放入红椒片，加料酒炒匀，倒入口蘑，加盐、鸡精、蚝油调味，加入水淀粉勾芡，淋入熟油拌匀，盛出装盘即可。

肉片红菜薹

⏱ 时间 15 分钟　😊 人群 儿童
🔪 方法 炒　　　🤚 功效 增强免疫

里脊肉的蛋白质和胆固醇含量较高，还富含 B 族维生素和锌等，是人们最常食用的肉类食品。常适量食用可促进幼儿智力的提高。

原料
里脊肉 150 克，红菜薹 400 克，蒜、红椒片、葱段、姜片、盐、鸡精、蚝油、小苏打、水淀粉、食用油各适量

做法
1. 红菜薹洗净，切斜段；里脊肉洗净，切片后加盐、鸡精、小苏打、水淀粉、油腌渍 10 分钟。
2. 锅中热油，入肉片，滑油片刻后捞出，锅留油，入蒜、红椒片、葱段、姜片爆香，倒入红菜薹炒至软，放入肉片，改小火，加盐、鸡精、蚝油调味翻炒至入味，淋入水淀粉勾芡汁，翻炒均匀，盛入盘中即成。

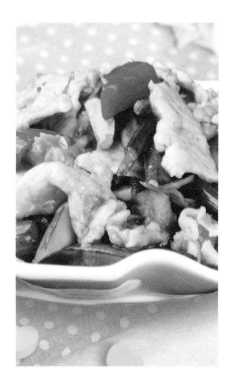

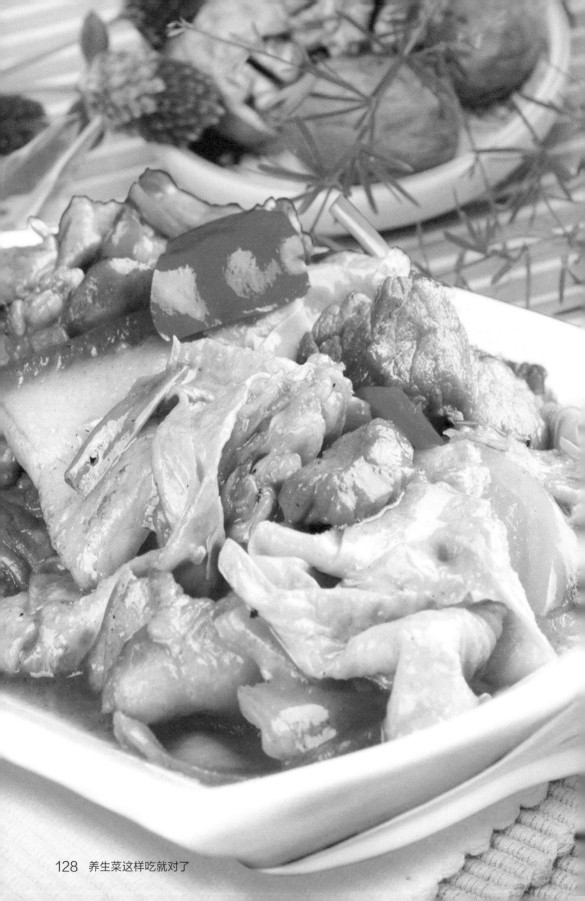

养生菜这样吃就对了

豆腐皮烧肉

豆腐皮中含有丰富的蛋白质，而且豆腐皮的蛋白属完全蛋白，含有人体必需的多种氨基酸，而且其比例也接近人体需要，营养价值较高。它含有的卵磷脂可除掉附在血管壁上的胆固醇，防止血管硬化，预防心血管疾病，保护心脏。

- ⏱ 时间 30 分钟
- 🍴 方法 烧
- 😊 人群 一般人群
- 🍲 功效 增强免疫

√ 食物相宜
五花肉 + 芋头 = 滋阴润燥
五花肉 + 冬笋 = 补肝肾

× 食物相克
五花肉 + 田螺 = 容易伤肠胃
五花肉 + 菊花 = 有损健康

原料
五花肉 500 克，豆腐皮 100 克，榨菜 60 克，姜片、蒜末、红椒片、葱段各少许，糖色、老抽、白糖、生抽、鸡精、料酒、水淀粉、香油、食用油各适量

食材处理
1. 把洗净的榨菜切片。
2. 洗净的豆腐皮切段备用。
3. 洗净的五花肉切片备用。

制作指导
用油性比较多的五花肉搭配榨菜一起做菜会有绝妙的味道。这是因为榨菜能把猪肉中独特的香味引出来，并去掉猪肉的腥臊味。

美味制作

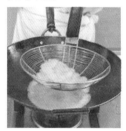

1 锅入水，倒入榨菜煮沸后捞出。

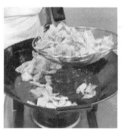

2 热锅注油，烧至四成热，倒入豆腐皮炸至酥脆后捞出。

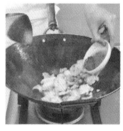

3 入水中泡软，锅留底油，放入肉片和糖色。

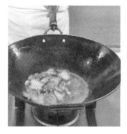

4 淋上老抽，入姜片、蒜末、红椒片，入清水煮沸。

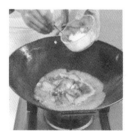

5 加白糖、生抽、鸡精、料酒调味。

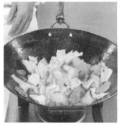

6 加盖，小火烧15分钟，入榨菜、豆腐皮和水煮透。

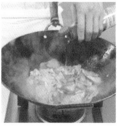

7 加水淀粉勾芡，撒葱段，淋入少许香油，炒匀。

8 盛入盘中即成。

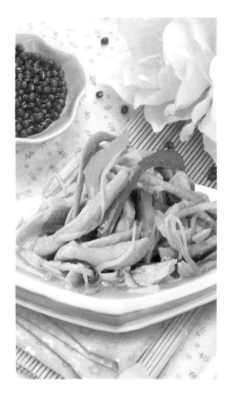

嫩姜爆腰丝

⏱ 时间 8 分钟　　😊 人群 男性
✖ 方法 炒　　🍲 功效 驱寒温胃

姜含有姜醇、姜辣素、淀粉以及芳香油等营养物质，有增强血液循环、刺激胃液分泌的作用。

原料
猪腰 200 克，嫩姜 100 克，青椒、红椒各少许，蚝油、盐、鸡精、料酒、淀粉、水淀粉、食用油各适量

做法
1. 把猪腰洗净，对半切开，切除筋膜，再切成丝，放入碗中，加料酒、盐、鸡精拌匀，再放入淀粉抓匀，腌渍至入味，放入沸水中，汆去血水，捞出沥水；青椒、红椒均洗净，切成丝；嫩姜去皮洗净，切成细丝。
2. 炒锅注油烧热，入姜丝、青椒丝、红椒丝爆香，倒入猪腰，淋入少许料酒炒匀，加入蚝油，翻炒至入味，加盐、鸡精调味，用水淀粉勾芡，翻炒均匀，出锅盛入盘中即可。

韭菜炒猪肝

⏱ 时间 8 分钟　　😊 人群 儿童
✖ 方法 炒　　🍲 功效 养肝明目

猪肝富含维生素A和铁、锌、铜等，可防治贫血、头昏、目眩、视力模糊等病症。

原料
猪肝 100 克，韭菜 80 克，干红辣椒、姜丝、盐、水淀粉、料酒、鸡精、蚝油、香油、食用油各适量

做法
1. 猪肝洗净切成片，加盐、料酒、水淀粉拌匀，腌渍片刻；韭菜洗净切成段。
2. 用油起锅，倒入猪肝略炒，倒入干红辣椒、姜丝，拌炒香，倒入韭菜，炒匀，加盐、鸡精、蚝油，炒匀调味，用水淀粉勾芡，淋入少许香油，翻炒均匀，盛出装盘即可。

制作指导
切猪肝时，要将猪肝的筋膜除去，否则不易嚼烂。

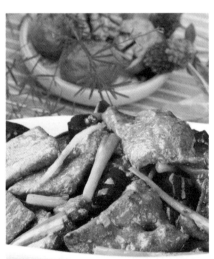
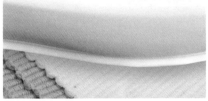

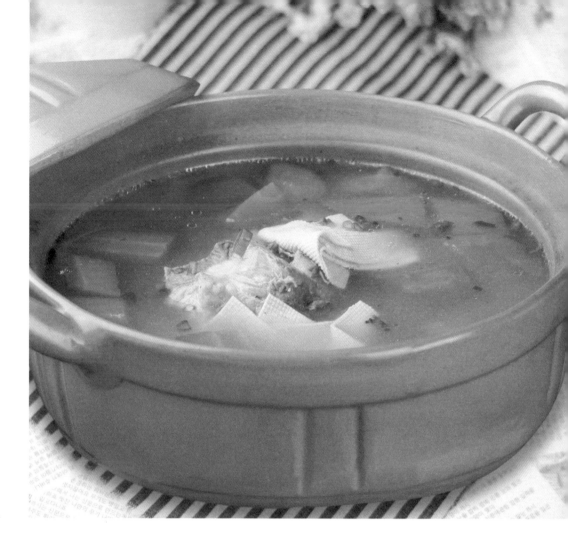

豆腐皮筒骨汤

豆腐皮营养价值较高，含有丰富的优质蛋白质，可防止血管硬化，保护心脏。此外，还含有多种矿物质，可防止因缺钙引起的骨质疏松。

⏱ 时间 90 分钟
✖ 方法 煮
☺ 人群 儿童
🍲 功效 增强免疫

原料
筒骨 450 克，豆腐皮 150 克，胡萝卜块 200 克，姜片、葱花各少许，盐 2 克，鸡精 1 克，料酒、胡椒粉各适量

做法
1. 豆腐皮洗净切片；锅中入水，放入筒骨，加盖煮沸，捞出用清水冲洗净，沥干放入盘中备用。
2. 锅中注水烧沸，入筒骨、胡萝卜块、料酒和姜片，烧开后锅中材料转至砂煲内，炖煮约 1 小时。
3. 揭开盖子，撇去浮沫，放入豆腐皮拌匀，加盖再煲约 10 分钟，揭开盖，加盐、鸡精、胡椒粉调味，再撒上葱花，关火取下砂煲即可。

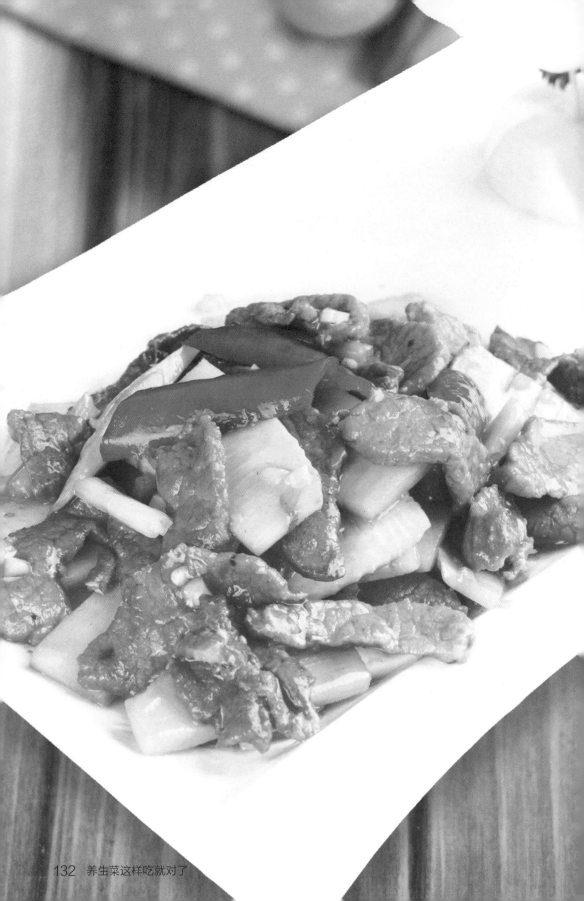

冬笋烧牛肉

牛肉富含蛋白质、脂肪、B族维生素及钙、磷、铁等营养成分，有补中益气、滋养脾胃、强健筋骨等功效，是生长发育期儿童及手术后、病后调养者的食用佳品。

- ⏱ **时间** 25分钟
- 🔪 **方法** 烧
- 😊 **人群** 一般人群
- 🍲 **功效** 益气温中

√ 食物相宜
牛肉 + 土豆 = 保护胃黏膜
牛肉 + 洋葱 = 补脾健胃
牛肉 + 鸡蛋 = 延缓衰老
牛肉 + 枸杞 = 养血补气

× 食物相克
牛肉 + 白酒 = 易导致上火

原料
牛肉300克，冬笋250克，青椒、红椒各25克，姜片、葱白、蒜末各少许，盐、鸡精、小苏打、生抽、料酒、蚝油、水淀粉、食用油各适量

食材处理
1. 冬笋去皮洗净，切片。
2. 牛肉洗净，切片。
3. 青椒洗净，切片。
4. 红椒洗净，切片。
5. 牛肉加小苏打、生抽、盐、鸡精、水淀粉、油腌渍10分钟

制作指导
牛肉块切得适当大一些，可以减少肉中芳香物质的溶解，烹饪出来的牛肉味道鲜美，细嫩爽口。

美味制作

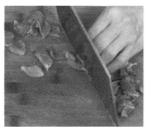

1 将冬笋洗净，去皮切片，牛肉洗净切片。

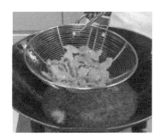

2 热锅注油，入牛肉，滑油1分钟至熟捞出。

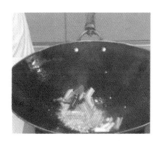

3 锅留底油，倒入姜片、蒜末、葱白爆香。

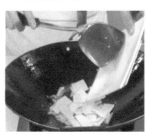

4 放入青椒片、红椒片、笋片。

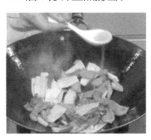

5 入牛肉片、料酒、蚝油、鸡精、盐炒入味。

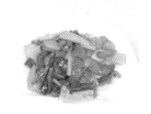

6 装盘即成。

小贴士
牛肉的纤维组织较粗，结缔组织较多，应横切，将长纤维切断。不能顺着纤维组织切，否则不仅没法入味，还嚼不烂。

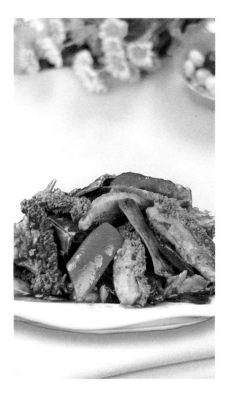

小炒牛肚

🕐 时间 8分钟　😊 人群 男性
🍳 方法 炒　　　 🖐 功效 强筋壮骨

牛肚富含蛋白质、脂肪、钙、磷、铁等营养素，具有补益脾胃、补气养血、益精填髓等功效，尤其适宜气血不足、营养不良、脾胃虚弱者食用。

原料
熟牛肚200克，蒜苗50克，红椒、干红辣椒、姜片、蒜末、盐、鸡精、料酒、水淀粉、辣椒酱、辣椒油、食用油各适量

做法
1. 蒜苗洗净切段；红椒洗净切片；牛肚切片备用。
2. 热锅注油，入蒜末、姜片和干红辣椒爆香，入牛肚、料酒炒香，入红椒、蒜苗炒匀，加入辣椒酱、辣椒油、盐、鸡精调味，再加入少许水淀粉勾芡，锅中翻炒片刻至入味，出锅装入盘中即成。

油拌香菇柄

🕐 时间 8分钟　😊 人群 老年人
🍳 方法 拌　　　 🖐 功效 防癌抗癌，增强免疫

香菇柄不仅含有丰富的营养，而且大部分营养成分含量还高于全菇，香菇柄中维生素 B_1、维生素 B_2、维生素 C 的含量也颇为丰富。

原料
香菇柄200克，盐3克，辣椒油适量

做法
1. 将香菇柄洗净，切去头尾。
2. 锅置火上，加水烧沸，放入香菇柄焯熟，捞起，盛于碗中。
3. 接着调入盐，拌匀，再倒入辣椒油，充分搅匀后即可食用。

制作指导
香菇柄清洗的时候要在水中不停地搅拌，一是可以让其吸收水分，二是可以有效地去除杂质。

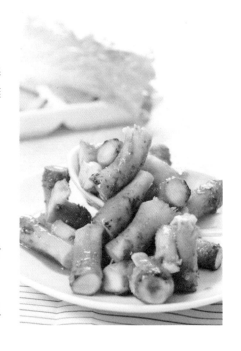

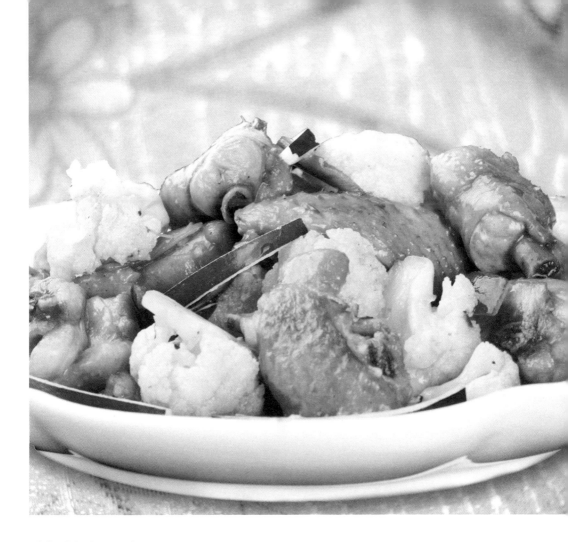

花菜焖鸡翅

鸡翅富含脂肪、铜、蛋白质等营养物质，可以提高免疫力，降低血压，有利于儿童的
生长发育。

- 时间 15分钟
- 方法 焖
- 人群 一般人群
- 功效 增强免疫

原料
花菜200克，鸡翅300克，洋葱片、姜片、蒜蓉、蚝油、
淀粉、生抽、高汤、盐、鸡精、白糖、料酒、水淀粉、
食用油各适量

做法
1. 花菜洗净切瓣，焯熟备用；鸡翅洗净斩块，加盐、鸡精、料酒、生抽、淀粉拌匀；热锅注油，烧至四成热，倒入鸡块，炸约2分钟至金黄色捞出。
2. 锅留油，加姜片、蒜蓉爆香，倒入鸡块、料酒炒熟，加蚝油、高汤、盐、鸡精、白糖、花菜，加盖焖至熟，放入洋葱片炒匀，用水淀粉勾芡，淋热油拌匀盛出即可。

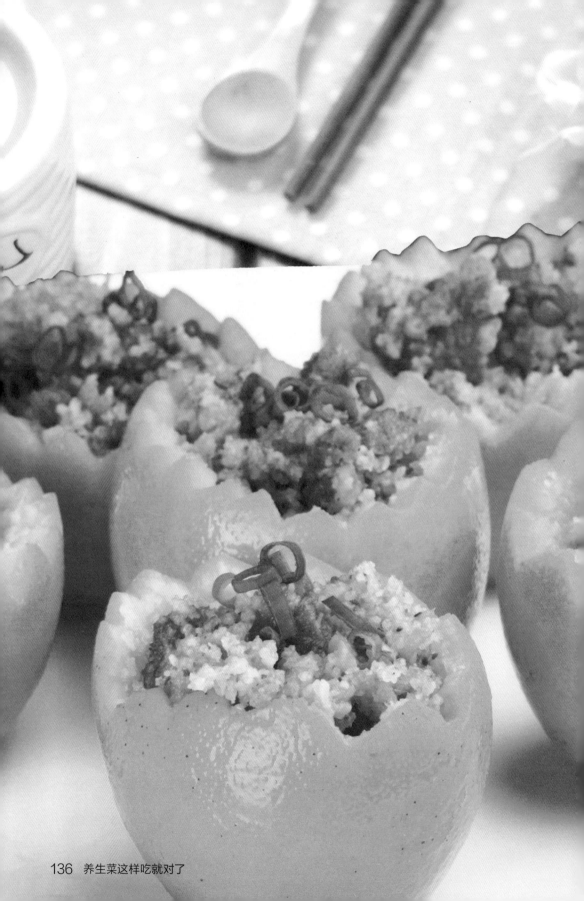

橙香羊肉

羊肉含有丰富的蛋白质、脂肪、B 族维生素及钙、磷、铁、钾、碘等矿物质，营养全面。羊肉入脾、肾经，为益气补虚、温中暖下之品，对虚劳羸瘦、腰膝酸软、产后虚寒腹痛、寒疝等皆有较显著的温补功效。

- ⏱ 时间　30 分钟
- 🍴 方法　蒸
- 😊 人群　一般人群
- 📷 功效　滋补虚损

√ 食物相宜
羊肉 + 生姜 = 食疗腹痛
羊肉 + 香菜 = 增强免疫
羊肉 + 香椿 = 食疗风湿性关节炎
羊肉 + 鸡蛋 = 延缓衰老

× 食物相克
羊肉 + 竹笋 = 会引起腹痛、中毒
羊肉 + 荞麦 = 功能相反，不宜同食

原料
羊肉 500 克，蒸肉粉 50 克，橙子盏 6 个，姜末、葱花各少许，盐、鸡精、老抽、料酒各适量

食材处理
1. 把洗净的羊肉切片，切丝。
2. 锅中加清水烧开，将橙子盏放入锅中拌匀。
3. 煮沸后捞出。
4. 羊肉加盐、鸡精、老抽、料酒拌匀。
5. 再加入姜末拌匀。
6. 放入蒸肉粉拌匀。

制作指导
用料酒等调料腌渍羊肉，可减轻羊肉的膻味。应把握好蒸制时间，以免羊肉过熟或是不熟。

美味制作

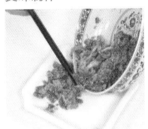

1 将拌好的羊肉倒入盘中，铺平。

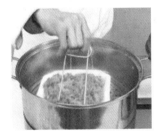

2 转至蒸锅。

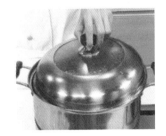

3 加盖，以中火蒸 20 分钟至熟。

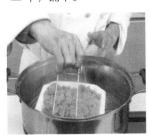

4 揭开锅盖，取出蒸好的羊肉。

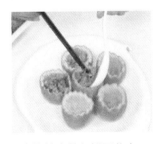

5 将羊肉装入橙子盏中。

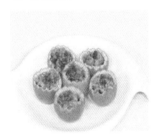

6 撒上葱花即可。

小贴士
羊肉中有很多膜，切丝之前应先将其剔除，否则炒熟后肉膜硬，难以下咽。

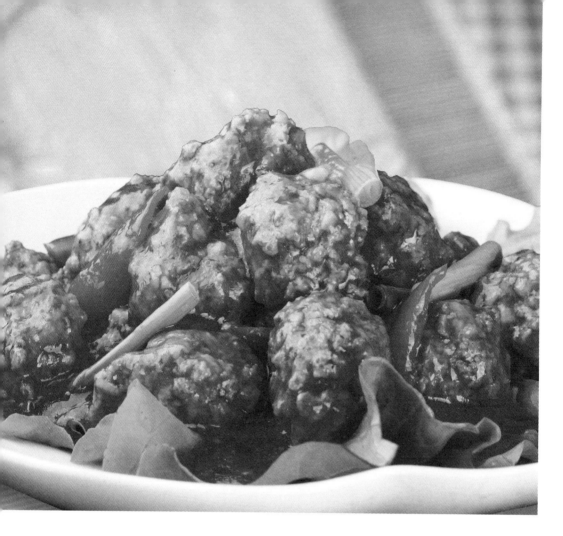

酸甜羊肉丸子

羊肉富含多种营养物质，可促进血液循环，增强御寒能力，有补虚、温中暖下之功效。

⏱ 时间 15分钟
🍴 方法 煮
😊 人群 一般人群
🖐 功效 固阳补肾

原料

羊肉末250克，马蹄肉末50克，鸡蛋1个，羊肉汤、蒜末、青椒片、红椒片、葱段、番茄汁、白糖、盐、淀粉、鸡精、水淀粉和食用油各适量

做法

1. 羊肉末加入适量盐、鸡精拌匀，打入蛋清，搅拌至起浆，加入马蹄肉末、淀粉拌匀，再打至上劲。

2. 锅中注入羊肉汤烧开，将肉末捏成肉丸子，下入烧开的汤中煮3分钟至熟，用漏勺捞出，放入盘中备用。

3. 用油起锅，加蒜末、青椒片、红椒片、葱段煸香，加入番茄汁、少许水，加白糖和少许盐调匀，加水淀粉勾芡，倒入羊肉丸拌匀，盛入盘中即可。

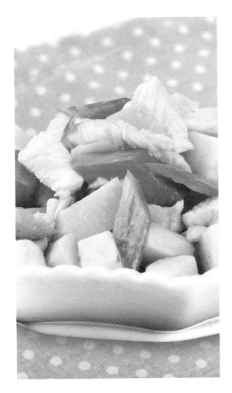

冬笋鸡丁

⏱ 时间 15 分钟　　😊 人群 女性
✖ 方法 炒　　　　🍲 功效 养颜护肤

鸡胸肉中含有较多的 B 族维生素，具有缓解疲劳、保护皮肤的作用。

原料
胡萝卜、冬笋各 100 克，鸡胸肉、青椒、姜片、蒜末、盐、鸡精、料酒、白糖、水淀粉、食用油各适量

做法
1. 冬笋洗净切丁，胡萝卜去皮，洗净切丁，青椒洗净切片；鸡胸肉洗净切条块，再切成细丁，加盐、鸡精、水淀粉、食用油，腌渍 10 分钟。
2. 锅中入清水，加盐烧开，入冬笋、胡萝卜煮 2 分钟，捞出放入盘中。
3. 热锅注油烧至四成热，入鸡肉，滑油约 1 分钟，捞出放入盘中，锅底留油，放姜、蒜爆香，入冬笋、胡萝卜、青椒炒匀，倒入鸡丁，入料酒、盐、白糖炒入味，再加入水淀粉勾芡，盛入盘中即可。

玉竹党参炖乳鸽

⏱ 时间 130 分钟　　😊 人群 一般人群
✖ 方法 炖　　　　🍲 功效 滋补益气

乳鸽富含粗蛋白质和少量矿物质等营养成分，对病后体弱、头晕神疲、记忆力衰退有很好的补益食疗作用。

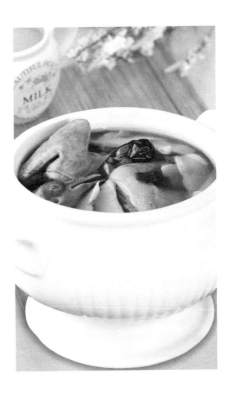

原料
鸽肉 120 克，玉竹 8 克，党参 6 克，红枣 5 克，枸杞 3 克，生姜 8 克，盐、料酒、高汤各适量

做法
1. 乳鸽洗净，斩块；各药材用清水洗净。
2. 锅中入清水烧开，入乳鸽汆约 2 分钟至断生，用漏勺捞出。
3. 鸽肉、玉竹、党参、红枣、生姜放入汤盅，锅中烧开高汤，加盐、料酒拌匀，将高汤舀入汤盅，加上盖子，转至蒸锅，小火蒸 2 小时，蒸煮至熟透后取出，撒入枸杞，装好盘即成。

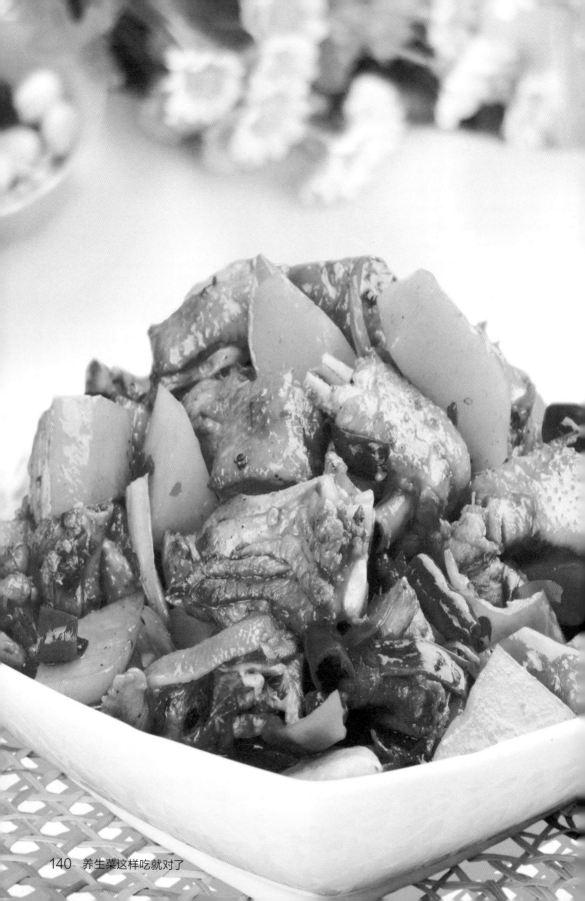

养生菜这样吃就对了

大盘鸡

土豆含有蛋白质、维生素、矿物质、胡萝卜素以及多种氨基酸等营养成分。其所含的维生素C，可预防癌症和心脏病，并能增强免疫力。鸡肉的营养也相当丰富，其所含的氨基酸的组成与人体需要的十分接近，常食用鸡肉可增强免疫力、强壮身体。

⏱ 时间 30分钟

✖ 方法 焖

☺ 人群 男性

▣ 功效 增强免疫力

√ 食物相宜

土豆 + 辣椒 = 健脾开胃

土豆 + 醋 = 醋可清除土豆中的龙葵素

土豆 + 豆角 = 调理肠胃、防治肠胃炎

土豆 + 蜂蜜 = 可缓解胃部疼痛

× 食物相克

土豆 + 柿子 = 易形成胃结石

土豆 + 香蕉 = 易使人发胖

原料

光鸡750克，土豆300克，生姜15克，青椒30克，干红辣椒7克，桂皮、八角、花椒、葱、大蒜各少许，盐、蚝油、糖色、啤酒、食用油各适量

食材处理

1. 青椒洗净切片。
2. 土豆去皮洗净，切块。
3. 光鸡洗净斩块。
4. 生姜去皮洗净，切片。
5. 葱洗净切段；大蒜去皮洗净拍扁切末。

制作指导

土豆去皮后，如果不马上烧煮，需用清水浸泡，以免发黑，但不能浸泡太久，以防营养成分流失。

美味制作

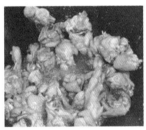

1 用油起锅，入鸡块炒至断生，入糖色炒匀。

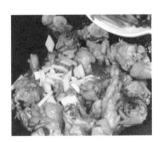

2 入姜、葱段、蒜末、干红辣椒、花椒、桂皮、八角。

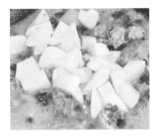

3 倒入适量啤酒和土豆块拌匀。

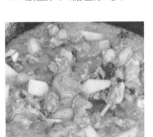

4 加盖焖至鸡肉和土豆熟透，加盐、蚝油。

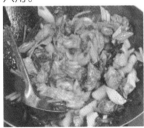

5 大火收汁，放入青椒片炒熟，撒入葱段拌匀。

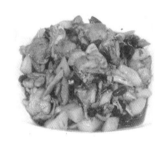

6 盛出装盘即可。

小贴士

放入青椒后翻炒几下即可，青椒炒得过老影响口感。

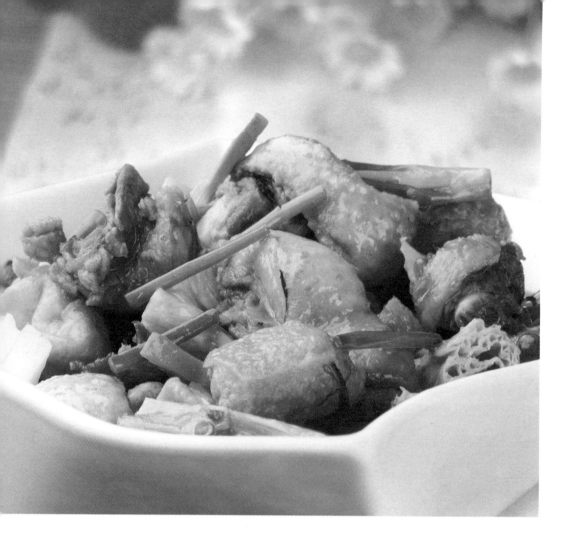

御府鸭块

鸭肉所含的 B 族维生素和维生素 E 较其他肉类多，能有效预防脚气和多种炎症。

- ⏱ **时间** 30 分钟
- ❌ **方法** 炒
- 😊 **人群** 上班族、熬夜族
- 💻 **功效** 增强免疫

原料

净鸭肉 400 克，水发腐竹、水发香菇各 100 克，油豆腐、冬笋各 150 克，姜片、葱段、蒜片、火腿、生菜叶、胡萝卜片、料酒、豆瓣酱、盐、生抽、食用油、鸡精各适量

做法

1. 腐竹洗净切段；香菇洗净切片；油豆腐洗净，切开；火腿切片；冬笋洗净切片；鸭肉斩块，装入盘中；以上均汆烫后捞出装盘备用；生菜叶洗净。
2. 炒锅注油烧热，放入姜片、葱段、蒜片炒香，倒入鸭块翻炒片刻，再放入料酒、豆瓣酱、生抽、油豆腐、冬笋片、腐竹、火腿、香菇、胡萝卜片翻炒 2 分钟，加水，调入盐、鸡精，入生菜炒匀，出锅装盘即成。

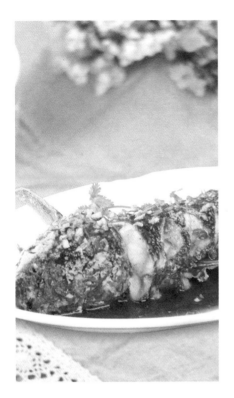

西湖醋鱼

⏱ 时间 13 分钟　　😊 人群 女性
✖ 方法 炸　　　　🍲 功效 抗衰养颜

草鱼含有丰富的不饱和脂肪酸和硒元素，经常食用有抗衰老、养颜的功效。

原料
草鱼1条，青椒末、红椒末各10克，蒜末、姜末、葱花、盐、陈醋、白糖、水淀粉、食用油、淀粉各适量

做法
1. 草鱼洗净，鱼头切下，鱼身剖上花刀，加盐拌匀，撒入淀粉裹匀。
2. 倒半锅油，烧至六成热，放入鱼头，用锅勺不停浇油，炸约2分钟至熟捞出，放入鱼身炸至熟，捞出后与鱼头一起装盘备用。
3. 锅留底油，倒入少许清水，倒入陈醋，加入白糖调匀煮沸，放入青椒末、红椒末及蒜末、姜末，加盐、水淀粉拌匀调成芡汁，将芡汁浇在鱼肉上，撒入葱花即成。

松鼠鳜鱼

⏱ 时间 10 分钟　　😊 人群 老年人
✖ 方法 炸　　　　🍲 功效 增强免疫

鳜鱼富含多种营养素，适宜体质衰弱、营养不良之人食用。

原料
鳜鱼550克，豌豆15克，松仁5克，姜片10克，葱段7克，料酒、盐、番茄酱、白醋、白糖、淀粉、吉士粉、水淀粉、食用油各适量

做法
1. 鳜鱼宰杀洗净，切下鱼头，剔去脊骨、腩，切上麦穗花刀，加盐、料酒、姜片、葱段腌渍3分钟，裹淀粉、吉士粉。
2. 锅中加清水，入盐、油煮沸，入豌豆焯熟捞出；另起油锅放入鱼头略炸，将鱼尾、鱼身放入热油锅，炸约2分钟呈金黄色，捞出装盘。
3. 锅底留油，入番茄酱、白醋、白糖、水淀粉搅匀，将稠汁淋在鳜鱼上，撒入松仁即成。

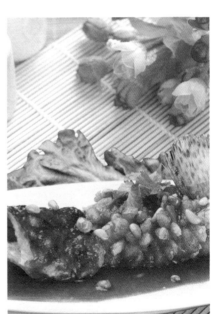
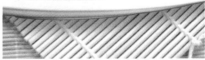

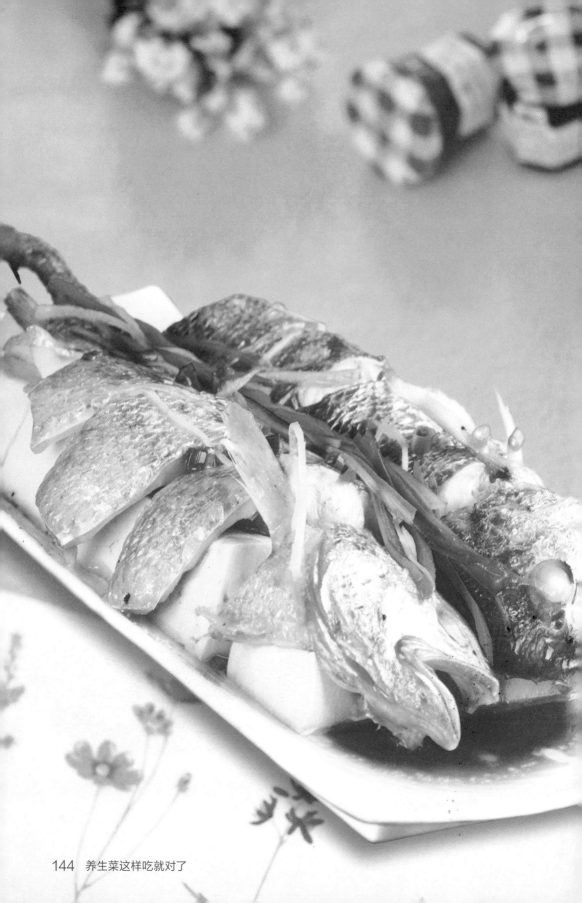

豆腐蒸黄鱼

黄鱼含有丰富的蛋白质、微量元素和维生素，对人体有很好的补益作用，对体质虚弱者和中老年人来说，食用黄鱼会获得很好的食疗效果。黄鱼含有的微量元素硒，能清除人体代谢产生的自由基，延缓衰老，并对多种癌症有防治功效。

- ⏱ 时间 15 分钟
- ✖ 方法 蒸
- 😊 人群 老年人
- 🍳 功效 防癌抗癌

√ 食物相宜

黄鱼 + 莼菜 = 增强免疫力
黄鱼 + 乌梅 = 对大肠癌有食疗功效
黄鱼 + 竹笋 = 口感好且营养丰富
黄鱼 + 荠菜 = 强健身体

✕ 食物相克

黄鱼 + 荞麦 = 易引起消化不良

原料

豆腐 500 克，黄鱼 400 克，红椒丝、青椒丝、姜丝各 10 克，葱花少许，盐、鸡精、蒸鱼豉油各适量

食材处理

1. 洗净的豆腐切成长方块。
2. 摆放在盘中，撒上一层盐，备用。
3. 收拾干净黄鱼对半切开。
4. 再切成块。
5. 鱼块加盐、鸡精拌匀，腌渍入味。

制作指导

黄鱼切块后，再用刀轻轻地划上"一"字花刀，会腌渍得更入味。

美味制作

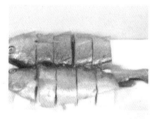

1 将腌好的黄鱼放在豆腐块上。

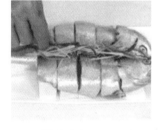

2 再撒上青椒丝、红椒丝和姜丝。

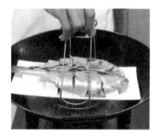

3 把盘放入锅中，隔水。

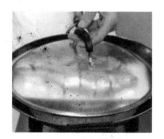

4 中火蒸约 8 分钟至熟。

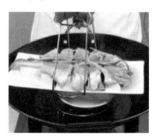

5 将蒸熟的豆腐黄鱼取出。

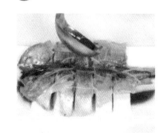

6 撒上葱花，淋上少许蒸鱼豉油，即成。

小贴士

豆腐久放后很容易变黏，影响口感。把豆腐放在盐水中煮开，放凉后连水一起放在保鲜盒里再放进冰箱，则至少可以存放一个星期不变质。

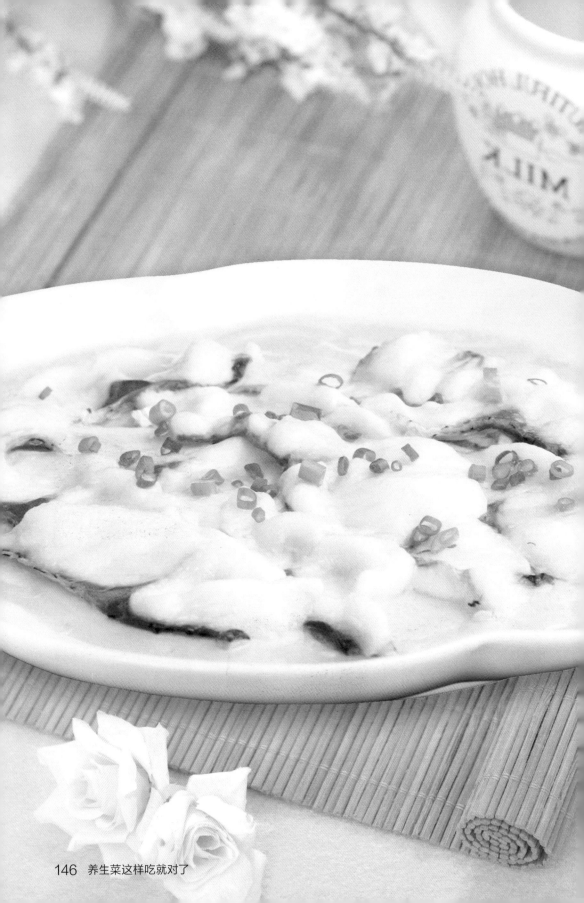

养生菜这样吃就对了

蛋黄鱼片

草鱼含有丰富的不饱和脂肪酸，对血液循环有利，是心血管病人的良好食物。草鱼还含有丰富的硒元素，经常食用有抗衰老、养颜的功效，而且对肿瘤也有一定的预防作用。身体瘦弱、食欲不振的人可经常食用草鱼。

🕐 时间 20 分钟
❌ 方法 蒸
😊 人群 一般人群
🍲 功效 延缓衰老

√ 食物相宜
草鱼 + 莼菜 = 健脾和胃、利水消肿
草鱼 + 豆腐 = 增强免疫力
草鱼 + 冬瓜 = 祛风、清热、平肝

✗ 食物相克
草鱼 + 甘草 = 易引起中毒
草鱼 + 番茄 = 降低营养价值

原料
草鱼 300 克，鸡蛋 3 个，葱花少许，盐、水淀粉、食用油、胡椒粉、鸡精各适量

食材处理
1. 将处理好的草鱼切片。
2. 鱼片加盐、鸡精拌匀。
3. 加入水淀粉、食用油，拌匀，腌渍 10 分钟。

制作指导
蒸草鱼时，一定要先将蒸锅里面的水烧开，然后再下锅蒸。因为鱼突然遇到温度比较高的蒸汽时，其外部的组织就会凝固，而内部的鲜汁又不容易外流，这样蒸出来的鱼味鲜美、富有光泽。

美味制作

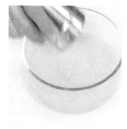

1 将鸡蛋打入碗内，去蛋清，留蛋黄，放入盐、鸡精。

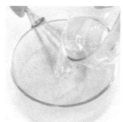

2 加入少许温水，加胡椒粉，淋入熟油拌匀。

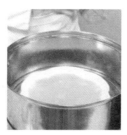

3 将蛋液盛入盘中，放入蒸锅。

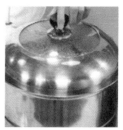

4 加盖，小火蒸约 5 分钟。

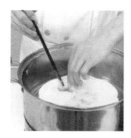

5 揭盖，将鱼片铺在蛋羹上。

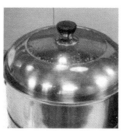

6 加盖，蒸 1 分钟。

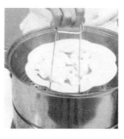

7 揭开锅盖，取出蒸好的蛋黄鱼片。

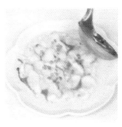

8 撒上葱花，浇上熟油即成。

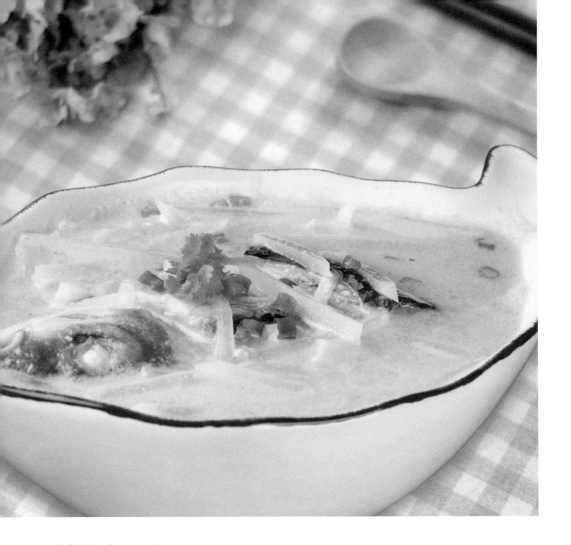

萝卜鱼骨汤

鱼骨里含有丰富的微量元素，可以防止骨质疏松，对处于生长期的青少年和骨骼开始老化的中老年人都非常有益。

- ⏱ 时间 15 分钟
- ✗ 方法 煮
- ☺ 人群 中老年人
- 🍲 功效 延缓衰老

原料
白萝卜 500 克，鱼骨 250 克，姜片 10 克，葱花适量，盐、鸡精各适量，料酒 10 毫升，食用油适量

做法
1. 白萝卜洗净刮去薄皮，切丝；鱼骨洗净斩成小件。
2. 热锅注油，放入姜片，再下入鱼骨略煎，加料酒和适量清水，煮至奶白色，加盐、鸡精略煮，去除浮沫，倒入切好的萝卜丝，煮约 2 分钟至熟透，撒入葱花，盛入盘中即可。

制作指导
鱼骨汤中可加入白醋调味。

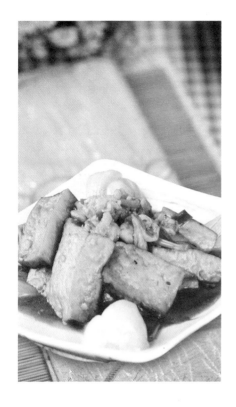

虾仁豆腐

⏱ 时间 8 分钟　　😊 人群 一般人群
🍳 方法 煮　　　　✋ 功效 补中益气

虾富含蛋白质、钾、碘、镁、磷等，肉质松软，
易消化，适宜身体虚弱、病后调养的人食用。

原料
豆腐250克，虾仁100克，上海青、葱段、姜片、蒜末、
蚝油、老抽、盐、鸡精、水淀粉、食用油各适量

做法
1. 虾仁洗净，加盐、鸡精、料酒、少许水淀粉抓匀，
   腌渍；上海青洗净对切，去叶留梗；豆腐切条块。
2. 锅中注水烧热，放入上海青焯熟盛盘；倒入虾仁，
   汆烫片刻捞起；起锅热油，烧至六成热，入豆腐
   块，炸至金黄色，捞出沥油。
3. 锅热油，入蒜末、姜片、葱白炒香，倒入虾仁炒匀，
   倒入适量清水，煮开后加入蚝油、老抽、盐炒匀，
   再倒入豆腐块炒匀，加水淀粉勾芡，倒入葱叶炒
   匀，盛入装有上海青的盘即成。

清蒸大闸蟹

⏱ 时间 10 分钟　　😊 人群 一般人群
🍳 方法 蒸　　　　✋ 功效 清热解毒

大闸蟹味道鲜美，营养丰富，对身体有很好的
滋补作用。

原料
大闸蟹1只，葱10克，生姜15克，红醋少许

做法
1. 葱洗净，切丝；小部分生姜去皮，洗净切丝，剩
   余生姜、葱丝放盘底，放入洗净的大闸蟹。
2. 大闸蟹移至蒸锅，加盖用大火蒸7分钟，蒸熟后
   揭开锅盖，取出，挑去生姜、葱丝，姜丝加红醋
   制成蘸料，佐以蘸料即可。

制作指导
蒸大闸蟹前，不要急于将绳子剪掉，以免蟹脚断落，
影响美观。其次，用生姜和葱丝垫于盘底有助于去
除大闸蟹的腥味，还可使大闸蟹均匀受热。

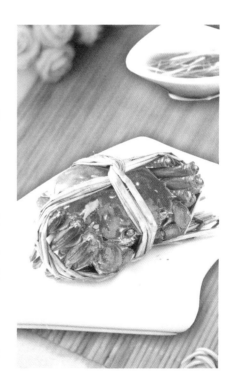

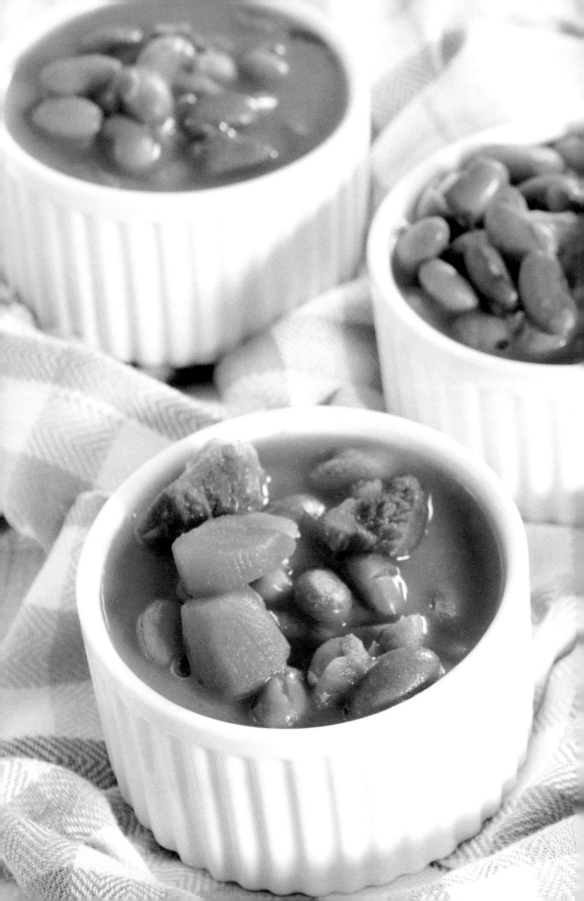

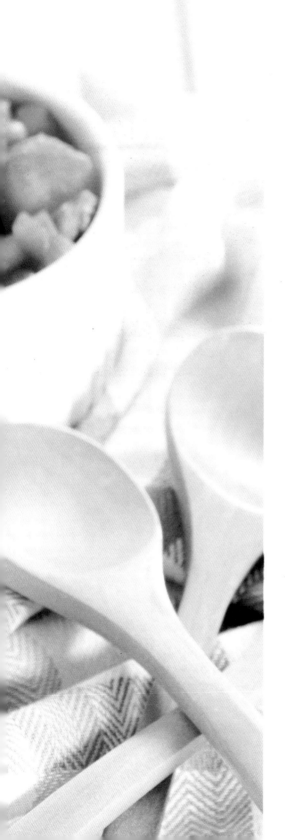

第五章

防癌抗癌
养生菜谱

很多人一提起癌症都会为之色变。癌症的确离我们并不遥远，但也并不是无药可救，至少在饮食方面可以做到防患未然。除了科学合理的生活作息外，饮食上应多吃新鲜蔬菜，吃饭不要过饱，不食过咸食物，控制肉类食物摄入量，控制体重，这样可以减少癌症的发病概率。

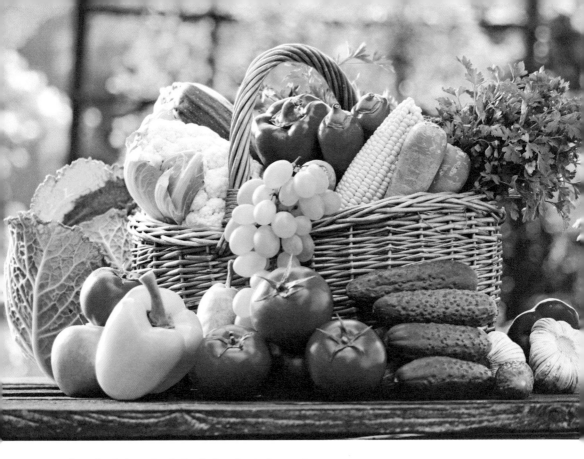

防癌抗癌的养生法则

癌症，这一人类尚未完全攻克的疾病，使我们常常谈之色变。事实上，与其"恐癌"，远不如"控癌"，只有采取科学的、健康的生活方式来预防癌症，做到癌症早发现、早诊断、早治疗，才能远离癌症，战胜癌症。

（1）饮食上要做到不吃发霉的粮食及其制品。花生、大豆、米、面粉、植物油等发霉后，会产生黄曲霉毒素，这是一种强烈的致癌（特别是肝癌和胃癌）物质。少吃或不吃熏制或腌制的食物，如熏肉、咸肉、咸鱼、腌酸菜、腌咸菜等，这些食物中含有一种可能导致胃癌和食管癌的化学物质；也不吃被农药污染的蔬菜、水果和其他东西。饮用新鲜、清洁的水，不喝过烫的水，不吃过热、过硬、烧焦或太咸食物。吃饭不要过饱，控制肉类食物摄入量，控制体重。可以多吃新鲜蔬菜，多喝蔬菜汁。萝卜中的糖蛋白具有抑制癌细胞快速分裂的作用，对食管癌、胃癌、鼻咽癌和宫颈癌的癌细胞，均有明显的抑制作用。但由于这种活性成分不耐热，如果经过烹调，在加热过程中则会破坏，所以生吃萝卜对防癌有益。

（2）日常生活中要注意不接触或少接触大烟囱里冒出的黑烟，被它污染的空气里含有少量的致癌物质；不能用洗衣粉擦洗餐具、茶具或食物；不要用有毒的塑料制品（聚氯乙烯）包装食物；不要过度晒太阳。阳光中的紫外线可导致皮肤癌，并可能降低人体的免疫力。

（3）生活习惯上做到不吸烟。香烟中的焦油等物质是导致肺癌和胰腺癌的致癌因素。研究表明，不良生活习惯占致癌因素的

35%，吸烟占 30%，两者加起来占 65%。烟对胎儿非常有害，孕妇抽烟，孩子以后罹患癌症的概率将增大。因此，要重视以上环节的防范，让绝大多数人远离癌症。不论对哪一个年龄层的人而言，抽烟都是极度危险的，而且有可能会导致癌症。不酗酒，特别是不饮烈酒。浓度高的酒精会刺激口腔、食管壁和胃壁的上皮细胞并引发癌变。同时吸烟与喝酒会增加致癌的概率。

（4）饮食制作中炒菜或油炸食品时，因油锅太热产生许多油烟对人体有害，所以炒菜油温不能太高，不能让油锅冒油烟，尽量少用煎、炒、油炸、熏烤的烹调方法。提倡多用蒸、煮、凉拌、水汆等烹调方法。

（5）特别注意的是装潢中不要用放射性的岩石和矿砂作为建筑材料，不用含有苯、四氯化碳、甲醛、二氯甲烷等致癌物质的建筑材料。在空气流通的情况下进行室内装修。装修完后，要把室内的油漆味、胶水味经开窗排放出去，待通风 30 天左右后才能安全住人。此外，不论住室是否装有空调设备，都一定要保持通风。封闭式环境的空气污染相当严重，通风的房子则对人体健康有益。

（6）要定期检查身体。特别是有子宫糜烂的女性，定期检查并及时治疗，可防止癌变。

（7）在厂矿、车间工作的人员下班后，首先应洗手或洗澡，不要把工作服带回家中。添新衣也应注意是否有甲醛之类的污染物。购买织物服装后，先用清水洗涤后再穿最好。

（8）勿憋尿。研究发现，膀胱癌的发生与一个人的饮水、排尿习惯有关。据资料表明，每日排尿 5 次的人比排尿 6 次以上者容易患膀胱癌。这主要是因为饮水少、长时间憋尿，易使尿液浓缩，尿在膀胱内滞留的时间较长，尿中化学物质刺激黏膜上皮细胞，从而导致癌症的发生。多饮水，勤排尿可起到"冲洗"膀胱、排除有害的化学物质的作用。

（9）多运动。生命在于运动，这句话强调的是运动对于健康有重要意义。运动对于危害生命的大敌——癌症，有明显的预防效果。尤其是有氧运动，还能提高身体免疫力。研究表明，空气负离子可明显提高机体免疫功能，活化网状内皮系统，改善机体反应性，增强机体抗病能力，这都是自愈力的重要部分。而自愈力是人体具有以免疫系统、神经系统和内分泌系统为主的人体自愈系统，人类就是靠这种自愈力，才得以在千变万化的大自然中得以生存和繁衍。

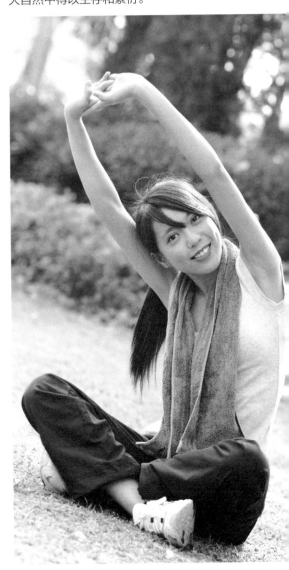

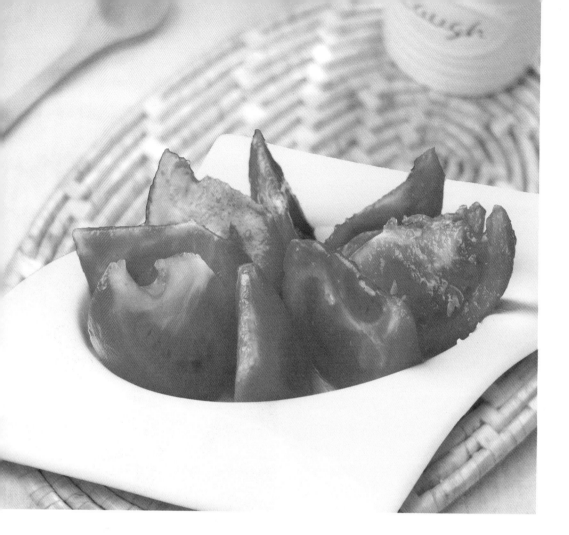

凉拌番茄

番茄富含有机碱、番茄碱、维生素及钙、磷、铁等物质，具有止血降压、利尿、健胃消食、生津止渴、清热解毒、凉血平肝的功效。可以预防宫颈癌、膀胱癌和胰腺癌等疾病。

- ⏱ **时间** 6 分钟
- ✂ **方法** 拌
- ☺ **人群** 一般人群
- 🖐 **功效** 防癌抗癌

原料
番茄 100 克，白糖 20 克

做法
1. 锅中加水烧开，放入番茄，烫约半分钟，捞出，装入碗中，稍放凉，剥去皮，切成小块。
2. 番茄加入白糖，拌匀，使白糖溶化，将拌好的番茄夹入另一盘中，再撒上少许白糖即可。

制作指导
番茄放入开水里焯一下，皮就很容易被剥掉，但烫洗时间不可太长，否则影响番茄的外观以及口感。

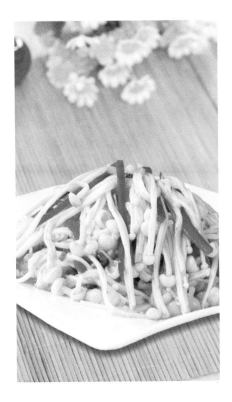

凉拌金针菇

⏱ 时间 6 分钟　　😊 人群 一般人群
❌ 方法 拌　　　　✋ 功效 防癌抗癌

金针菇氨基酸的含量非常丰富,高于一般菇类。金针菇中还含有一种叫朴菇素的物质,能增强机体对癌细胞的抗御能力。

原料
金针菇350克,红椒15克,蒜末、葱花各少许,盐3克,白糖3克,辣椒油、香油各适量

做法
1. 金针菇洗净,去老茎,焯烫至熟,装碗备用;红椒去籽洗净,切成丝。
2. 碗中放入备好的红椒丝、蒜末,加入辣椒油、盐,再加入白糖、香油拌匀,倒入备好的葱花,用筷子搅拌均匀,将拌好的金针菇盛出装盘即可。

制作指导
煮金针菇的时间不可太久,以免影响口感和外观。

凉拌苤蓝

⏱ 时间 8 分钟　　😊 人群 胃肠病患者
❌ 方法 拌　　　　✋ 功效 健肠利胃

苤蓝的维生素 C 含量很高,能促进胃及十二指肠溃疡的愈合。还含有大量水分和膳食纤维,有宽肠通便的作用,可增强胃肠消化功能。

原料
苤蓝丝 400 克,蒜末、芹菜末、青椒丝、红椒丝、盐、鸡精、陈醋、食用油、辣椒油、香油各适量

做法
1. 锅加水烧开,加盐、油拌匀,倒入苤蓝丝搅匀,煮约 5 分钟至熟后捞出沥干水分,装入碗中。
2. 加入蒜末、芹菜末、青椒丝、红椒丝、盐、鸡精,再淋入陈醋、辣椒油,用筷子充分拌匀,淋入少许香油,装入盘中即可。

制作指导
焯煮苤蓝的时间不要太长,否则会影响其爽脆度。

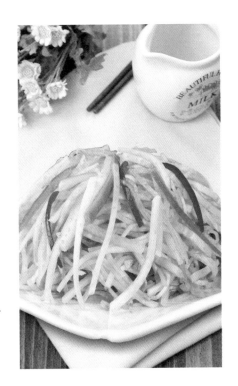

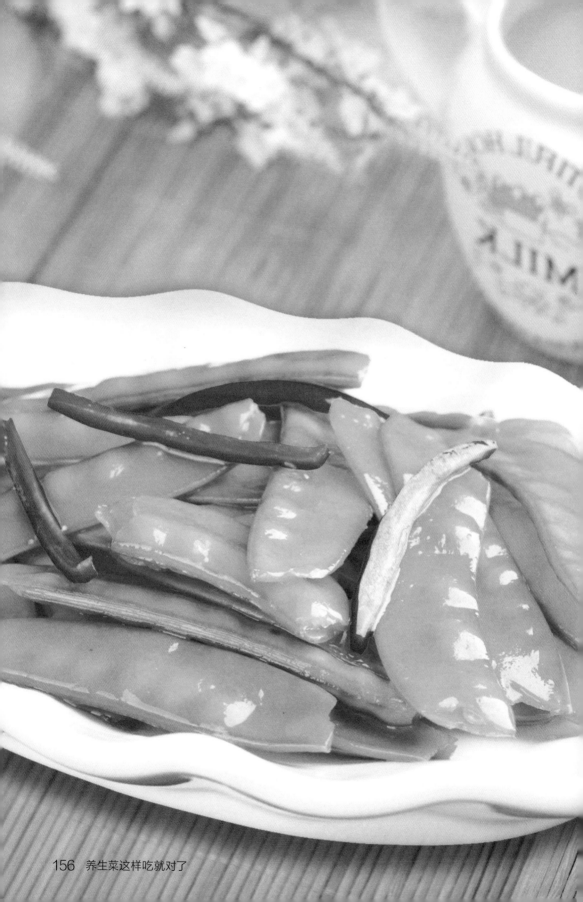

养生菜这样吃就对了

拌荷兰豆

荷兰豆营养价值很高，富含碳水化合物、胡萝卜素、维生素 A、B 族维生素、维生素 C、氨基酸，其所含的热量比其他豆类低，是一种美容瘦身的好食材，还具有和中益气、利小便、解疮毒、通乳及消肿的功效。

- ⏱ **时间** 10 分钟
- ✖ **方法** 拌
- ☺ **人群** 女性
- 📋 **功效** 养颜瘦身

√ 食物相宜
荷兰豆 + 蘑菇 = 开胃消食
荷兰豆 + 红糖 = 健脾、通乳、利水

× 食物相克
荷兰豆 + 菠菜 = 影响钙的吸收

原料
荷兰豆 200 克，红椒 20 克，盐 3 克，鸡精 2 克，食用油、香油各适量

食材处理
1. 红椒切开，去籽，切成丝。
2. 锅加水烧开，加油，倒入洗净的荷兰豆。
3. 煮约 6 分钟至熟后捞出沥干。

制作指导
焯煮荷兰豆的时间不可太长，以免影响荷兰豆的脆嫩口感。

美味制作

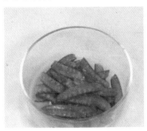

1 将煮好的荷兰豆盛入碗中备用。

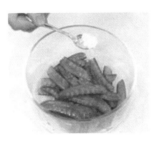

2 加盐、鸡精、香油搅拌均匀。

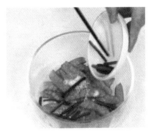

3 再倒入红椒丝。

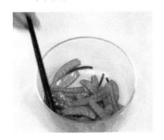

4 用筷子搅拌均匀。

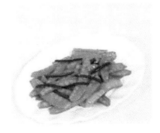

5 拌好的材料装盘即可。

小贴士
1. 荷兰豆捞出后，放入凉水中可避免变黄，同时有利于快炒时各种材料同时快熟，保持脆嫩清爽口感。
2. 要选用新鲜、翠绿的荷兰豆，不宜选用过老的荷兰豆。
3. 荷兰豆烹饪前要去除头尾，并把老筋去除，保证成品的口感。

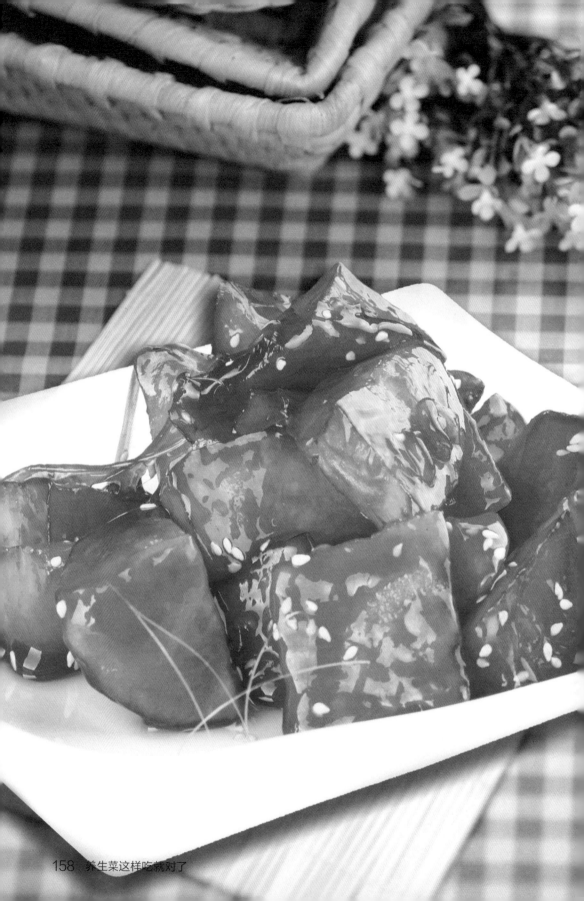

拔丝红薯

红薯含大量黏液蛋白、糖、维生素 A 和维生素 C，具有补虚乏、益气力、健脾胃、滋肾阴等功效。常吃红薯，有助于维持人体的正常叶酸水平，促进胃肠蠕动，预防便秘和结肠癌、直肠癌。

- ⏲ **时间** 10 分钟
- ✖ **方法** 炒
- ☺ **人群** 一般人群
- 🍲 **功效** 防癌抗癌

√ **食物相宜**

红薯 + 莲子 = 通便、美容

红薯 + 大米 = 延年益寿

✕ **食物相克**

红薯 + 燕麦 = 导致胃痉挛、胀气

原料

红薯 300 克，白芝麻 6 克，白糖、食用油各适量

食材处理

1. 红薯去皮洗净，切成块儿。
2. 锅注油烧五成热倒入红薯，小火炸 6 分钟。
3. 将炸好的红薯捞出。

制作指导

红薯块一定要沥干水分后再下锅，水分会引起溅油，导致烫伤。白糖要炒至起泡再倒入红薯块，才可以使糖液均匀包裹红薯。

美味制作

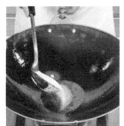

1 锅底留油，加入白糖，炒片刻。

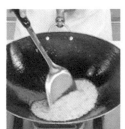

2 加入约 100 毫升的清水。

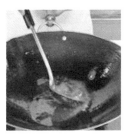

3 小火搅拌至白糖溶化成暗红色糖浆。

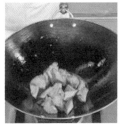

4 倒入炸好的红薯。

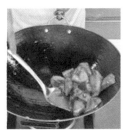

5 快速拌炒均匀。

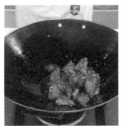

6 再撒上白芝麻。

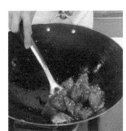

7 快速翻炒匀。

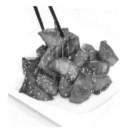

8 起锅，将炒好的红薯盛入盘中即可。

小贴士

1. 要选用新鲜、没有变质或者发芽的红薯。
2. 炒制白糖时要控制好火候，白糖溶化呈焦黄色即可，不要炒制过久。
3. 清水不要加太多，否则会影响成品的拔丝效果。

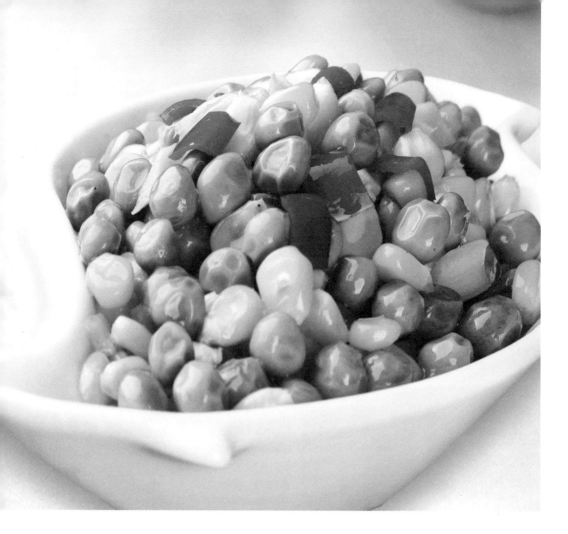

玉米炒豌豆

豌豆不仅蛋白质含量丰富，而且包括了人体所必需的多种氨基酸。豌豆还含有丰富的维生素 C，有美容养颜、增强免疫力的作用。

🕐 **时间** 10 分钟
✂ **方法** 炒
😊 **人群** 女性
🍲 **功效** 美容养颜

原料

豌豆 250 克，鲜玉米粒 150 克，红椒片、姜片、葱白各少许，盐、鸡精、白糖、水淀粉、食用油各适量

做法

1. 锅中注水，加油烧开，加适量盐煮沸，将玉米粒焯至断生捞出；豌豆焯水捞出。
2. 用油起锅，倒入红椒片、姜片和葱白煸香，倒入焯水后的玉米粒和豌豆，翻炒均匀，加盐、鸡精，放入白糖调味，加少许水淀粉勾芡，翻炒均匀即成。

制作指导

玉米烹煮的时间越长其抗衰老的作用越显著。

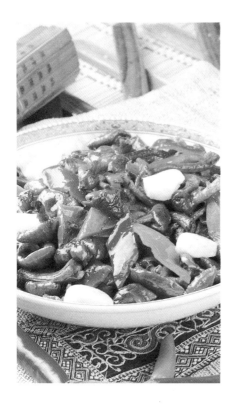

素烧野山菌

⏱ 时间 15 分钟　　😊 人群 男性
❌ 方法 烧　　　　🍲 功效 防癌抗癌

经常食用纯天然、无污染的野山菌能平衡人体的阴阳，增强人体免疫力，有些野山菌还具有抗癌的作用。

原料
野山菌 200 克，青椒、红椒各 10 克，蒜 10 克，料酒、盐、鸡精、食用油各适量

做法
1. 野山菌洗净；青椒、红椒洗净切块；蒜洗净。
2. 热锅下油，放入蒜和青椒、红椒爆香，下入野山菌和料酒焖 10 分钟。
3. 调入盐和鸡精，翻炒均匀即可起锅。

制作指导
野山菌要选用无毒的可食用的菌类。不喜吃辣者可以用其他蔬菜代替辣椒，或者不加辣椒清炒。

高汤豌豆苗

⏱ 时间 5 分钟　　😊 人群 女性
❌ 方法 煮　　　　🍲 功效 防癌抗癌

豌豆苗含钙、B 族维生素、维生素 C 和胡萝卜素，有利尿、止泻、消肿、止痛和助消化等作用。

原料
豌豆苗 100 克，咸蛋、皮蛋各 1 个，胡萝卜片、葱花各少许，盐、鸡精、香油、大蒜、白糖、高汤、食用油各适量

做法
1. 咸蛋、皮蛋均煮熟去壳，切瓣。
2. 锅中倒入适量清水，加盐、油烧开，倒入豌豆苗拌匀，焯熟后捞出，盛入碗内；起油锅，放入大蒜煸炒香，倒入高汤拌匀，加皮蛋、咸蛋和胡萝卜大火煮沸，加盐、鸡精、白糖，淋入香油，将汤料盛入碗内，撒入葱花即成。

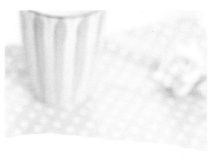

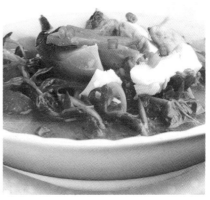

制作指导
豌豆苗烫煮时间不宜过长，否则会使其营养价值流失。

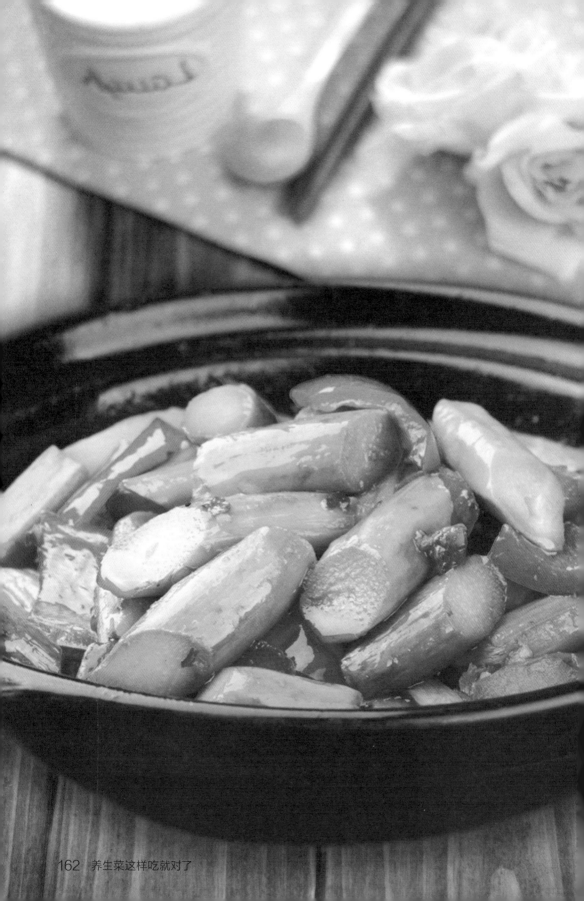

养生菜这样吃就对了

钵子鲜芦笋

芦笋所含蛋白质、碳水化合物、维生素和微量元素多于普通蔬菜。芦笋可以使细胞生长正常化，具有防止癌细胞扩散的功能。经常食用芦笋对心血管病、肾炎、胆结石、肝功能障碍和肥胖均有一定的食疗作用。

- ⏱ 时间 10 分钟
- ✳ 方法 炒
- 😊 人群 男性
- 🍴 功效 防癌抗癌

√ 食物相宜

芦笋 + 黄花菜 = 养血止血、除烦
芦笋 + 冬瓜 = 降压降脂
芦笋 + 百合 = 降压降脂
芦笋 + 海参 = 防癌抗癌

× 食物相克

芦笋 + 羊肉 = 导致腹痛
芦笋 + 羊肝 = 降低营养价值

原料

芦笋100克，红椒15克，水淀粉10毫升，姜片、蒜末、葱白各少许，盐3克，鸡精6克，料酒、蚝油各3毫升，食用油、豆瓣酱、XO 酱各适量

食材处理

1. 把洗净的芦笋去皮，切 2 厘米长段。
2. 洗净的红椒切开，去籽，切成片。
3. 锅中加约 500 毫升清水烧开，加少许食用油。
4. 倒入切好的芦笋，搅匀。
5. 煮沸后捞出备用。

制作指导

在切红椒时，先将刀在冷水中沾一下再切，可以避免辣味刺激眼睛。

美味制作

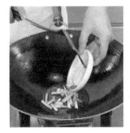

1 起油锅，倒入 XO 酱、姜片、蒜末、葱白爆香。

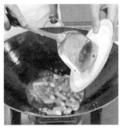

2 倒入切好的红椒炒匀，倒入焯水后的芦笋。

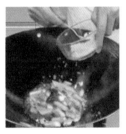

3 加豆瓣酱、蚝油、鸡精、盐。

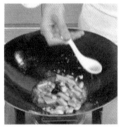

4 淋入料酒炒匀。

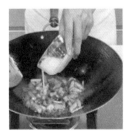

5 加水淀粉勾芡，翻炒匀至入味。

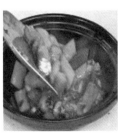

6 将锅中的材料盛入煲仔中。

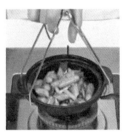

7 置于大火烧热。

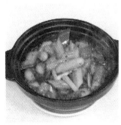

8 煲熟后，端下砂煲即可食用。

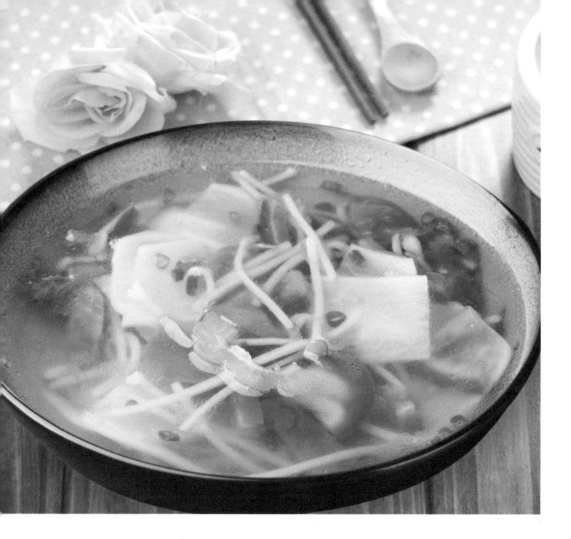

什锦蔬菜汤

白萝卜热量少，纤维素多，吃后易产生饱胀感，因而有助于减肥。白萝卜含有的大量维生素 A 和维生素 C，是保持细胞间质完整的必需物质，起着抑制癌细胞生长的作用。

⏱ 时间 18 分钟
✖ 方法 煮
☺ 人群 女性
👋 功效 防癌抗癌

原料
白萝卜 350 克，番茄 60 克，苦瓜 40 克，黄豆芽 30 克，葱花 10 克，盐 3 克，鸡精 2 克，食用油适量

做法
1. 白萝卜去皮洗净，切成片；苦瓜洗净切开，去除籽，切成片；番茄洗净，切成片；黄豆芽洗净切去根部。
2. 取炖盅，加入约 1000 毫升清水，加盖烧开，揭盖，倒入切好的苦瓜、白萝卜，再倒入黄豆芽、番茄，盖上盅盖，煮 15 分钟，加入食用油，再加入鸡精、盐，拌匀调味，撒上葱花，拌匀，将煮好的蔬菜盛入碗中即成。

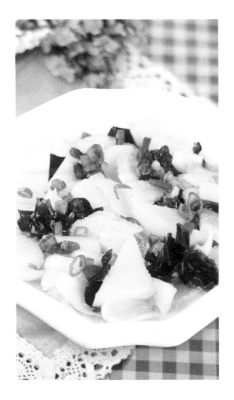

百合蒸山药

⏱ 时间 10 分钟　　😊 人群 女性
✖ 方法 蒸　　　　　🍲 功效 防癌抗癌

山药所含的黏液蛋白能预防心血管系统的脂肪沉积，防止动脉粥样硬化发生。山药还有健脾益胃、降血压、抗肿瘤等作用。

原料
山药200克，水发黑木耳50克，鲜百合30克，枸杞1克，葱花少许，盐4克，料酒3毫升，蚝油3毫升，鸡精2克，淀粉、香油各适量

做法
1. 山药去皮洗净，切成片；黑木耳洗净切成小块。
2. 取一碗加入黑木耳、山药、百合、枸杞，加入蚝油、盐、鸡精、料酒拌匀，加入少许淀粉，拌匀，再淋入少许香油拌匀。
3. 把拌好的材料倒入盘中，放入蒸锅，加上盖，大火蒸7分钟至熟透，揭盖取出蒸熟的山药、百合、黑木耳和枸杞，撒上葱花即成。

蒜蓉蒸西葫芦

⏱ 时间 8 分钟　　😊 人群 一般人群
✖ 方法 蒸　　　　　🍲 功效 防癌抗癌

西葫芦含有丰富的水分、维生素C、葡萄糖以及钙、铁、磷等物质，可以调节人体代谢。

原料
西葫芦350克，蒜蓉、剁椒各30克，鸡精3克，淀粉2克，食用油适量

做法
1. 西葫芦洗净切瓣，再斜刀切片，盛入盘中；将剁椒盛入碗中，加入准备好的蒜蓉，再加少许鸡精、淀粉、食用油拌匀，将拌好的剁椒、蒜蓉，铺在西葫芦片上。
2. 把西葫芦放入蒸锅，加盖蒸5分钟至熟透，将蒸好的西葫芦取出即可。

制作指导
蒸西葫芦的时间不可太长，以免影响其鲜嫩的口感。

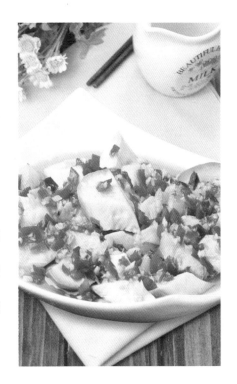

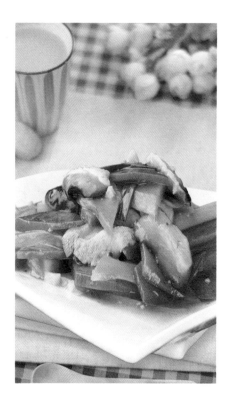

莴笋炒香菇

⏰ **时间** 8 分钟　　😊 **人群** 老年人
✂ **方法** 炒　　　🍳 **功效** 增强免疫

香菇富含碳水化合物、钙、磷、铁等营养成分，并含有多糖、天门冬素等多种活性物质，对动脉粥样硬化、肝硬化等病有预防作用。

原料

莴笋 450 克，胡萝卜、香菇各 120 克，葱白、葱叶、蒜末各少许，盐、鸡精、食用油、水淀粉各适量

做法

1. 香菇洗净切成斜片；莴笋去皮洗净，切成菱形状薄片；胡萝卜洗净切片。
2. 锅注水烧热，加盐拌匀，放入胡萝卜焯至断生，再倒入香菇焯片刻，捞出沥水，装盘备用。
3. 锅注油烧热，放入蒜末、葱白爆香，倒入莴笋、胡萝卜、香菇，用中火翻炒至熟，加盐、鸡精调味，翻炒至入味，再用水淀粉勾芡，倒入葱叶炒至断生，出锅装入盘中即成。

香菇炒豆角

⏰ **时间** 6 分钟　　😊 **人群** 一般人群
✂ **方法** 炒　　　🍳 **功效** 防癌抗癌

豆角含丰富 B 族维生素、维生素 C 和植物蛋白，能调理消化系统功能，消除胸膈胀满。

原料

豆角 350 克，香菇 200 克，红椒 20 克，姜片、葱段、蒜各 15 克，盐 3 克，鸡精 2 克，水淀粉、食用油各适量

做法

1. 豆角洗净切段；香菇去蒂洗净，切成片；红椒洗净去籽，切成丝。
2. 锅入油烧热，放入姜、葱、蒜爆香，倒入香菇，注入少许清水，拌炒匀，再倒入豆角炒匀，翻炒至八成熟，用盐、鸡精调味，用水淀粉勾芡，放入红椒丝，翻炒至材料熟透，盛入盘中即成。

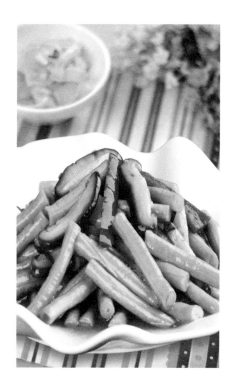

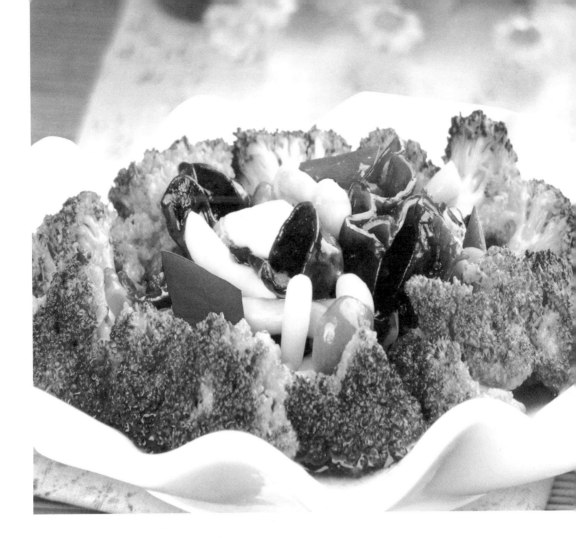

滑子菇炒西蓝花

西蓝花含有丰富的维生素 C、钙、磷、铁、钾、锌、锰等成分，具有防癌抗癌的功效，尤其是在防治胃癌、乳腺癌方面效果尤佳。

⏱ **时间** 8 分钟

✖ **方法** 炒

☺ **人群** 胃肠病患者

✋ **功效** 防癌抗癌

原料

西蓝花100克，滑子菇40克，水发黑木耳、红椒片各少许，盐、鸡精、水淀粉、食用油各适量

做法

1. 滑子菇洗净切成段；黑木耳洗净切成小朵。

2. 锅中注水，加入盐、食用油，拌煮至沸，倒入已洗净切好的西蓝花、滑子菇、黑木耳，焯煮至熟，捞出沥干水，装入盘中备用。

3. 锅注油倒入西蓝花、滑子菇、黑木耳翻炒均匀，倒入红椒片，拌炒至熟，加入盐、鸡精，炒至入味，倒入少许水淀粉，翻炒均匀，起锅，盛入盘中即成。

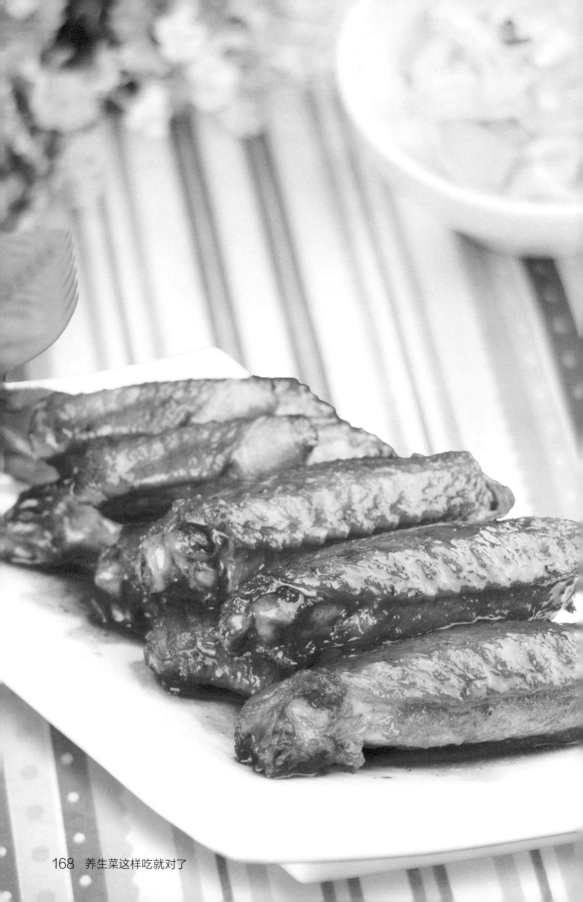

养生菜这样吃就对了

风味鸡翅

鸡翅含有丰富的胶原蛋白及弹性蛋白等，对于血管、皮肤及内脏大有益处。其所含的丰富维生素A，对视力、上皮组织、骨骼的发育及精子的生成和胎儿的生长发育都是必需的。

- ⏲ 时间 15分钟
- ❌ 方法 煮
- 😊 人群 一般人群
- 🍲 功效 滋补虚损

√ 食物相宜

鸡翅 + 枸杞 = 补五脏、益气血
鸡翅 + 人参 = 止渴生津
鸡翅 + 柠檬 = 增强食欲

× 食物相克

鸡翅 + 芥菜 = 影响身体健康

原料

鸡翅500克，红酒100毫升，姜、葱各少许，盐5克，生抽、白糖、鸡精、料酒、红酒、食用油各适量

食材处理

1. 鸡翅置碗中加生抽、白糖、鸡精、料酒拌匀。
2. 姜洗净，切片；葱洗净，切段。
3. 再加入姜片、葱拌匀，腌渍15分钟。

制作指导

烹调鸡翅时，应以小火烧煮，才能发出香浓的味道，而胶原蛋白等有效成分，也必须以长时间烧煮才可溶入汤中，被人体吸收。

美味制作

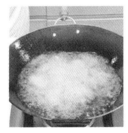

1 油烧五成热放入鸡翅，炸约6分钟。

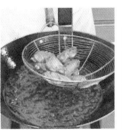

2 捞出炸好的鸡翅，控油。

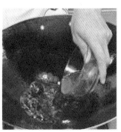

3 锅留少许底油，倒入红酒。

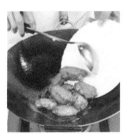

4 再倒入鸡翅。

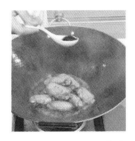

5 放生抽、白糖拌炒匀，加入盐调味。

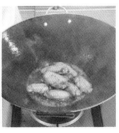

6 中火煮约5分钟至入味，大火收汁。

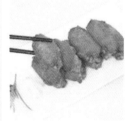

7 鸡翅摆入盘中。

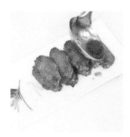

8 再浇上原汤汁，即可食用。

小贴士

1. 可在鸡翅上划花刀，这样有利于鸡翅熟烂和入味。
2. 鸡翅不要炸太久，以免影响其鲜嫩口感。要选用肉质新鲜、无异味的鸡翅。

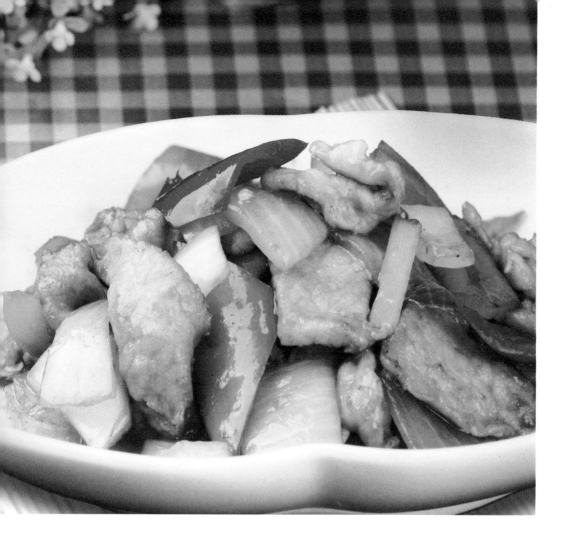

双椒洋葱炒肉

洋葱的营养丰富，含糖、蛋白质、矿物质、维生素、碳水化合物等营养成分。经常吃洋葱可以稳定血压、改善血管脆化，对人体动脉血管有很好的保护作用。

- 🕐 **时间** 15 分钟
- ❌ **方法** 炒
- 😊 **人群** 高血压患者
- 🍲 **功效** 降压防癌

原料

猪瘦肉 200 克，洋葱片 100 克，青椒片 30 克，红椒片 15 克，蒜末、葱段、姜片各少许，盐 3 克，鸡精 2 克，小苏打、水淀粉、料酒、生抽、老抽、食用油各适量

做法

1. 瘦肉洗净切成片，加少许小苏打、盐、鸡精拌匀，加水淀粉、食用油拌匀，腌渍 10 分钟。
2. 锅入油，烧至五成热，倒入肉片，滑油至转色捞出。
3. 锅底留油，倒入姜片、蒜末、葱段，加入青椒、红椒和洋葱炒香，倒入肉片，淋入料酒，加盐、生抽、老抽炒匀，加水淀粉勾芡，翻炒至熟透即可。

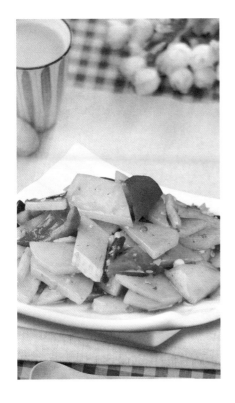

家常土豆片

⏲ 时间 10 分钟　　☺ 人群 胃肠病患者
✖ 方法 炒　　　　🍲 功效 调中和胃

土豆所含的纤维素细嫩，对胃肠黏膜无刺激作用，有解痛和减少胃酸分泌的作用。

原料

土豆 300 克，干红辣椒 2 克，青椒片、红椒片各 10 克，芹菜段 10 克，姜片、蒜末、葱白各少许，食用油 30 毫升，盐 3 克，鸡精 3 克，水淀粉 10 毫升，豆瓣酱适量

做法

1. 土豆去皮洗净，切成片，锅中注入清水烧开，倒入土豆片，焯煮片刻后捞出备用。
2. 起油锅倒姜、蒜、葱、青椒、红椒、干红辣椒爆香，再倒入土豆片，炒约 5 分钟至熟，加入鸡精、盐、豆瓣酱调味，倒入芹菜段炒匀，加入少许水淀粉，快速炒匀。
3. 将炒好的土豆片盛入盘内，装好盘即可食用。

双椒炒腰丝

⏲ 时间 10 分钟　　☺ 人群 一般人群
✖ 方法 炒　　　　🍲 功效 健胃消食

青椒富含膳食纤维、维生素 A、维生素 C、维生素 K、碳水化合物等营养成分。

原料

猪腰 200 克，青椒、红椒、姜丝、蒜末、葱段、料酒、盐、淀粉、蚝油、鸡精、水淀粉、食用油各适量

做法

1. 猪腰洗净对半剖开，切除内膜，再切成细丝，加入料酒、盐拌匀，撒上淀粉抓匀，腌渍片刻；红椒、青椒均洗净，切成丝。
2. 锅注水烧热，入猪腰汆去血水，捞出沥干水分。
3. 炒锅热油，放入姜丝、蒜末爆香，倒入猪腰，淋入料酒，翻炒均匀，倒入青椒丝、红椒丝，翻炒至断生，加入蚝油，再加入盐、鸡精，炒至入味，用水淀粉勾芡，撒上葱段，翻炒至熟，出锅装盘即成。

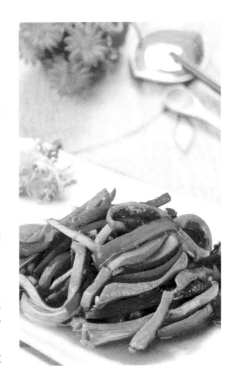

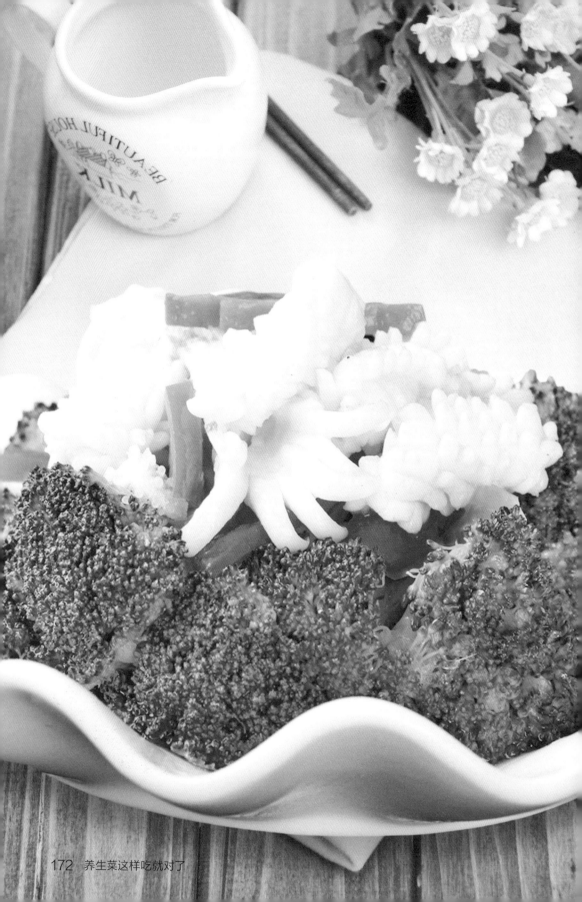

碧绿鲜鱿鱼

西蓝花的维生素 C 含量极高，对人体的生长发育有利，能提高人体的免疫功能，增强人的体质。西蓝花还能为人体补充硒和胡萝卜素，抑制癌细胞的生长。

⏱ **时间** 10 分钟
✖ **方法** 炒
☺ **人群** 一般人群
▢ **功效** 防癌抗癌

√ 食物相宜
西蓝花 + 胡萝卜 = 预防消化系统疾病
西蓝花 + 番茄 = 防癌抗癌
西蓝花 + 枸杞 = 有利于营养的吸收
西蓝花 + 鱼肉 = 提高免疫力

× 食物相克
西蓝花 + 牛奶 = 影响钙的吸收
西蓝花 + 牛肝 = 降低营养价值

原料
鱿鱼300克,西蓝花200克,葱段、胡萝卜片、青椒片、红椒片、姜片各少许，盐 4 克，料酒15毫升，鸡精、淀粉、水淀粉、食用油各适量

食材处理
1. 鱿鱼洗净划两半，切网格刀花，再切片。
2. 鱿鱼须切段，西蓝花洗净切朵。
3. 鱿鱼、姜片、料酒、盐、鸡精、淀粉入碗中拌匀。
4. 锅中注水，放入油、盐、鸡精烧至沸。
5. 西蓝花煮至熟，捞出沥干摆盘中。
6. 注水烧沸，放入腌好的鱿鱼，汆水后捞出沥干。

制作指导
西蓝花焯水后用凉开水冲洗再摆盘，其色泽会更翠绿。

美味制作

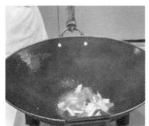

1 起油锅，入葱段、胡萝卜片、青椒片、红椒片。

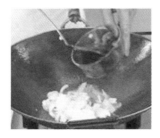

2 再倒入鱿鱼，淋入料酒翻炒片刻。

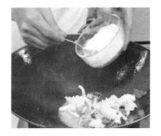

3 加盐、鸡精调味。

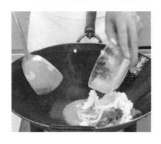

4 用水淀粉勾芡。

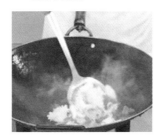

5 翻炒至入味。

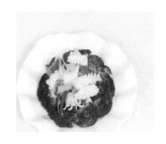

6 盛入盘中，摆好即可。

小贴士
优质鱿鱼体形完整坚实，呈粉红色，有光泽，体表面略现白霜，肉肥厚，半透明，背部不红；劣质鱿鱼体形瘦小残缺，颜色赤黄略带黑，无光泽，表面白霜过厚，背部呈黑红色或玫红色。

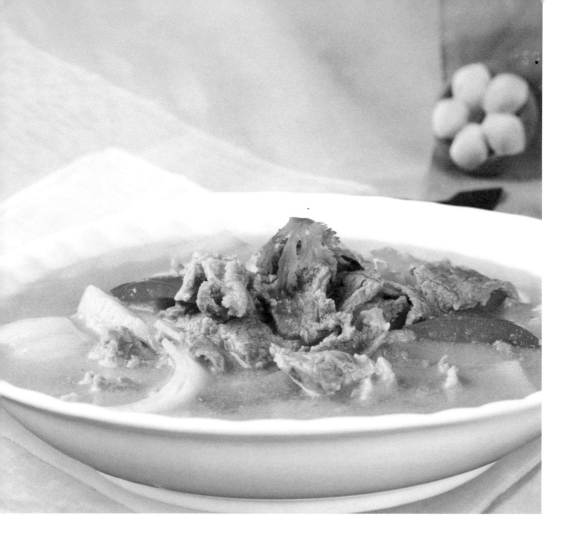

高汤羊肉锅

白菜含有纤维素、硒等成分,具有防癌和抗癌的作用。白菜还有健脾开胃、助消化的功效。

- ⏱ 时间 20 分钟
- ✂ 方法 煮
- 😊 人群 女性
- 👋 功效 美容养颜

原料

羊肉 350 克,白菜 150 克,白萝卜、彩椒、姜片、高汤、盐、鸡精、白糖、料酒、水淀粉、食用油各适量

做法

1. 羊肉洗净切片,加料酒、鸡精、盐抓匀,淋上水淀粉抓匀,腌渍 10 分钟入味;白菜、白萝卜、彩椒均洗净切成片。

2. 炒锅热油,倒入姜片,再加入白菜和白萝卜炒匀,加入高汤,用大火煮沸,调入盐、鸡精、白糖,再撒入彩椒拌匀,倒入腌渍好的羊肉,拌匀后用大火再煮 3 分钟至羊肉完全熟透,关火,装盘即可。

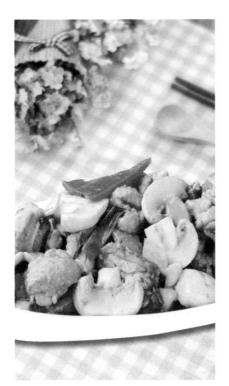

口蘑炒鸡块

⏲ 时间 25 分钟　😊 人群 男性
✖ 方法 炒　　　🍱 功效 防癌抗癌

口蘑性平，味甘，具有防癌抗癌及提高人体免疫力的功能。经常食用还可以防止便秘，降低胆固醇含量。

原料
口蘑 200 克，鸡肉 400 克，胡萝卜 20 克，姜片 15克，葱段 10 克，盐 3 克，料酒 3 毫升，老抽 3 毫升，蚝油 3 毫升，鸡精 2 克，白糖 2 克，水淀粉 12 毫升，食用油适量

做法
1. 口蘑洗净切片；鸡肉洗净斩块，入碗中，加料酒、老抽、盐、水淀粉拌匀腌 15 分钟。
2. 锅注油烧热，倒入鸡块爆香，放入葱段、姜片、料酒炒匀，再放入口蘑炒至熟，加盐、鸡精、白糖、蚝油调味，用水淀粉勾芡，倒入已经切好的胡萝卜片炒匀，撒入葱段，翻炒匀至入味，即可出锅。

菠萝烩鸡翅

⏲ 时间 20 分钟　😊 人群 女性
✖ 方法 烩　　　🍱 功效 祛斑防癌

菠萝能有效地滋养肌肤、防止皮肤干裂。

原料
鸡翅 400 克，菠萝肉块 200 克，红椒片 20 克，盐、鸡精、白糖各 3 克，料酒、姜片、蒜末、葱白、食用油、香油、番茄酱、生抽各适量

做法
1. 鸡翅洗净，划"一"字花刀，加盐、鸡精（分量外）、白糖，再加入适量生抽，淋入少许料酒拌匀，腌渍 10 分钟。
2. 热锅注油，烧至五成热，放入鸡翅，炸至金黄色捞出备用，用油起锅，倒入姜片、蒜末、葱白爆香，倒入红椒片、菠萝块、鸡翅炒匀，淋入少许料酒炒香，加少许水、盐、鸡精、生抽拌匀，小火煮约 3 分钟至鸡翅入味，大火收汁，加番茄酱、香油炒匀，翻炒片刻至入味，盛出装盘即可。

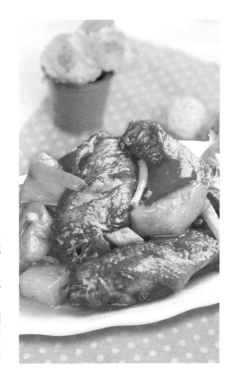

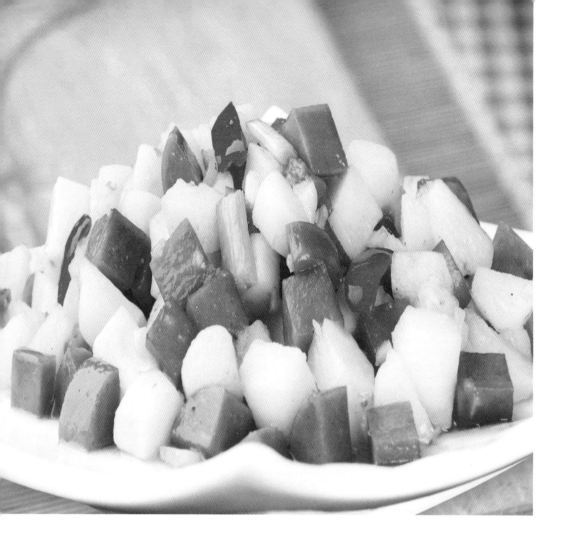

马蹄炒火腿

马蹄含有丰富的淀粉、蛋白质、粗脂肪、钙、磷、铁、维生素A、B族维生素、维生素C等，还含有抗癌、降低血压的有效成分——荸荠英。

⏱ 时间 10分钟
✖ 方法 炒
☺ 人群 老年人
🖐 功效 降压滋补

原料
马蹄肉300克，火腿肠80克，红椒片、姜片、蒜末、葱白各少许，盐、鸡精、白糖、水淀粉、食用油各适量

做法
1. 马蹄洗净切丁；火腿肠先切条后切丁；锅中倒入清水，加盐、食用油烧开，放入马蹄，煮沸后捞出。
2. 锅注油烧三成热倒入火腿肠，滑油后捞出；留底油，倒入姜片、蒜末、红椒片、葱白、马蹄、火腿肠翻炒，加盐、鸡精、白糖炒入味，用水淀粉勾芡，盛出即可。

制作指导
马蹄不宜生吃，因其容易附细菌和寄生虫，熟食最好。

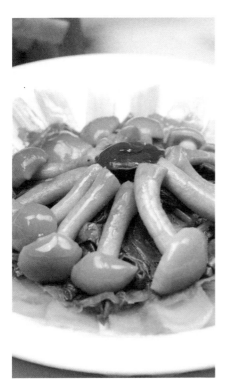

滑子菇小白菜

⏱ 时间 8 分钟　　😊 人群 女性
🍳 方法 炒　　🍲 功效 防癌抗癌

滑子菇味道鲜美。附着在滑子菇菌伞表面的黏性物质是一种核酸，对保持人体的精力和脑力大有益处，还有抑制肿瘤的作用。

原料

滑子菇、小白菜各 200 克，盐、鸡精、生抽、食用油各适量

做法

1. 滑子菇洗净，入沸水中焯过后晾干备用；小白菜洗净，切片。
2. 锅置于火上，注油烧热后，放入滑子菇翻炒，锅内加入盐、生抽炒入味后，再放入小白菜稍翻炒后，加入鸡精调味，起锅摆盘即可。

制作指导

滑子菇焯过水后可去异味。

富贵三丝

⏱ 时间 10 分钟　　😊 人群 一般人群
🍳 方法 炒　　🍲 功效 防癌抗癌

莴笋的热水提取物对某些癌细胞有很高的抑制率，有防癌抗癌的作用。莴笋还可以促进骨骼的正常发育，预防佝偻病。

原料

莴笋 400 克，猪瘦肉 150 克，洋葱丝 150 克，豆干丝 80 克，红椒丝 20 克，姜丝、蒜蓉各 10 克，盐、鸡精、料酒、白糖、水淀粉、食用油各适量

做法

1. 莴笋去皮洗净切丝；猪肉洗净切丝，加盐、鸡精，再加水淀粉拌匀，倒入食用油，腌渍入味。
2. 锅热油，放入姜丝、蒜蓉爆香，再倒入肉丝炒香，淋上料酒炒匀，倒入莴笋、洋葱、豆干，翻炒均匀，放入红椒丝，加盐、鸡精、白糖调味，翻炒至入味，倒入少许水淀粉，快速拌炒均匀，出锅盛入盘中即成。

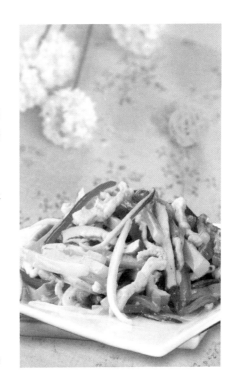

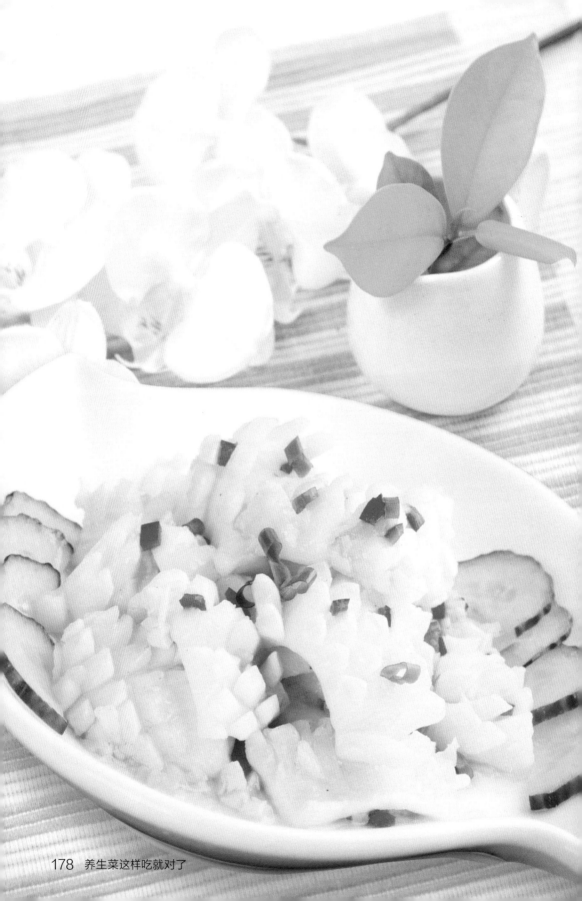

爆墨鱼卷

墨鱼富含蛋白质、钙等营养成分，多吃能够抗病毒、抗辐射。另外，墨鱼还含有粘多糖，有利于防癌抗癌。

- ⏰ 时间 10 分钟
- 🍴 方法 炒
- 😊 人群 女性
- 💭 功效 预防癌症

√ 食物相宜

墨鱼＋核桃仁＝改善女子闭经
墨鱼＋黄瓜＝清热利尿、健脾益气
墨鱼＋木瓜＝补肝肾

× 食物相克

墨鱼＋碱＝不利于营养物质的吸收
墨鱼＋茄子＝可能引起身体不适

原料

墨鱼 350 克，姜、红椒各 15 克，葱、大蒜各少许，盐、鸡精、料酒、水淀粉、香油各适量

食材处理

1. 墨鱼片取净鱼肉剖麦穗花刀，切长方块。
2. 姜去皮洗净，切末。
3. 大蒜洗净切末。
4. 红椒洗净切末。
5. 葱洗净切末。

制作指导

新鲜墨鱼烹制前，要将其内脏清除干净，因为其内脏中含有大量的胆固醇，多食无益。

美味制作

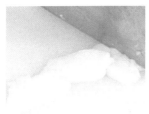

1 墨鱼切长方块备用。

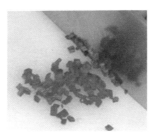

2 红椒切末，姜、蒜、葱均按此处理好。

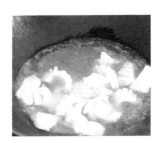

3 锅注水烧开，加盐、鸡精煮沸，下墨鱼氽断生。

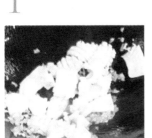

4 姜、蒜、墨鱼入锅爆炒，加料酒、盐、鸡精。

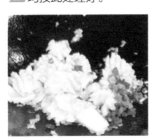

5 水淀粉勾芡，加香油、葱、红椒炒匀。

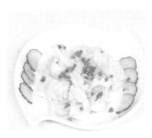

6 盛入盘中，摆好即可。

小贴士

1. 宜选择色泽鲜亮洁白、无异味、无黏液、肉质富有弹性的墨鱼。
2. 墨鱼要尽可能保持干冷，可以在买回来时先洗净。

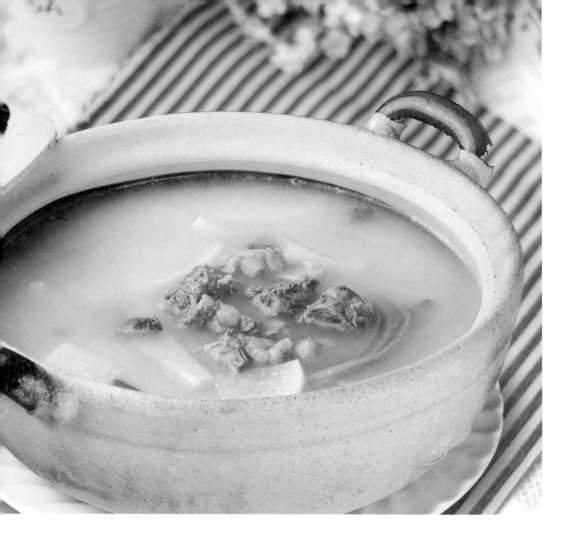

羊腩炖白萝卜

白萝卜热量少，纤维素多，食用后易产生饱胀感，因而有助于减肥。白萝卜还具有抑制癌细胞生长的作用。

- 🕐 **时间** 125 分钟
- ✖ **方法** 炖
- 😊 **人群** 一般人群
- 🖐 **功效** 防癌降脂

原料
白萝卜 300 克，羊腩块 200 克，香菜、姜片各少许，盐、鸡精、胡椒粉、料酒、食用油各适量

做法
1. 白萝卜洗净切片；锅中注水烧热，放入羊腩块，氽煮片刻，捞出沥干后备用。
2. 另起锅，注水烧开，入姜片、白萝卜、羊腩，淋入少许料酒拌匀烧开后，移至砂煲小火煲 2 小时，加盐、鸡精调味，放入香菜，撒上胡椒粉即成。

制作指导
砂煲的盖要盖严实，能减少烹饪时间，增加菜的香味。

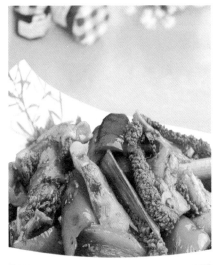

豉椒炒牛肚

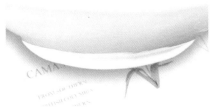

- ⏱ 时间 8 分钟
- 😊 人群 一般人群
- ✖ 方法 炒
- 🍲 功效 防癌抗癌

青椒中含有辣椒素，可以终止细胞组织的癌变过程，降低癌症的发生概率。

原料

熟牛肚 200 克，青椒 150 克，红椒 30 克，豆豉 20 克，蒜苗段 30 克，蒜末、姜片、葱白各少许，盐、鸡精、辣椒酱、老抽、水淀粉、料酒、食用油各适量

做法

1. 红椒、青椒均洗净去蒂、籽，切片；熟牛肚切片。
2. 用油起锅，倒入蒜末、姜片、葱白爆香，再倒入豆豉爆香，倒入牛肚炒匀，加料酒翻炒片刻，倒入青椒片、红椒片拌炒至熟。
3. 加盐、鸡精、辣椒酱、老抽，拌匀，加入水淀粉勾芡，淋入少许熟油拌匀，倒入蒜苗段翻炒片刻，出锅装盘即可。

豌豆焖牛腩

- ⏱ 时间 15 分钟
- 😊 人群 女性
- ✖ 方法 焖
- 🍲 功效 美容护肤

豌豆中富含皂角苷、蛋白酶抑制剂、异黄酮、钼、硒等抗癌成分，对前列腺癌、皮肤癌、肠癌、食管癌等癌症都有抑制作用。

原料

豌豆 120 克，熟牛腩 180 克，姜片、朝天椒圈各 20 克，葱白适量，盐 3 克，鸡精 2 克，柱侯酱、水淀粉、食用油、香油、白糖、蚝油各少许，高汤适量

做法

1. 熟牛腩切丁，油锅烧热，入姜片、朝天椒爆香；倒入洗好的豌豆和葱白拌炒匀，加入柱侯酱，拌匀，倒入牛腩翻炒匀，加入高汤煮开，加入盐、白糖、蚝油拌炒匀，加盖焖 2 ~ 3 分钟至熟。
2. 揭盖，入鸡精、水淀粉炒匀，炒好的豌豆牛腩盛入砂煲，小火再煨煮片刻，淋入香油即成。

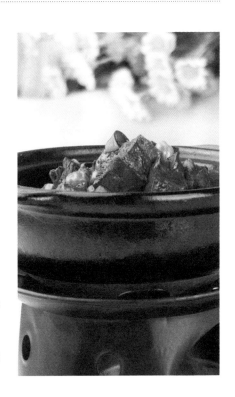

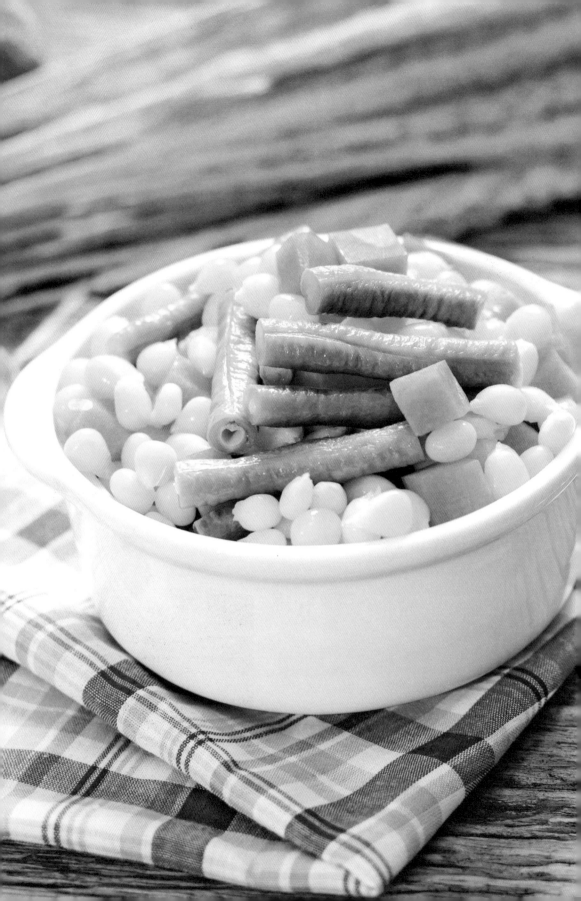

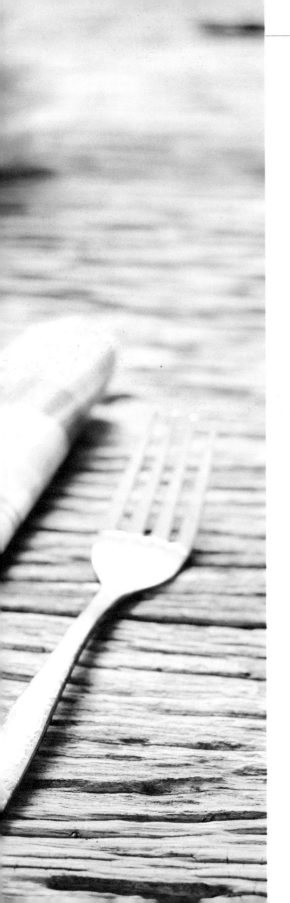

第六章

降"三高"
养生菜谱

　　"三高"是高脂血症、高血压、高血糖的总称，三者之间相互影响，严重危害现代人的健康。所以"三高"人群的饮食要平衡、多样化，除米面杂粮均衡食用外，要多吃绿色的新鲜蔬菜，常吃鱼类、瘦肉、鸡蛋、豆制品、牛奶、洋葱、水果等，少吃动物油及糖、奶油。同时要加强锻炼。

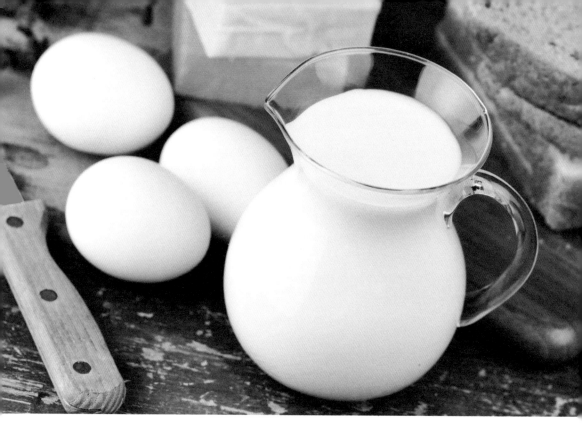

"三高"者的饮食要点

糖尿病患者

忌食含糖量高的食品，如糖果、巧克力、奶油蛋糕等。

常吃粗杂粮和薯类替代主食，如燕麦、荞麦、薏仁、土豆等。

少吃稀饭，因为稀饭易消化难定量，餐后血糖很容易升高。

每天的烹调油不能超过 25 毫升。

多吃有助于降糖的蔬菜，如芹菜、黄瓜、番茄、白萝卜、绿豆芽、苦瓜、小白菜等。

多吃菌藻类食物，如香菇、草菇、金针菇、海带、紫菜等。

吃水果要扣除相应的主食，如吃 150 克苹果要扣除 25 克米。

血糖不稳定时不能喝酒水饮料。

高脂血症患者

每天脂肪的摄入量不能超过 50 克，瘦肉在 100~150 克之间，喝脱脂牛奶为宜。

每天的烹调油为 20 毫升左右，尽量选择富含单不饱和脂肪酸的橄榄油、茶油等。

适量选用有助于降血脂的食物，如富含纤维的蔬菜水果类、富含植物固醇的豆制品、富含粗纤维的菌藻类食物等。

高血压患者

多选用鲜牛奶、鸡蛋清等作为蛋白质的主要来源，因为这两种食物中嘌呤含量最低，瘦肉类、鱼类、禽类要限制，每天不超过 100 克。

不用或慎用嘌呤高的食物，如粗杂粮、海产品、豆类及其制品等。

蔬菜以浅色为主，如冬瓜、白菜、圆白菜、白萝卜等。

可适量食用菌藻类食物，坚决杜绝饮用各种酒类。

"三高"者三餐怎么吃

调查发现，"三高"者多数爱吃油炸食品和甜食，饮食上常常荤多素少，细多粗少，高热量、高盐，长期如此健康岂能不亮起红灯！其实，病从口入，只要我们把好饮食这一关，通过一日三餐也能轻松吃掉三高症。

早餐要吃好

就餐时间：起床后活动 30 分钟，此时食欲最旺盛，是吃早餐的最佳时间。

营养总量：占一日总量的 30% 为宜，即主食 100~150 克，热量 1674~2511 千焦。

平衡搭配：白色（牛奶）、橙色（果汁）、红色（果酱）、黄色（麦片）、绿色（蔬菜）、黄白相间（各种主食）。

早餐的最佳食物：鸡蛋、牛奶、香肠、豆浆、果汁、绿叶蔬菜、水果、面包、馒头、花卷、米粥、番茄、小酱菜等。

早餐不宜选用的食物：炸油条、炸油饼、炸糕、炸馒头片等。

午餐要吃饱

午餐是承上启下的一餐。午餐的食物既要补充上午消耗的能量，又要为下午的工作和学习做好必要的准备，是最重要的一餐。

营养总量：不同年龄、不同体力的人午餐热量应占他们每天所需总热量的 40%。

主食选择：150~200 克，可在米饭、馒头、面条、大饼、玉米面发糕等中任意选择。

副食选择：50~100 克的肉禽蛋类，50 克豆制品，200~250 克蔬菜，总量在240~360 克。白领人群在选择午餐时，可选简单一些的清汤茎类蔬菜、少许白豆腐、部分海产植物。

午餐的最佳食物：充足的主食，富含优质蛋白质的副食，如鱼虾、瘦肉、豆制品等，以及富含维生素 C 的食物，如绿叶蔬菜等。

午餐不宜选用的食物：炸鱼、炸鸡、动物内脏、肥肉等。

晚餐要吃少

晚餐比较接近睡眠时间，餐后的活动量也比白天大为减少，能量消耗也因之降低很多。因此，晚餐不宜吃得过饱，"清淡至上"更是晚餐必须遵循的原则。

就餐时间：最好在晚上 8 点以前。

营养搭配：主食必不可少，还应多摄入一些新鲜蔬菜，尽量减少含过多蛋白质、脂肪类食物的摄入。酸奶晚上喝更有益健康。

晚餐的最佳食物：适量主食，粥类或汤类食物，绿叶蔬菜、芽菜及富含优质蛋白质的食物，如鱼虾、瘦肉、豆制品等。

晚餐不宜选用的食物：各种油炸食物，高脂肪、高胆固醇食物，高钙食物如虾皮、带骨的小鱼，高能量食物，如各式甜点、酒等。

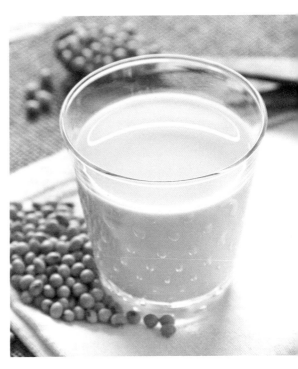

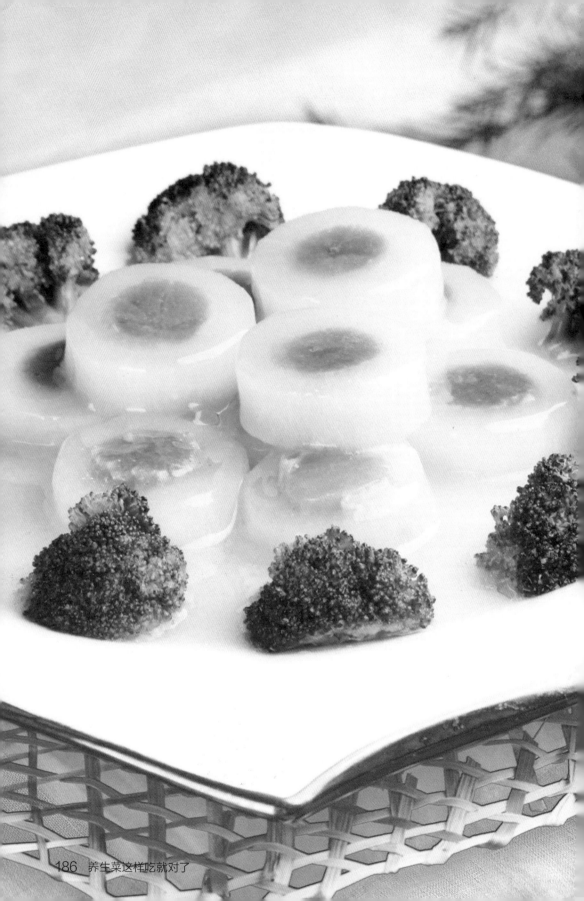

扳指干贝

干贝的营养价值非常高，富含蛋白质、核酸、钙、锌等多种营养成分，常食有助于降血压、补益健身，还能软化和保护血管，有降低血脂和胆固醇的作用。白萝卜热量少，纤维素多，吃后易产生饱胀感，因而有助于减肥。

- ⏱ 时间 20 分钟
- ✂ 方法 蒸
- 😊 人群 高脂血症患者
- 🍲 功效 降低血脂

√ 食物相宜

干贝 + 瓠瓜 = 滋阴润燥
干贝 + 瘦肉 = 滋阴补肾
干贝 + 鸡蛋 = 提供全面的营养
干贝 + 鸡肉 = 滋补虚损

× 食物相克

干贝 + 香肠 = 生成有害物质

原料

水发干贝 80 克，白萝卜 200 克，西蓝花 150 克，姜片 10 克，葱条 7 克，盐、鸡精、料酒、水淀粉、胡椒粉、熟油各适量

食材处理

1. 西蓝花洗净，切瓣备用。
2. 白萝卜去皮，洗净，切成约 1.6 厘米厚段，每个萝卜段分别用圆形薄铁筒扎穿，去掉萝卜心，呈"扳指"形，每个"扳指"均填入水发干贝 1 粒。
3. 全部完成后摆入盘内，放入葱条、生姜片。

制作指导

干贝烹调前宜用温水浸泡涨发，这样口感更佳。

美味制作

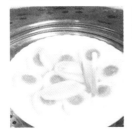

1 "扳指干贝"放入蒸锅，淋料酒。

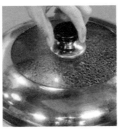

2 加盖蒸约 15 分钟至透熟。

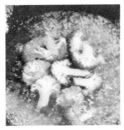

3 锅入水，加盐、油煮沸，下西蓝花。

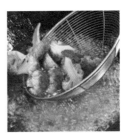

4 焯熟后捞出摆盘。

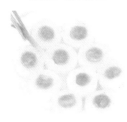

5 "扳指干贝"捡去姜片、葱条。

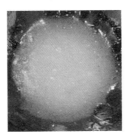

6 原汁加盐、鸡精、水淀粉、胡椒粉调汁备用。

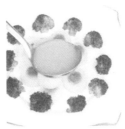

7 将汁浇于"扳指干贝"上。

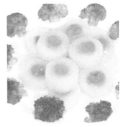

8 端出即可食用。

小贴士

西蓝花是一种保健蔬菜。幼儿常吃西蓝花，可促进生长、维持牙齿及骨骼正常、保护视力、提高记忆力。心血管病人食用后，会缓解病情，并增强血管的韧性。

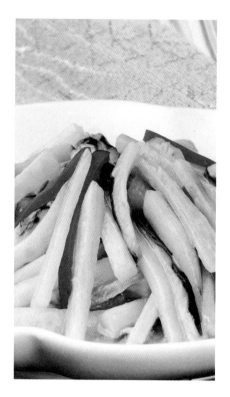

黄瓜炒山药

- ⏱ **时间** 10分钟
- 😊 **人群** 高血压患者
- ✖ **方法** 炒
- 🍲 **功效** 消脂降压

黄瓜含有蛋白质、膳食纤维、矿物质、维生素、乙醇、丙醇、氨基酸等营养成分，能抑制糖类转化为脂肪，对肥胖症、高血压患者有利。

原料

黄瓜300克，山药150克，红椒20克，姜片、蒜末、葱白、盐、水淀粉、鸡精、白醋、食用油各适量

做法

1. 山药去皮洗净，切长丝；黄瓜洗净去皮，切丝；红椒洗净切开，去籽，切成丝。
2. 锅中加约800毫升清水烧开，倒入少许白醋，放入山药，煮沸后捞出备用。
3. 用油起锅，倒入姜片、蒜末、葱白、红椒丝爆香，倒入黄瓜，拌炒片刻，倒入山药拌炒匀，加入盐、鸡精炒匀，加入少许水淀粉，起锅盛入盘中即可。

红椒拌莴笋黄瓜丝

- ⏱ **时间** 6分钟
- 😊 **人群** 糖尿病患者
- ✖ **方法** 拌
- 🍲 **功效** 降脂降糖

莴笋含糖量低，但含烟酸较高，烟酸被视为胰岛素的激活剂。因此，莴笋很适合糖尿病患者食用。

原料

莴笋100克，黄瓜150克，红椒25克，蒜末、葱花各少许，盐3克，鸡精3克，陈醋3毫升，辣椒油、香油各适量

做法

1. 黄瓜洗净，切成丝；莴笋去皮洗净，切成丝；红椒洗净切段，切开去籽，切成丝。
2. 锅中加约1500毫升清水烧开，倒入莴笋拌匀，焯片刻后捞出，装入碗中，放入黄瓜丝、红椒丝，加入盐、鸡精、蒜末，拌匀，倒入陈醋、辣椒油、葱花、香油拌匀，装入盘中即可。

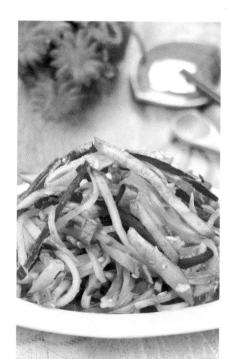

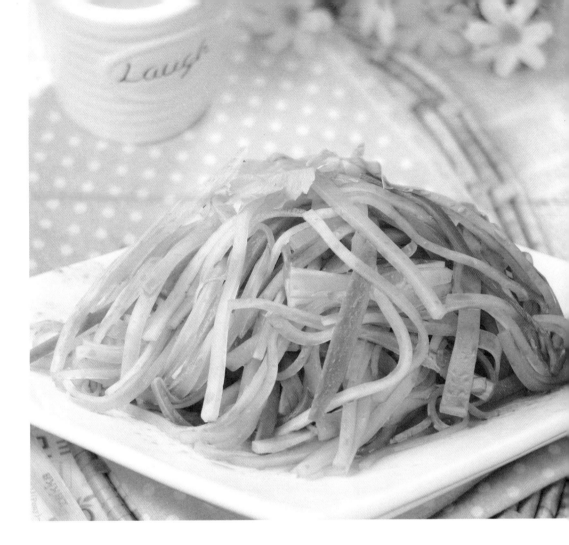

生拌莴笋

莴笋中的钾含量丰富，有利于调节体内盐的平衡。莴笋具有利尿、降低血压、预防心律紊乱的作用。经常食用对心脏病、高血压患者大有益处。

🕐 **时间** 6分钟
⚔ **方法** 拌
☺ **人群** 高血压患者
🖐 **功效** 降压降糖

原料
莴笋200克，胡萝卜丝10克，盐3克，鸡精3克，白醋、辣椒油、香油各适量

做法
1. 莴笋去皮洗净，切成细丝，装入碗中，倒入胡萝卜丝，加入盐、鸡精，用筷子搅拌均匀。
2. 淋入辣椒油、白醋，搅拌至入味，倒入香油拌匀入味，装入另一个盘内即可。

制作指导
凉拌莴笋丝前，可先将莴笋丝放入开水中焯烫一下，捞出后快速的过凉水，可使莴笋的口感更加爽脆。

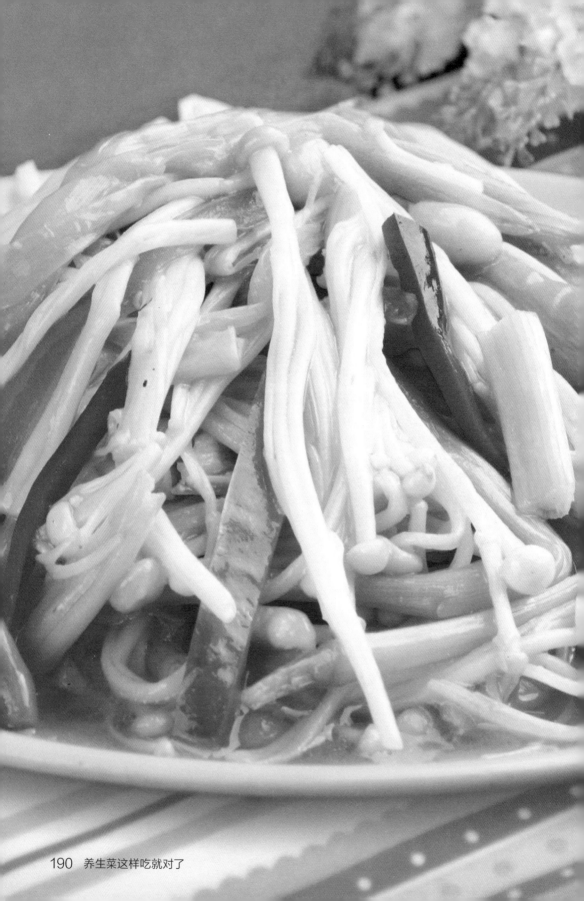

养生菜这样吃就对了

炒金针菇

金针菇含氨基酸、维生素、碳水化合物及钙、磷、铁等多种物质，能有效地增强机体的生物活性，促进体内新陈代谢，降低胆固醇，防治心脑血管疾病。金针菇还具有抵抗疲劳、抗菌消炎、抗肿瘤的作用。

- ⏱ **时间** 6 分钟
- ✖ **方法** 炒
- 😊 **人群** 高脂血症患者
- 🖐 **功效** 降低血脂

√ 食物相宜

金针菇 + 豆腐 = 降脂降糖
金针菇 + 豆芽 = 清热解毒
金针菇 + 鸡肉 = 健脑益智
金针菇 + 芹菜 = 滋阴润燥

× 食物相克

金针菇 + 驴肉 = 引起不适

原料

金针菇 200 克，水发黄花菜 100 克，青椒、红椒各 10 克，姜片、蒜末、葱白各少许，盐 3 克，水淀粉、食用油各 10 毫升，鸡精 2 克

食材处理

1. 洗净的青椒、红椒切丝。
2. 洗净的金针菇切去根茎。
3. 洗净的黄花菜切去老茎。
4. 锅中加约 800 毫升水烧开，加盐和少许食用油（分量外）。
5. 倒入黄花菜，煮约 1 分钟将黄花菜捞出。

制作指导

金针菇不可炒制太久，以免炒出太多水影响成品的口感和外观。

美味制作

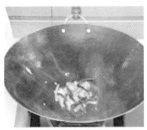

1 起锅，爆香姜片、蒜末、葱白、青椒、红椒。

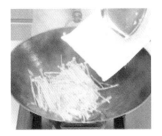

2 倒入切好的金针菇翻炒均匀。

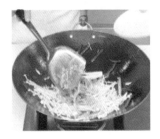

3 加入焯水后的黄花菜翻炒均匀。

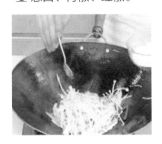

4 加少许盐、鸡精，炒匀调味。

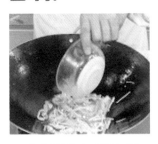

5 加适量的水淀粉勾芡，翻炒匀至入味。

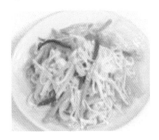

6 盛出装盘即可。

小贴士

金针菇先淋过水，保持原有的湿度，再用保鲜袋装好，存放在冰箱的冷藏层，可保存三四天。

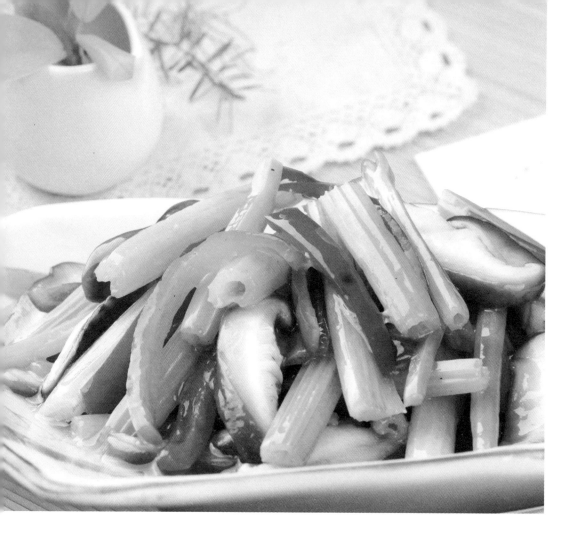

芹菜炒香菇

芹菜含有丰富的铁、锌，有平肝降压、安神镇静、抗癌防癌、利尿消肿、增进食欲的作用。多吃芹菜还可以增强人体的抗病能力。

- 时间 8分钟
- 方法 炒
- 人群 高血压患者
- 功效 降压降糖

原料

芹菜150克，鲜香菇120克，青椒丝、红椒丝各10克，盐、鸡精、水淀粉、食用油各适量

做法

1. 芹菜洗净切段；鲜香菇洗净切去蒂，切成丝。
2. 锅中注水烧开，加入油、盐，倒入香菇煮沸，捞出。
3. 另起锅，注油烧热，倒入香菇、芹菜、青椒丝、红椒丝，注入少许清水翻炒至熟，加入盐、鸡精炒匀调味，加入少许水淀粉勾芡，炒匀，盛入盘内即成。

制作指导

芹菜易熟，所以炒制时间不能太长，否则成菜口感不脆嫩。

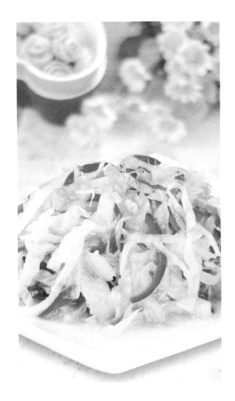

蒜蓉红椒生菜

⏱ 时间 6分钟　　😊 人群 老年人
✖ 方法 炒　　　🍳 功效 降压抗衰老

生菜的营养价值丰富，含有 β - 胡萝卜素、维生素C、膳食纤维等多种营养素，经常食用有助于降血脂、降血压、降血糖、抗衰老。

原料
生菜300克，红椒20克，蒜末5克，盐3克，鸡精、食用油各适量

做法
1. 红椒洗净切成丝；生菜洗净切成丝。
2. 油锅烧热，倒入切好的蒜末、红椒丝，爆香，倒入生菜，翻炒1分钟至熟软，加入盐、鸡精，快速炒匀至入味，起锅，盛出炒好的生菜，摆好盘即成。

制作指导
炒制生菜的时间不能太长，否则会影响口感和外观。

香油玉米

⏱ 时间 5分钟　　😊 人群 老年人
✖ 方法 拌　　　🍳 功效 宁心活血

玉米含有蛋白质、脂肪、糖类、胡萝卜素、维生素和多种矿物质，有降低血脂、延缓人体衰老、预防脑功能退化、增强记忆力之效。

原料
鲜玉米粒200克，青椒丁20克，胡萝卜丁50克，盐2克，鸡精、香油、食用油各适量

做法
1. 锅中加水烧开，加入盐，倒入少许食用油，放入玉米粒、胡萝卜煮沸，倒入青椒，搅拌匀，煮熟。
2. 将煮好的材料捞出，装入碗中，加入盐、鸡精、少许香油，拌匀使其入味，装入盘中即可。

制作指导
制作这道凉拌菜，可加入少许白醋一起拌匀，味道会更好。

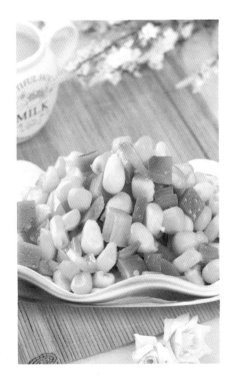

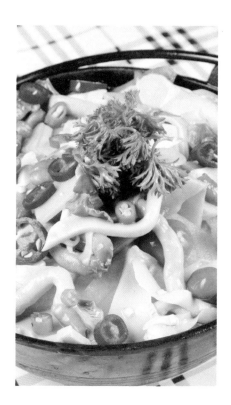

干锅素什锦

- ⏲ 时间 6分钟
- 😊 人群 老年人
- ✖ 方法 炒
- 🍲 功效 降低血压

经常食用平菇类菇体，能调节新陈代谢、降低血压、降低胆固醇。

原料
平菇、滑子菇各150克，黄瓜200克，青椒、红椒各少许，盐2克，生抽8毫升，蒜末5克，食用油适量

做法
1. 平菇洗净，撕成小片；滑子菇洗净；黄瓜去皮洗净，切块；青椒、红椒洗净，切圈。
2. 油锅烧热，下青椒、红椒及蒜末炒出香味，放入平菇、滑子菇、黄瓜炒熟，加入盐、生抽调味，炒匀即可出锅装盘。

制作指导
将平菇放在淡盐水中浸泡5分钟，捞出用细软净布沿菇纹轻轻擦拭，最后再漂洗一下即可清洗干净。

黄瓜炒火腿

- ⏲ 时间 5分钟
- 😊 人群 糖尿病患者
- ✖ 方法 炒
- 🍲 功效 降压降糖

黄瓜所含的丙醇和乙醇能抑制糖类物质转化为脂肪，对肥胖者、高血压和糖尿病患者有利。

原料
黄瓜500克，火腿肠100克，红椒片15克，姜片、蒜末、葱白各少许，盐3克，料酒3毫升，蚝油3毫升，鸡精2克，白糖3克，水淀粉10毫升，食用油适量

做法
1. 黄瓜去皮洗净切条，再切成段；火腿肠切成片。
2. 热锅注油，烧至五成热，倒入火腿肠拌匀，炸至暗红色捞出备用。
3. 锅底留油，倒入姜片、蒜末、葱白、红椒炒匀，倒入黄瓜、火腿肠炒匀，加料酒、蚝油、盐、鸡精、白糖炒均，加入少许水淀粉，盛出装盘即可。

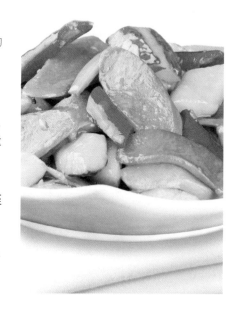

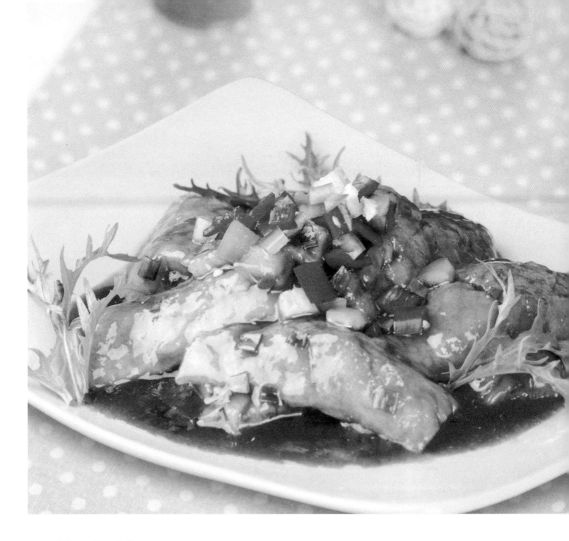

双椒麦茄

茄子皮富含多种维生素，能够保护血管。常食茄子，可使血液中的胆固醇含量降低，因而不易患肝脏肿大、动脉硬化等病症。

⏱ 时间 8分钟
❌ 方法 烧
☺ 人群 高脂血症患者
✋ 功效 降低血脂

原料
茄子350克，青椒、红椒、葱花、海鲜酱、生抽、蚝油、盐、白糖、鸡精、水淀粉、淀粉、食用油各适量

做法
1. 茄子去皮洗净，切件，再打上麦穗刀花，撒上淀粉，裹匀；青椒、红椒均洗净切小丁备用。
2. 锅入油烧热，入茄子，炸片刻至熟，捞起沥油备用。
3. 锅注水烧热，入海鲜酱拌匀，再入蚝油、生抽调匀，加盐、鸡精、白糖调味，倒入茄子炒匀，煮至入味，用大火收汁，用水淀粉勾芡，撒上葱花炒匀，出锅装盘，撒上青椒、红椒即可。

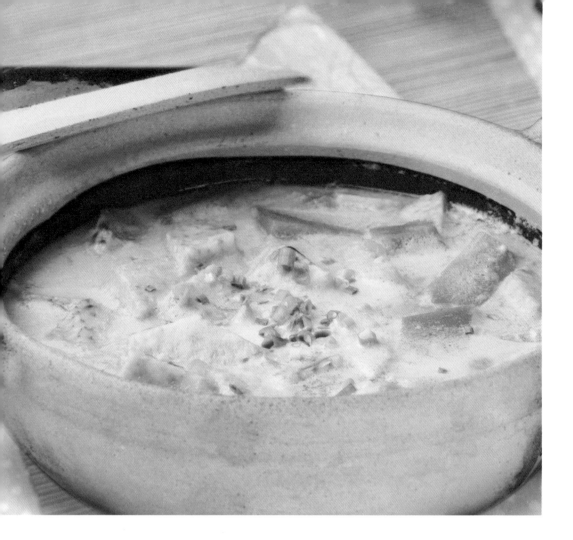

芋头南瓜煲

南瓜中含有的多种矿物质，如钙、钾、磷、镁等，可预防骨质疏松和高血压。

- 时间 15 分钟
- 方法 煮
- 人群 高血压患者
- 功效 降压降糖

原料

南瓜块 200 克，芋头块 300 克，瘦肉末 30 克，姜片、蒜末、葱段、葱花、盐、鸡精、料酒、白糖各少许，淡奶、椰浆、食用油各适量

做法

1. 锅置火上，注入适量食用油烧热，倒入南瓜，滑油片刻后捞出备用；再放入芋头，滑油片刻，捞出备用。
2. 锅底留油，入姜片、蒜末、葱段爆香，倒入肉末炒至白色，淋入料酒炒匀，注入清水大火烧开，倒入芋头、南瓜拌匀煮沸，倒入淡奶、椰浆拌匀，加盐、鸡精、白糖调味，锅中的材料转入砂煲，置火上，大火烧开，撒上葱花即成。

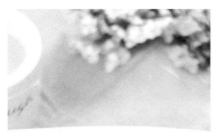

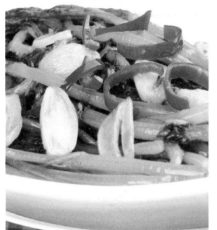

高汤皇帝菜

⏱ 时间 10 分钟　　☺ 人群 老年人
✖ 方法 煮　　　　　🍲 功效 降压补脑

皇帝菜含有挥发性的精油以及胆碱等物质，具有降血压、补脑的作用。

原料
皇帝菜 300 克，蒜片、红椒丝各少许，盐、鸡精、食用油各适量

做法
1. 用油起锅，倒入蒜，炸香捞出。
2. 锅中倒入适量清水，加适量盐、鸡精烧开，放入洗好的皇帝菜，焯至断生，盛出，装入盘中备用。
3. 另加少许清水烧开，倒入蒜片、红椒丝，加适量食用油、鸡精、盐调成高汤汁，淋入盘中皇帝菜上即成。

制作指导
皇帝菜烧煮易熟，需急火快炒，以免损耗营养成分。

丝瓜煮荷包蛋

⏱ 时间 10 分钟　　☺ 人群 高脂血症患者
✖ 方法 煮　　　　　🍲 功效 降低血脂

丝瓜中含有延缓皮肤衰老的 B 族维生素，还有增白皮肤的维生素 C 等成分，能消脂降脂、去除皱纹。

原料
丝瓜 300 克，鸡蛋 4 个，姜片、葱花各少许，盐 3 克，鸡精 2 克，胡椒粉 3 克，食用油适量

做法
1. 丝瓜洗净切片；热锅注油，打入鸡蛋；用小火煎成荷包蛋。
2. 锅中加清水；放入姜片，加食用油、盐、鸡精、胡椒粉；倒入丝瓜，煮沸；再倒入荷包蛋煮 2 分钟；盛出装盘；撒上葱花即可。

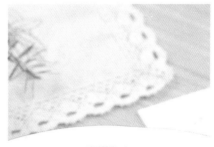

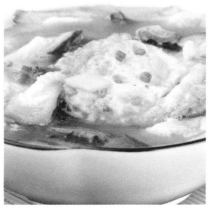

制作指导
丝瓜在削皮后用盐水略泡或焯水可防止其氧化发黑。

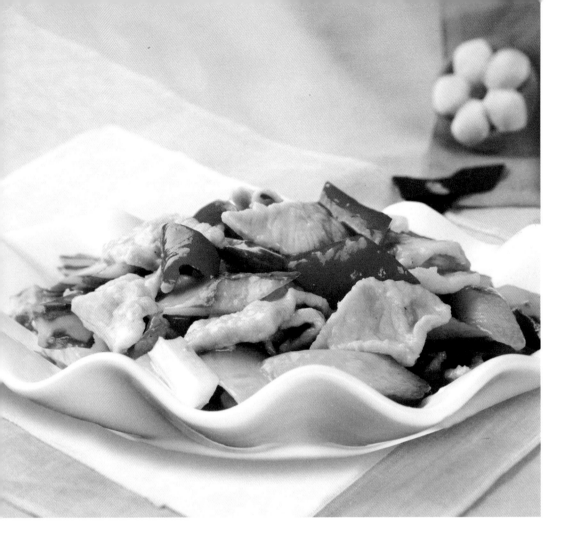

黄瓜炒肉片

黄瓜含有人体生长发育和生命活动所必需的多种糖类、氨基酸和丰富的维生素，其所含成分能抑制糖类物质转化为脂肪，对肥胖者、高血压和糖尿病患者有利。

⏱ **时间** 10 分钟
🔪 **方法** 炒
😊 **人群** "三高"者
🍲 **功效** 消脂降压

原料

黄瓜条 100 克，猪瘦肉 150 克，蒜末、红椒片、葱白、葱叶各少许，盐 2 克，水淀粉、白糖、鸡精、料酒、食用油各适量

做法

1. 猪瘦肉洗净切成片，装入盘中，加盐、鸡精，淋入少许水淀粉抓匀，再淋入少许食用油，腌渍片刻。
2. 热锅注油，烧至四成热，倒入肉片，滑油片刻捞出。
3. 锅底留油，倒入葱白、蒜末，煸香，倒入黄瓜条、红椒片，炒香，倒入肉片，加盐、鸡精、白糖，拌炒均匀，淋入少许料酒，加少许水淀粉，拌炒匀，至入味，撒入葱叶，盛出装盘即可。

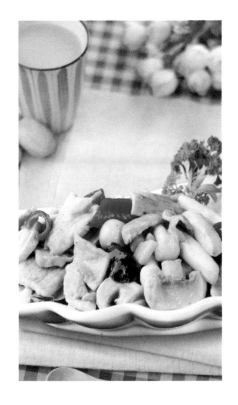

蚝油蘑菇炒肉片

⏱ 时间 15 分钟　😊 人群 老年人
✖ 方法 炒　　　　✋ 功效 降压降糖

口蘑含有丰富的蛋白质、糖类、脂肪、纤维素、钾、磷、钙、铁及大量 B 族维生素、维生素 C。

原料
猪瘦肉 180 克，口蘑片、白玉菇段、香菇片各 100 克，姜片、蒜末、葱末各 15 克，红椒片 20 克，盐、鸡精、白糖、料酒、蚝油、食用油、水淀粉各适量

做法
1. 猪瘦肉洗净切片，加盐、鸡精、水淀粉抓匀，再淋入少许食用油腌渍 10 分钟；锅入水烧开，加少许食用油，放入香菇、口蘑、白玉菇焯熟捞出。
2. 锅注油烧热，放入肉片滑油，捞出，装入碗中，另起锅，注油烧热，倒入姜片、蒜末、葱末、红椒片爆香，再倒香菇、口蘑、白玉菇，加入肉片炒匀，加料酒、蚝油、鸡精、白糖，翻炒至入味，起锅装盘即可。

黄瓜炒猪肝

⏱ 时间 10 分钟　😊 人群 高脂血症、高血压患者
✖ 方法 炒　　　　✋ 功效 降脂降压

黄瓜能抑制糖类转化为脂肪，对肥胖症、高血压、高脂血症患者有利。

原料
猪肝 80 克，黄瓜 100 克，姜片、蒜片、胡萝卜片、葱白各少许，盐 4 克，白糖 2 克，水淀粉 15 毫升，蚝油、鸡精、料酒、香油、食用油各适量

做法
1. 黄瓜洗净切开，去除瓤，斜刀切成片；猪肝洗净，切成片，加盐、鸡精、白糖、料酒、水淀粉拌匀，腌渍片刻。
2. 起油锅，入姜片、蒜片、葱白，爆香，放入猪肝，拌炒匀，倒入黄瓜片，翻炒均匀，放入胡萝卜片，加盐、鸡精、白糖、蚝油炒匀，加水淀粉勾芡，淋入少许香油，拌炒均匀，盛出装碗即成。

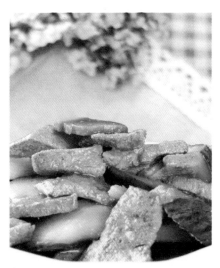

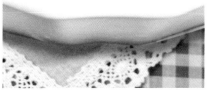

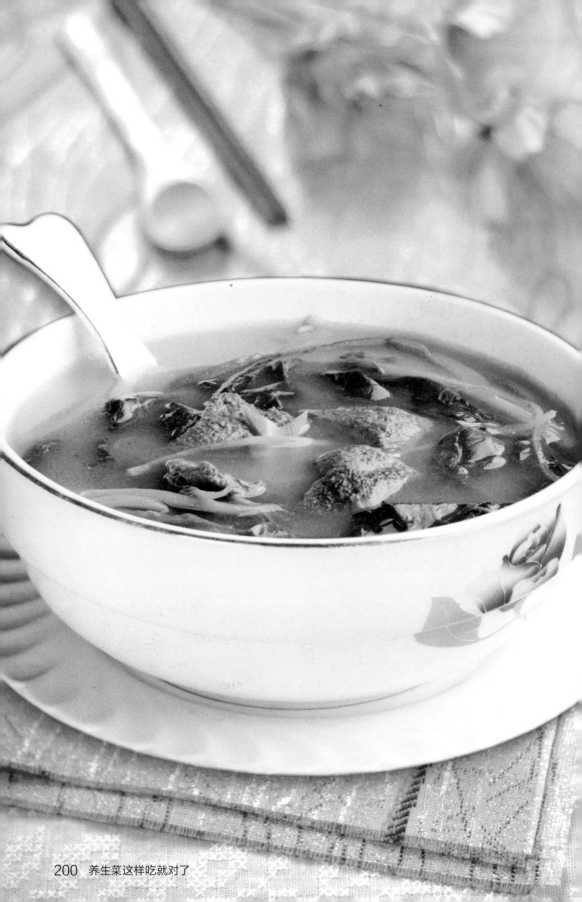

菠菜猪肝汤

菠菜柔软滑嫩、味美色鲜，含有丰富的维生素C、胡萝卜素、蛋白质以及铁、钙、磷等物质。常吃菠菜有利于血糖保持稳定，还能滋阴润燥、通利肠胃、补血止血、泻火下气，很适宜高血压、便秘、贫血患者食用。

- 时间 8分钟
- 方法 煮
- 人群 老年人
- 功效 降低血压

√ 食物相宜
菠菜 + 猪肝 = 防治贫血
菠菜 + 胡萝卜 = 保持心血管畅通

× 食物相克
菠菜 + 牛肉 = 降低营养价值

原料
菠菜100克，猪肝70克，姜丝、胡萝卜片各少许，高汤、盐、鸡精、白糖、料酒、葱油、水淀粉、胡椒粉各适量

食材处理
1. 猪肝洗净切片。
2. 菠菜洗净，对半切开。
3. 猪肝片加料酒、盐、水淀粉拌匀腌制片刻。

制作指导
菠菜含有对人体有害的草酸，烹饪菠菜前，将菠菜放入热水焯煮片刻，可减少草酸含量。

美味制作

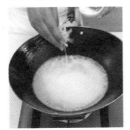

1 锅中倒入高汤，放入姜丝。

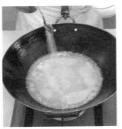

2 加入适量盐。

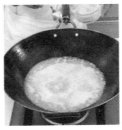

3 再放入鸡精、白糖、料酒烧开。

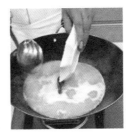

4 倒入猪肝拌匀后煮至水沸。

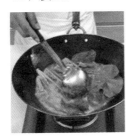

5 放入菠菜、胡萝卜片拌匀。

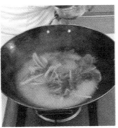

6 煮1分钟至熟透，淋入少许葱油。

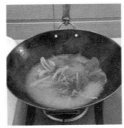

7 撒入胡椒粉拌匀。

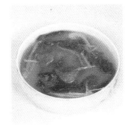

8 将做好的菠菜猪肝汤盛出即可。

小贴士
菠菜所含的铁量非常丰富，但是还含有少量草酸，这种物质会影响人体对铁的吸收。所以食用前，最好把菠菜先焯一下水，这样更有利于健康。

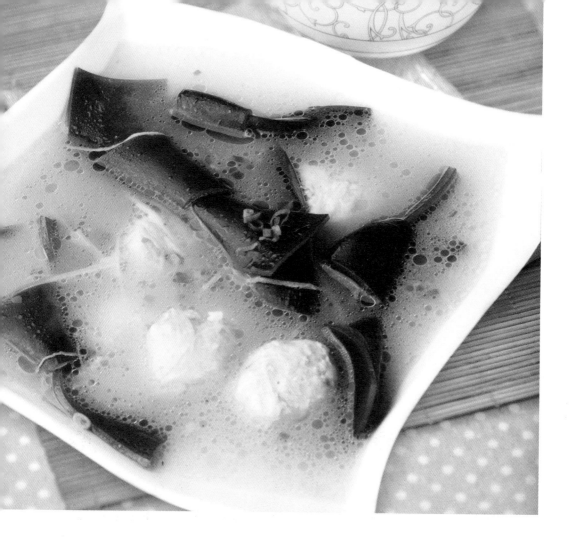

海带丸子汤

海带富含蛋白质、维生素 A、藻多糖、碘、钾、钙、钠、硒等多种营养素，有抑制癌症、降低血压、预防肥胖的作用，特别是能抑制乳腺癌的发生。

- 🕐 时间 10 分钟
- ✕ 方法 煮
- 😊 人群 高血压患者
- 📷 功效 降压降糖

原料
海带结200克，肉丸150克，姜丝、葱花各适量，盐3克，白糖2克，鸡精、料酒、高汤、胡椒粉、食用油各适量

做法
1. 热锅注油，倒入姜丝爆香，倒入高汤，放入洗好的肉丸和海带结，加入盐、鸡精、白糖、料酒拌匀，加盖，大火烧开，捞去浮沫。
2. 撒上少许葱花，加少许胡椒粉，用锅勺拌匀，盛出装入碗中即可。

制作指导
用手搓洗海带，可以去除杂质和多余的盐分。

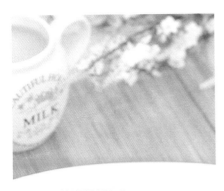

清蒸黄鱼

⏱ **时间** 18分钟　😊 **人群** 老年人
✖ **方法** 蒸　　　☕ **功效** 降低血压

黄鱼富含蛋白质、维生素A、钙等营养物质，适宜免疫力低、记忆力下降、高血压等人群食用。

原料
黄鱼200克，姜丝、葱丝、红椒丝、蒸鱼豉油、姜片、葱条各少许，盐、鸡精、热油各适量

做法
1. 黄鱼洗净放入垫有葱条的盘中，加盐、鸡精抹匀，放上姜片。
2. 黄鱼放入蒸锅，盖上锅盖，大火蒸5分钟至熟，揭盖，取出黄鱼，挑去葱条、姜片，撒上姜丝、葱丝、红椒丝，浇入少许热油，将蒸鱼豉油淋入盘底即成。

制作指导
黄鱼入蒸锅前，需用盐腌渍10分钟，口感更好。

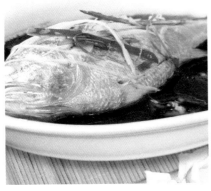

玉米煲鲫鱼汤

⏱ **时间** 30分钟　😊 **人群** 一般人群
✖ **方法** 煮　　　☕ **功效** 降压降糖

玉米含有丰富的不饱和脂肪酸，可降低血液胆固醇含量，并防止其沉积于血管壁。

原料
玉米1根，净鲫鱼500克，姜片25克，盐、鸡精、食用油各适量

做法
1. 玉米洗净斩小件，炒锅注油烧热，放入姜片，下入鲫鱼，煎至两面断生，注入适量清水拌匀，大火烧开，倒入玉米拌匀，中火煮至沸腾，加盐、鸡精调味，拌煮至入味，捞去浮沫。
2. 将锅中的材料转至砂煲，置于火上，煲开后转小火煮20分钟，关火，取下砂煲即成。

制作指导
此菜中倒入淡奶，不仅增添美味，而且营养也更丰富。

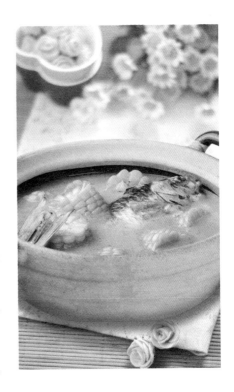

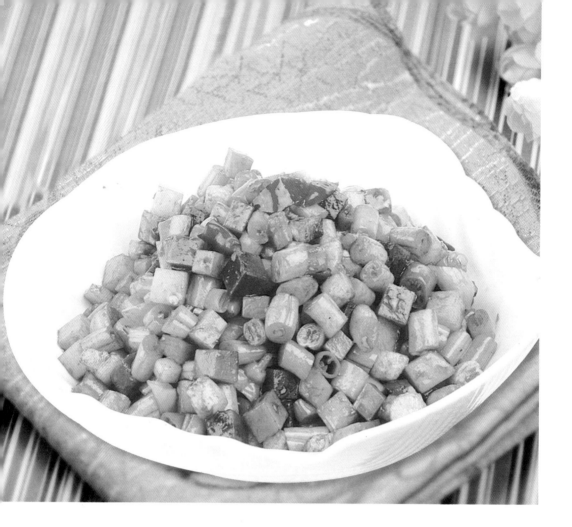

辣婆婆下饭菜

米豆腐不含胆固醇，是高血压、高脂血症、冠心病患者的食疗佳肴。

🕐 时间 8 分钟
❌ 方法 炒
😊 人群 高血压患者
🍚 功效 降压降脂

原料
豆角 150 克，米豆腐、猪肉各 80 克，朝天椒、青椒、红椒各 10 克，盐 3 克，鸡精 2 克，花椒油、生抽、食用油各适量

做法
1. 猪肉洗净切小块；豆角洗净切小段；米豆腐切小块；青椒、红椒去蒂洗净切圈；朝天椒洗净切圈。
2. 热锅下油，下入青椒、红椒、朝天椒炒香，下入猪肉、豆角、米豆腐翻炒至熟，再下入盐、鸡精、生抽、花椒油炒匀即可。

制作指导
烹调前应将豆筋摘除，否则既影响口感，又不易消化。
豆角炒至变色才能关火。

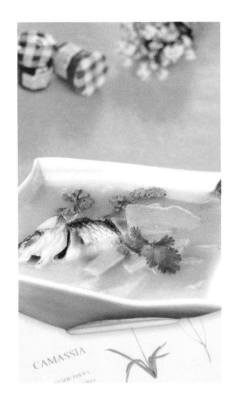

冬瓜鲫鱼汤

⏱ 时间 15分钟　😊 人群 "三高"者
✖ 方法 煮　　　🍲 功效 降压降脂

冬瓜含有丰富的膳食纤维，具有降血糖、降胆固醇、降血脂、防止动脉粥样硬化、通便的作用。冬瓜还含有钾，可改善体内钠钾平衡，有降血压、利尿的作用。

原料
冬瓜 200 克，净鲫鱼 400 克，香菜段少许，盐、鸡精、胡椒粉、食用油各适量

做法
1. 冬瓜去皮洗净，切薄片。
2. 锅中注水烧开，加盐、鸡精调味，再放入鲫鱼，倒入少许食用油，加入冬瓜盖上盖，用中火煮至鲫鱼熟透，撒上胡椒粉调味，撒上香菜即可。

制作指导
冬瓜片切得薄一些，煮出来的汤汁更美味。

豌豆焖鸽子

⏱ 时间 15分钟　😊 人群 女性
✖ 方法 焖　　　🍲 功效 养颜美容

鸽子中所含的胆素可以帮助人体很好的利用胆固醇，预防动脉粥样硬化。鸽肉易于消化，对病后体弱、记忆衰退有很好的补益食疗作用。

原料
鸽子 350 克，豌豆 120 克，姜片、葱段、蒜末、红椒片、盐、生抽、料酒、淀粉、白糖、水淀粉、食用油、鸡精各适量

做法
1. 鸽子洗净，斩块，加料酒、生抽、盐、鸡精拌匀，撒淀粉裹匀；锅中加适量清水，放少许食用油、盐煮沸，倒入豌豆，焯煮约 2 分钟捞出。
2. 锅注油烧至五成热倒鸽肉滑油约 2 分钟捞出备用，锅留油倒入葱姜蒜、红椒、鸽肉、水翻炒 1 分钟，淋入少许料酒略煮，倒入豌豆，加盐、鸡精、白糖、水淀粉，翻炒均匀，装盘即成。

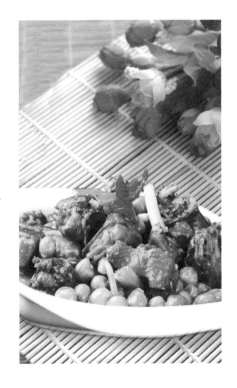

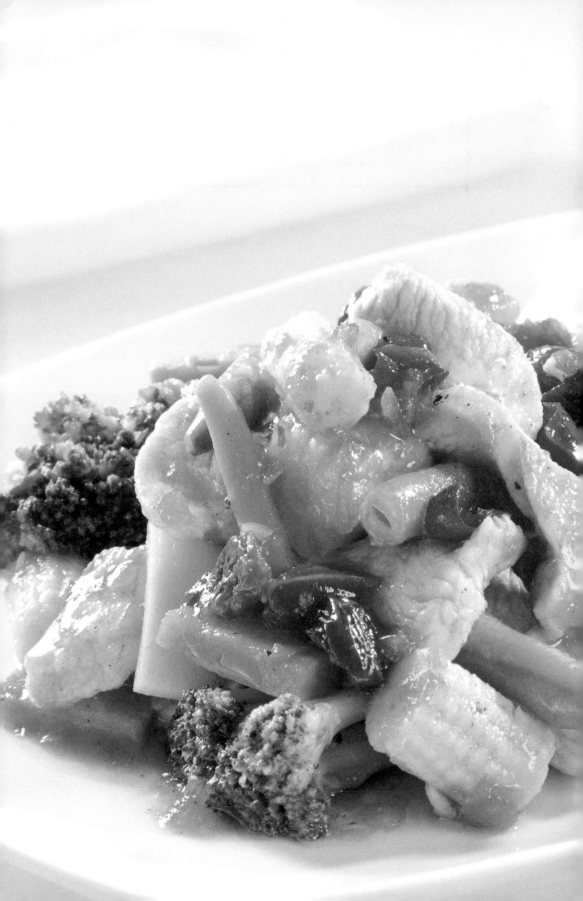

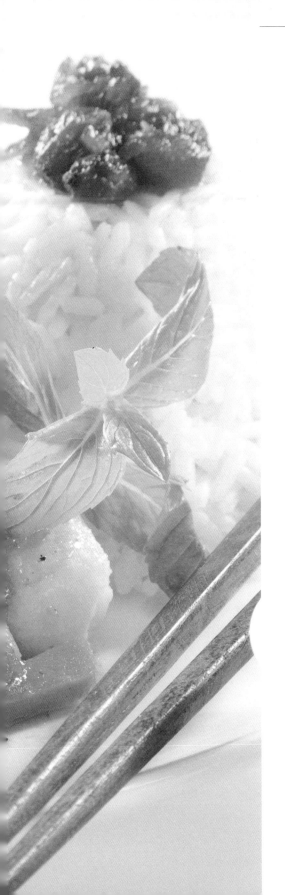

第七章

四季滋补
养生菜谱

　　春生、夏长、秋收、冬藏，是大自然一年中运动变化的规律。中医认为"天人相应"，人体必须顺应四季变化的规律，保持机体与自然的平衡，才能顺利安康的度过一年四季。在饮食上更要注意顺应四季养生，多吃时令瓜果蔬菜，并合理安排作息时间，劳逸结合。

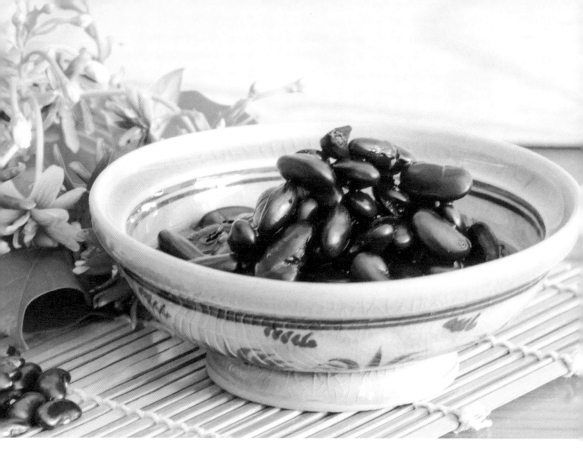

顺时养生不要乱，牢记口诀灵活变

一年四季的气候变换，自然状况改变之下，人们的生理状况也会受影响。在不同的时节需要摄取不同的养分来补充身体的需求，一年四季，你的餐单也要跟着换不停。顺时养生就是要摸清人与自然的规律，牢记以下养生口诀，灵活变通，更有益身心健康。

悦情志

人要健康长寿养生，情志通畅是一个重要条件。陶弘景在《养生延寿录》中提出："养性之道，莫大忧愁大哀思，此所谓能中和，能中和者必久寿也。"

戒私欲

养生求静，使身心处于万虑皆息、独存一念的境地，也要求人具有高尚的情操，心胸坦荡。孙思邈说："人不终眉寿，或致夭殁者，皆由不自爱惜，竭情尽意，邀名射利。"

故善养生者"勿汲汲于所欲""心无妄念""所至之处，勿得多求""旦起欲专言善事，不欲先计较钱财"。

远房室

性生活要有节制。人的生长发育赖于肾精，肾精充盈则生生不息，人的生命活力和抗病能力才能强。欲保肾精，必须节制性欲，倘贪色好艳，纵欲无度，势必损精害体折寿。

适四时

人生活在自然之中，顺应季节气候是养生学的重要内容。《吕氏春秋》说："年寿得长者，非短而续之也，毕其数也，毕数之务，在乎去害。"所谓"害"，就是指非其时而有其气以及大寒、大热、大燥、大温等病邪，中医称为"六淫"。

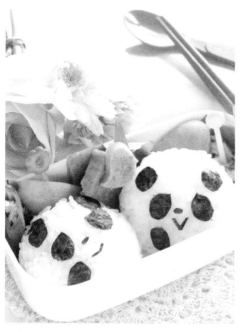

节饮食

脾胃为后天之本，饮食不节，伤及脾胃，就使人多病早衰。《内经》对饮食不节的危害，有"阴之所生，本在五味""饮食自倍，肠胃乃伤""多食盐，则脉凝泣变色，多食苦，则皮枯而毛衰……"等多处论述。孙思邈对饮食宜忌的论述更全面、更科学，除"食不可过饱，务令简少""常宜温食""常宜轻清甜淡之物"等常识外，还对饮食方法、饮食卫生重笔描写，如"美食宜熟嚼，生食不粗吞""食勿大语""每食以手摩面及腹""勿食生菜、生米、小豆、陈臭物，勿饮浊酒""必不得食生黏滑等物"等，这对避免损伤脾胃以及防止食物中毒，预防传染病，乃至祛病延年都有积极而重要的意义。

常运动

人是有机的整体，常运动会使精力充沛，身体健壮。早在汉代，华佗就倡导锻炼强身以防病。他指出："人体欲得劳动，动摇则谷气得消，血脉流通，病不得生。"孙思邈在《千金方》中也说："养性之道，常欲小劳""体欲常劳，但勿多极"，提醒人们经常活动筋骨以祛病延年。

顺性情

要健康长寿，须按年龄规律自身颐养。孙思邈说："人年五十以上，阳年日衰，损与日至。心力渐退，忘前失后，与居怠惰，计授皆不称心。视听不稳，多退少进，日月不等，万事零落，心无聊赖，健忘嗔怒，性情变异。"这就是说人在进入老年期后，会出现一系列生理和形态的变化，故要爱护、体贴老人，顺其性情以调之，以利他们尽享天年。

服药饵

人生在世，禀赋各异，况病魔无情，难免伤人。因此，服食药饵也是养生学内容之一。古人重视服药饵来防病治病，养生延年，并拟定了许多延年益寿的药饵、药方。但是，养生不可单靠服药饵，否则，"虽常服药饵而不知养性之术，亦难以长生也"。

饮药酒

养生要保持好睡眠质量、睡眠时间。药酒可帮助睡眠，研究表明，药酒在某些方面可以调节身体，舒缓压力，安神补血。

现在药酒传承了不同的理论学说，从不同的方向通过五脏帮助人体各方面进行调节。但是现在的药酒选择要从客观的方面进行考察，不能盲目，以免选择不当适得其反。

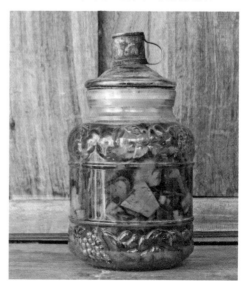

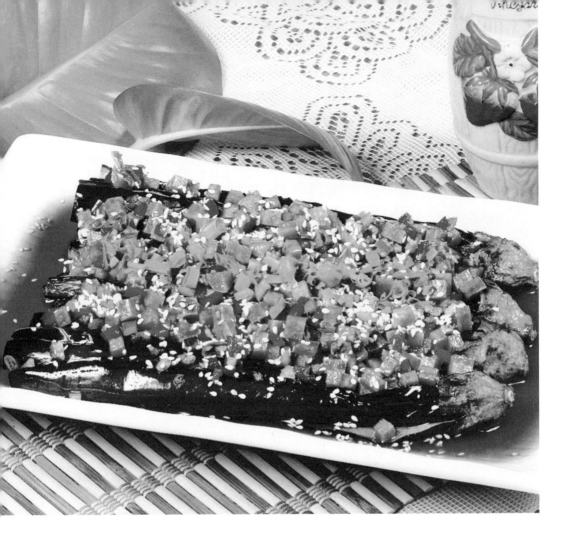

三鲜茄子

每 100 克茄子中含维生素 P 达 700 毫克，是柑橘的 10 倍，杏子的 15 倍。维生素 P
能增强细胞黏着力，促进细胞新陈代谢，保持机体正常生理功能，保护血管循环功能，
防治色斑和皮肤干燥症、口腔炎等。

🕐 时间 8 分钟

✖ 方法 蒸

😊 人群 老年人

📋 功效 增强免疫

原料
茄子 300 克，火腿 100 克，青椒粒、红椒粒各少许，盐、
葱花、熟芝麻、红油、食用油各适量

做法
1. 茄子洗净切条，调入油、盐，入锅蒸熟后摆入盘中；
   火腿洗净切丁。
2. 油烧热，下火腿、青椒粒、红椒粒同炒片刻，调入盐，
   出锅浇在茄子上，撒葱花、熟芝麻，淋红油即可。

制作指导
茄子切条不应太粗，否则不容易蒸透。

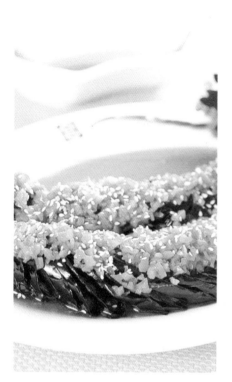

田园香茄

⏱ 时间 8 分钟　　😊 人群 老年人
✖ 方法 炸　　　　🍲 功效 降低血压

茄子含有龙葵碱，能抑制消化系统肿瘤细胞，对于防治胃癌有一定效果。此外，茄子还有清退癌热的作用。

原料
茄子 2 条，青椒 80 克，盐 3 克，鸡精 2 克，红油、食用油各 15 毫升，白芝麻少许

做法
1. 茄子洗净，切片，青椒洗净切成末。
2. 锅中放油，烧至七成热，把茄子放入油锅中炸熟，取出沥油，炸香青椒粒，下入茄子、盐、鸡精、红油，煮至入味，撒上白芝麻即可。

制作指导
若茄子外面裹一层鸡蛋，能炸得更酥。

培根热狗卷

⏱ 时间 10 分钟　　😊 人群 儿童
✖ 方法 炸　　　　🍲 功效 开胃消食

热狗具有维持钾钠平衡、消除水肿、提高免疫力、预防贫血、促进生长发育的作用。

原料
培根 6 片，小热狗 6 根，淀粉 15 克，蚝油 5 毫升，番茄酱、白糖各 5 克，水淀粉 10 毫升，香油、食用油各适量

做法
1. 培根摊平，放上小热狗包卷，穿入牙签固定，均匀沾裹淀粉，放入热油锅中用中火炸至金黄色，捞出沥油，取出牙签。
2. 油锅洗净，再倒入油烧热，放入蚝油、番茄酱、白糖以小火炒香，加入培根热狗卷煮至汤汁快收干，再加入水淀粉勾芡，淋上香油，即可盛出。

制作指导
培根与热狗本身含有较多的脂肪，炸制时要少放油。

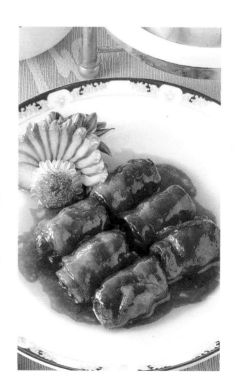

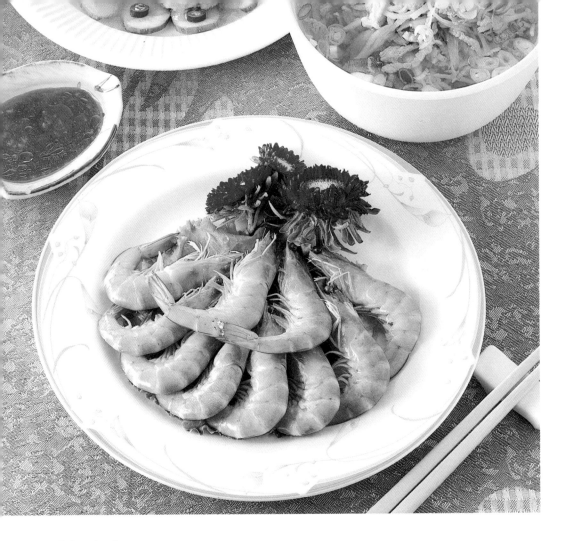

盐水虾

虾属强壮补精食品，可辅助治疗阳痿、腰痛、腿软、筋骨疼痛、失眠不寐、产后乳少以及丹毒、痈疽等症。所含有的微量元素硒能有效预防癌症。

- 🕐 时间 10 分钟
- ❎ 方法 煮
- 😊 人群 一般人群
- 🖐 功效 增强免疫

原料
草虾 190 克，姜片 5 克，葱段 10 克，姜末 1 克，盐 3 克，白糖 10 克，白醋 10 毫升，酱油膏、海鲜酱各 8 克

做法
1. 草虾剪去须足，去肠泥，洗净。
2. 锅中倒入水煮开，放入葱、姜略煮，加入草虾煮熟，捞出葱、姜，即可盛盘端出。
3. 白糖、盐、白醋、酱油膏、海鲜酱加少许水放入碗中，加入姜末调匀，食用时，剥去虾壳蘸食即可。

制作指导
虾煮到变色即可，不宜过老。

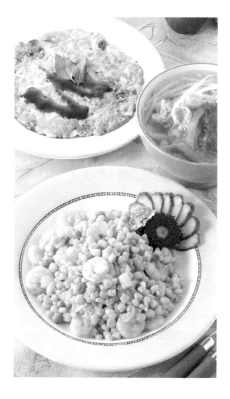

玉米炒虾仁

- ⏱ 时间 8 分钟
- 😊 人群 老年人
- ✖ 方法 炒
- 💬 功效 排毒瘦身

虾中含有丰富的镁，镁对心脏活动具有重要的调节作用，能很好地保护心血管系统，它可减少血液中胆固醇含量，防止动脉硬化。

原料
罐头玉米粒200克，虾仁110克，豌豆75克，葱10克，盐2克，胡椒粉3克，水淀粉10毫升，香油8毫升，食用油适量

做法
1. 玉米罐头打开；豌豆洗净；葱洗净，切末；虾仁挑去肠泥，洗净。
2. 虾仁入开水中汆烫，捞出，沥干；锅中倒油烧热，爆香葱末，放入玉米粒、虾仁、豌豆及盐、胡椒粉炒匀，加入水淀粉勾芡，淋上香油，即可盛出。

制作指导
虾仁快火急炒，炒老了不好吃。

盐水鸡

- ⏱ 时间 60 分钟
- 😊 人群 一般人群
- ✖ 方法 煮
- 💬 功效 增强体质

鸡肉含有维生素C、维生素E等，蛋白质的含量较高，种类多，而且消化率高，很容易被人体吸收利用，有增强体力、强壮身体的作用。

原料
土鸡腿1只，八角1粒，花椒3粒，姜丝5克，葱段10克，盐适量，米酒10毫升

做法
1. 姜丝一半泡入冷开水中；鸡腿洗净，放入开水中加入葱段及另一半姜丝、八角及花椒粒煮开，改小火续煮5分钟，熄火焖45分钟后，捞出，沥干。
2. 鸡腿均匀抹上盐、米酒，待凉后切块，盛出，食用时搭配泡过开水的姜丝即可。

制作指导
千万不可使鸡肉过烂，否则会失去美味。

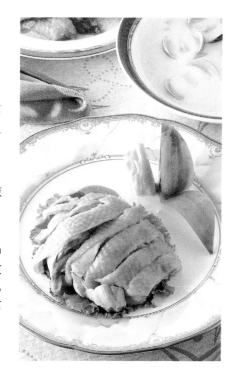

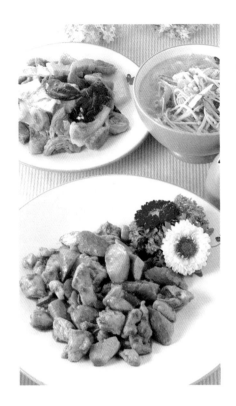

辣子鸡丁

🕐 时间 25分钟　　😊 人群 一般人群
❌ 方法 炒　　　　　🍲 功效 滋补虚损

鸡肉富含各种营养素，有助机体提高免疫力，增强体质。

原料

鸡胸肉220克，黄瓜1条，花椒5粒，大蒜2瓣，红辣椒1个，鸡蛋1个，淀粉5克，豆瓣酱8克，米酒8毫升，白糖、盐、水淀粉、食用油各适量

做法

1. 黄瓜洗净，对半切开，切丁；红辣椒去蒂及籽，洗净，大蒜去皮洗净，均切小片；鸡肉洗净，切丁。
2. 鸡蛋打入碗中，放入鸡丁及淀粉拌匀腌10分钟，放入热油锅中炸一下，立刻捞出，沥油。
3. 余油烧热，入黄瓜炸一下，立刻捞出，沥油，锅中留油继续加热，爆香花椒粒后捞出，放入红辣椒、大蒜及豆瓣酱、米酒、白糖、盐炒香，加入鸡丁、黄瓜丁炒匀，再加入水淀粉勾芡，即可。

椒麻鸡片

🕐 时间 60分钟　　😊 人群 老年人
❌ 方法 煮　　　　　🍲 功效 降低血糖

糖尿病患者以黄瓜代淀粉类食物充饥，血糖非但不会升高，甚至会降低。

原料

鸡胸肉150克，黄瓜1条，花椒粒、姜片、葱段、葱末、蒜末、盐、白糖、酱油、红油、白醋、芝麻酱、酱油膏、高汤、米酒各适量

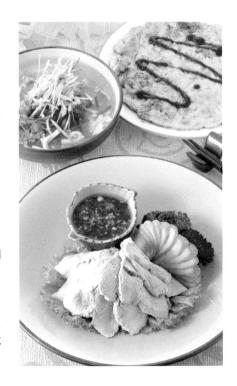

做法

1. 黄瓜洗净，切片，加盐腌拌5分钟冲净，沥干加入白糖、酱油、白醋拌匀，盛入盘中备用。
2. 花椒粒碾碎，放入碗中加入葱末、蒜末及白糖、芝麻酱、酱油膏、红油、高汤拌匀成蘸酱。
3. 鸡胸肉洗净，入开水中加葱段、姜片及盐、米酒、水煮开，熄火，焖约20分钟后捞出，放入加冰块的冷开水中，放入冰箱中冷藏30分钟，取出，切斜片，排入黄瓜盘中，食用时搭配蘸酱即可。

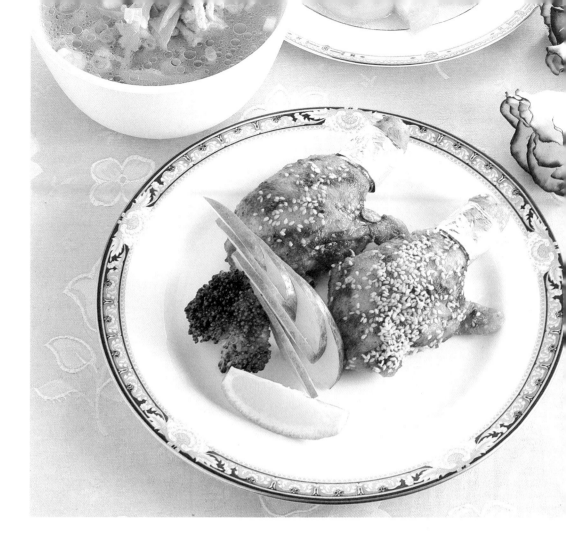

沙茶扒鸡腿

柠檬中的柠檬酸可与体内的钙离子结合形成一种可溶性络合物，减少或阻止钙离子参与血液凝固，故有助于减缓高血压、心肌梗死的发生和发展。

⏱ **时间** 30分钟
❌ **方法** 蒸、炸
👤 **人群** 一般人群
🍲 **功效** 延缓衰老

原料
小鸡腿2只，柠檬30克，白芝麻25克，盐、葱段、姜片、胡椒粉、淀粉、沙茶酱、酱油膏、白糖、食用油各适量

做法
1. 柠檬洗净，切小瓣；白芝麻放入热锅中用小火炒香，盛出备用；鸡腿洗净，放入碗中加葱、姜及盐、胡椒粉腌拌均匀，放入蒸锅中蒸熟，取出，均匀沾裹淀粉；将鸡腿放入热油锅中炸至外皮酥脆呈金黄色，捞出沥油。
2. 沙茶酱、酱油膏、白糖放入碗中充分调匀，均匀涂在炸鸡腿上，盛入盘中，撒上白芝麻，挤上柠檬汁，即可端出。

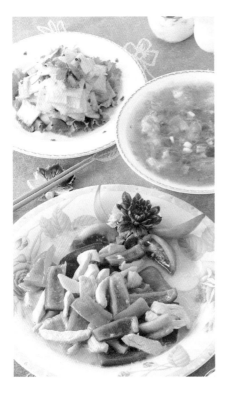

甜椒炒鸡柳

⏱ 时间 25 分钟　😊 人群 一般人群
✖ 方法 炒　　　🖐 功效 延缓衰老

辣椒中含丰富的维生素 C、维生素 E，还含有只有辣椒才有的辣椒素，有很好的抗氧化作用。

原料

青椒片、红甜椒片、黄甜椒片各 75 克，鸡胸肉 110 克，大蒜 2 瓣，鸡蛋 1 个，酱油 8 毫升，淀粉 8 克，胡椒粉 5 克，白糖 6 克，香油少许

做法

1. 鸡蛋打入碗中搅匀；蒜去皮切片；鸡胸肉洗净，去骨后切成条状备用。
2. 鸡肉放入碗中加入酱油、淀粉、胡椒粉及少许蛋汁腌渍 10 分钟，放入温油锅中滑片刻，捞出沥油。
3. 锅中倒油烧热，放入大蒜以小火爆香，加入鸡肉、甜椒片及酱油、白糖、少许水炒匀至水分收干，再加入淀粉勾芡，淋上香油，即可盛出。

蒜香熘鱼片

⏱ 时间 30 分钟　😊 人群 男性
✖ 方法 熘　　　🖐 功效 增强免疫

鱼肉含有丰富的维生素，还含有酶类、矿物质、不饱和脂肪酸及优质蛋白等营养成分。

原料

旗鱼 150 克，竹笋 110 克，红辣椒 1 个，大蒜 3 瓣，黄瓜 1 条，鸡蛋 1 个，盐 3 克，淀粉 15 克，米酒 8 毫升，胡椒粉 5 克，水淀粉 10 毫升，香油 6 毫升

做法

1. 旗鱼洗净切片；竹笋、黄瓜洗净切片；辣椒洗净切末；大蒜去皮，洗净切末；鸡蛋打散。
2. 鱼肉用盐、胡椒粉腌 20 分钟，两面沾上淀粉、鸡蛋液，入开水中烫熟，捞起沥干，锅中再放入笋片烫熟。
3. 锅中倒油烧热，放入蒜末、红辣椒爆香，加入旗鱼片、笋片、黄瓜片及米酒拌炒，再加入水淀粉勾芡，盛起前放入香油即可。

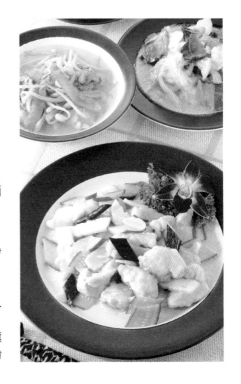

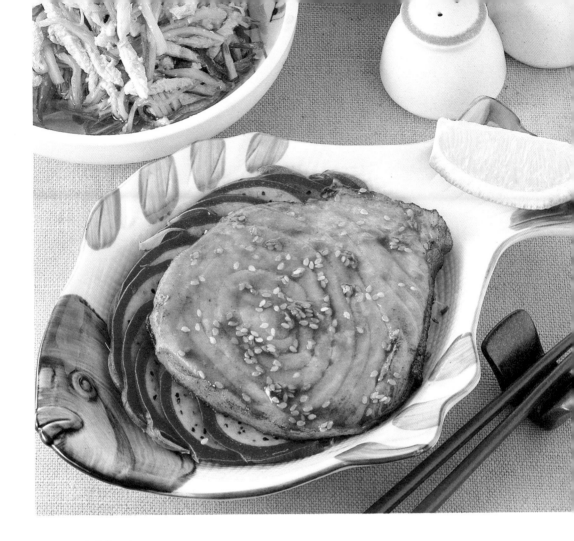

味噌烤鱼

鱼肉所含的蛋白质都是完全蛋白质，而且蛋白质所含必需氨基酸的量和比值最适合人
体需要，容易被人体消化吸收。

- ⏱ **时间** 15 分钟
- ❌ **方法** 烤
- 😊 **人群** 男性
- 🍲 **功效** 强筋壮骨

原料
旗鱼 190 克，柠檬 30 克，熟白芝麻 10 克，味噌 190 克，
白糖 150 克，米酒 15 毫升，香油、盐、胡椒粉各适量

做法
1. 味噌、白糖、米酒放入碗中调匀成腌酱；旗鱼洗净，
   均匀涂抹腌酱，冷藏 3 天至入味，取出，冲净。
2. 将旗鱼放入垫有铝箔纸的烤盘，放入烤箱中烤至两
   面金黄，取出，均匀抹上香油，并撒上熟白芝麻，
   待食用时挤上柠檬汁并蘸盐、胡椒粉即可。

制作指导
可根据个人口味增减调料。

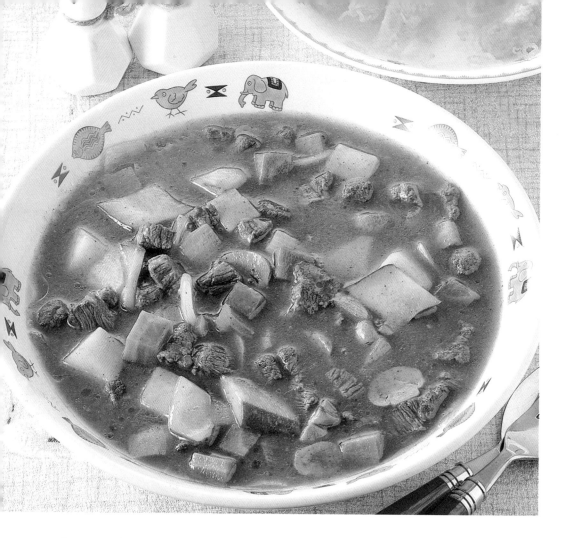

咖喱牛肉丁

洋葱中含糖、蛋白质及矿物质、维生素等营养成分，对机体代谢起一定作用，较好地调节神经，增强记忆，其挥发成分亦有较强的刺激食欲、帮助消化、促进吸收等功能。

- 🕐 时间 25分钟
- ✖ 方法 炒
- 😊 人群 老年人
- 📋 功效 益智健脑

原料
牛肉150克，土豆丁100克，胡萝卜丁、洋葱丁各75克，蘑菇4朵，黄瓜20克，咖喱粉10克，高汤30毫升，盐3克，米酒8毫升，番茄酱8克，水淀粉、食用油各15毫升，香油6毫升

做法
1. 牛肉洗净切小块，氽烫；蘑菇、黄瓜分别洗干净，切成片；土豆、胡萝卜放入开水中焯烫，捞出，沥干。
2. 锅入油烧热，放入黄瓜、蘑菇略炸，捞出，沥油。
3. 锅留油，放入咖喱粉炒香，加入牛肉和洋葱丁拌炒均匀，再加入其他材料及高汤、盐、米酒、番茄酱，小火煮10分钟，加入水淀粉勾芡，淋上香油即可。

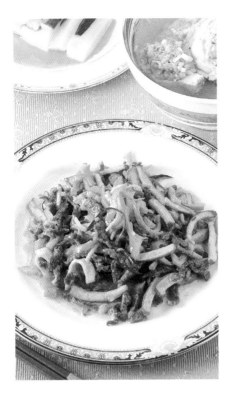

青椒豆干牛肉

⏱ 时间 25 分钟　😊 人群 男性
✖ 方法 炒　🤚 功效 保肝护肾

牛肉含有足够的 B 族维生素，可帮助人体提高免疫力，促进新陈代谢和蛋白质的合成。

原料
牛肉丝 110 克，青椒、鸡蛋各 1 个，豆干 2 片，红辣椒 1 个，姜 3 片，木瓜粉、淀粉各 10 克，米酒 10 毫升，酱油 8 毫升，水淀粉、食用油、香油各适量

做法
1. 青椒、红辣椒分别洗净，去蒂及籽切丝，姜和豆干均洗净，切丝；鸡蛋打入碗中搅匀；牛肉丝放入碗中，加入木瓜粉、米酒、淀粉及少许蛋汁腌拌 15 分钟。
2. 锅入油烧热，入牛肉丝及豆干丝略炸捞出，沥油。
3. 锅中留油加热，放入姜丝及红辣椒丝炒香，加入青椒丝、牛肉丝、豆干丝及少许水、酱油，炒至水分收干，最后加入水淀粉勾芡，淋上香油即可。

香辣锅酥牛柳

⏱ 时间 8 分钟　😊 人群 男性
✖ 方法 炸　🤚 功效 增强体质

牛柳性甘，含有丰富优质蛋白，常食能起到补气益气的功效，适合脾胃虚弱和大病初愈的人食用。

原料
牛柳 300 克，锅巴碎末适量，盐 3 克，酱油、料酒、水淀粉、食用油各 10 毫升，辣椒末 20 克

做法
1. 牛柳洗净，切片；加盐、酱油、料酒、水淀粉拌匀上浆，再裹上一层锅巴碎末。
2. 油锅烧热，下裹好的牛柳入锅炸熟至酥香，加入辣椒末稍拌，装盘即可。

制作指导
拌牛柳时适当加水，使水充分进入到牛柳中。

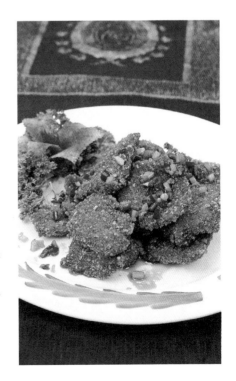

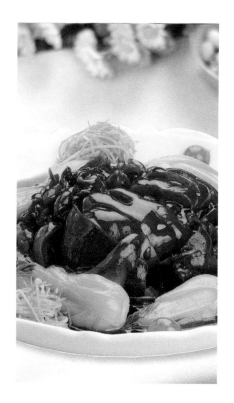

红扒牛掌

⏱ **时间** 15分钟　　😊 **人群** 一般人群
❌ **方法** 炒　　　　🍲 **功效** 增强体质

常食牛掌有助于降血压、降胆固醇、补益健身。
可用于辅助治疗体虚食少、虚劳瘦弱、消渴、
水肿等症。

原料
牛掌500克，上海青200克，胡萝卜少许，盐3克，
醋8毫升，酱油15毫升，食用油适量

做法
1. 牛掌洗净，切块；上海青洗净，用沸水焯熟，排
   于盘中；胡萝卜洗净，切丝，排于盘中。
2. 锅内注油烧热，放入牛掌翻炒至金黄色，调入盐，
   并烹入醋、酱油，注水焖煮熟即可。

制作指导
洗牛掌时要在牛掌背部的皮上先划开一刀，再放到
清水盆里冲洗净血污，冲水的时间要足够长。

锅巴香牛肉

⏱ **时间** 15分钟　　😊 **人群** 男人
❌ **方法** 炒　　　　🍲 **功效** 增强体质

牛肉含蛋白质、脂肪、B族维生素、磷、钙、铁、
胆固醇等，牛肉蛋白质中所含必需氨基酸甚多，
营养价值高。

原料
锅巴块100克，牛肉200克，盐、高汤、熟芝麻、
水淀粉、鸡精、料酒、酱油、醋各适量

做法
1. 牛肉洗净切片，加水淀粉、料酒、盐腌渍；高汤、
   盐、醋、料酒、水淀粉、酱油、鸡精兑成味汁。
2. 起油锅，下入牛肉片翻炒至五成熟，下入味汁，
   待收干时，撒入锅巴、熟芝麻即可。

制作指导
不要一直用大火炒。因为肉块遇到高温，肌纤维会
变硬，肉块就不易炒烂。

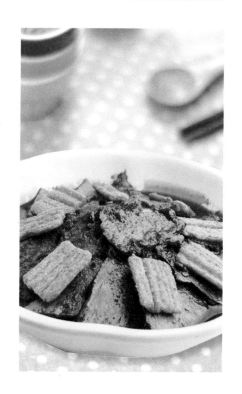

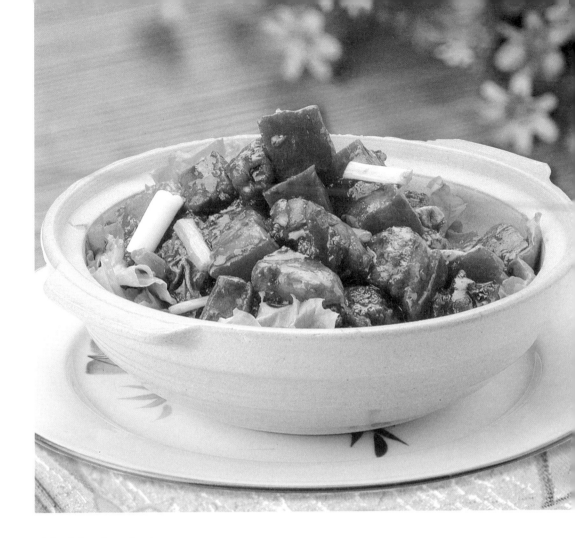

荔芋牛肉煲

生菜含有丰富的营养成分，其纤维和维生素 C 比白菜多，对脘腹冷痛、痢疾、泄泻、肺结核、百日咳、感冒、疟疾等病症有一定的食疗作用。

- 🕐 时间 20 分钟
- ✖ 方法 煮
- 😊 人群 孕产妇
- ✋ 功效 补血养颜

原料
牛肉 250 克，荔浦芋头、生菜、葱段各适量，酱油、食用油各 10 毫升，盐 3 克

做法
1. 牛肉洗净切块，用盐（分量外）腌渍；荔浦芋头蒸片刻，去皮，洗净，切块；生菜洗净。
2. 油锅烧热，下牛肉、芋头过油，捞出；砂锅烧热，放入生菜、牛肉、芋头、酱油和适量水煮沸，放葱、盐即可。

制作指导
生菜有农药残留，要在水中多浸泡，用流动的水冲洗。

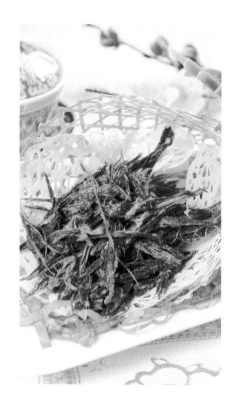

风干牛肉丝

⏱ 时间 30 分钟　　😊 人群 一般人群
✖ 方法 煮　　🍲 功效 下气消食

丁香为芳香"健胃剂",可缓解腹部气胀、增强消化能力、减轻恶心呕吐。

原料

牛肉 350 克,盐 3 克,鸡精 1 克,料酒、八角、丁香、食用油各适量

做法

1. 牛肉洗净,去筋、膜,入锅中,加水、盐、鸡精、料酒、八角、丁香,待牛肉煮至熟烂时,捞起牛肉,放入冷水中冷却,捞起沥干,将牛肉用手撕成丝。
2. 炒锅注油烧热,放入牛肉丝稍炸,捞起控油,装盘即可食用。

制作指导

牙齿不好的人,煮牛肉时,可在锅中加适量茶叶。

党参猪心汤

⏱ 时间 60 分钟　　😊 人群 心律失常患者
✖ 方法 煮　　🍲 功效 养心安神

猪心是补益食品,常用于心神异常之病变。本品具有大补元气、养心安神的作用,可用于气血虚所致的心律失常等症。

原料

党参段 8 克,猪心 195 克,绿豆芽 10 克,清汤适量,盐 3 克,姜末、枸杞各少许

做法

1. 将猪心洗净,氽水,切片;党参段洗净;绿豆芽洗净备用。
2. 汤锅上火,倒入清汤,调入盐、姜末。
3. 入猪心、党参段、枸杞煮至熟,撒入绿豆芽即可。

制作指导

将猪心放面粉里滚一下,放置后洗净可以去异味。

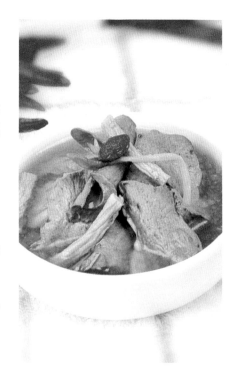

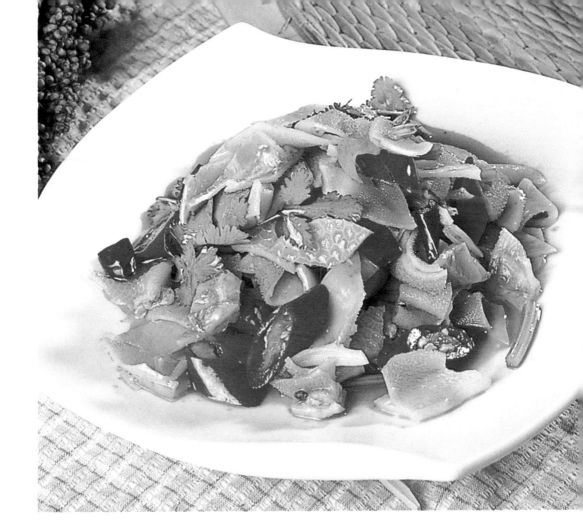

干煸羊肚

羊肉含有蛋白质、脂肪、糖类、矿物质、胆固醇、维生素 A、B 族维生素、维生素 C 等成分。对肺结核、支气管炎、哮喘、贫血、产后气血两虚、腹部冷痛、体虚畏寒、营养不良、腰膝酸软，阳痿早泄以及一切虚寒病症均大有裨益。

⏱ 时间 15 分钟
✖ 方法 煸
☺ 人群 男性
▣ 功效 益肾固精

原料
羊肚 400 克，红椒圈 50 克，芹菜梗 12 克，香菜 10 克，盐 3 克，鸡精 2 克，酱油、料酒、食用油各 10 毫升

做法
1. 羊肚洗净切小块；香菜、芹菜梗洗净切段备用。
2. 羊肚在热水中煮熟，捞出；油锅烧热，下入羊肚，加入盐、料酒、酱油翻炒均匀，下入红椒翻炒，加入芹菜、鸡精炒匀，撒入香菜即可。

制作指导
羊肚要尽量切小块，炒至变色即可。

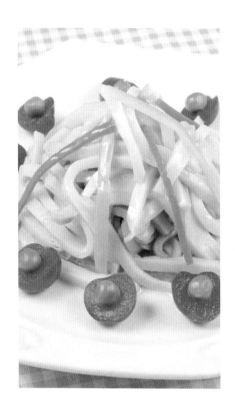

清炒白灵菇

- ⏱ 时间 8 分钟
- 😊 人群 女性
- ✖ 方法 炒
- 🍴 功效 杀菌消炎

白灵菇蛋白质含量很高，富含多种氨基酸，有消积、杀虫、镇咳、消炎和防治妇科肿瘤等功效。

原料

白灵菇 150 克，红樱桃 50 克，豌豆、胡萝卜丝、莴笋丝各少许，盐 2 克，白醋、食用油各适量

做法

1. 白灵菇洗净，切条备用；红樱桃洗净，对切；豌豆洗净，入沸水焯熟。
2. 油烧热，入白灵菇炒至七成熟，加胡萝卜丝、莴笋丝翻炒至熟，加盐、白醋调味，出锅盛盘；红樱桃、豌豆沿碟边摆放点缀。

制作指导

豌豆入沸水焯熟后迅速捞出入冷水过凉，可以保持豌豆的翠绿颜色。

飘香麻辣鸡

- ⏱ 时间 10 分钟
- 😊 人群 女性
- ✖ 方法 炸、炒
- 🍴 功效 滋阴补虚

鸡肉蛋白质中富含全部人体必需氨基酸，其比例与蛋、奶中的氨基酸极为相似，因此为优质的蛋白质来源。

原料

鸡肉块 400 克，盐 3 克，酱油 10 毫升，料酒 15 毫升，花椒、淀粉各 5 克，干红辣椒、白芝麻、芹菜、食用油各适量

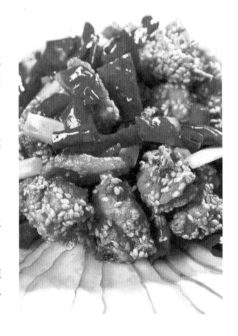

做法

1. 鸡肉块用酱油、料酒、淀粉、盐腌一会儿，裹上白芝麻；芹菜、干红辣椒洗净，切段。
2. 热锅上油，烧至五成热时，下入鸡块炸至酥脆，起锅沥干油，锅中留少许油，下入花椒、干红辣椒爆香，放入鸡块翻炒，下入芹菜、盐炒熟即可。

制作指导

炒鸡块时用快火炒两分钟左右即可。

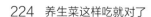

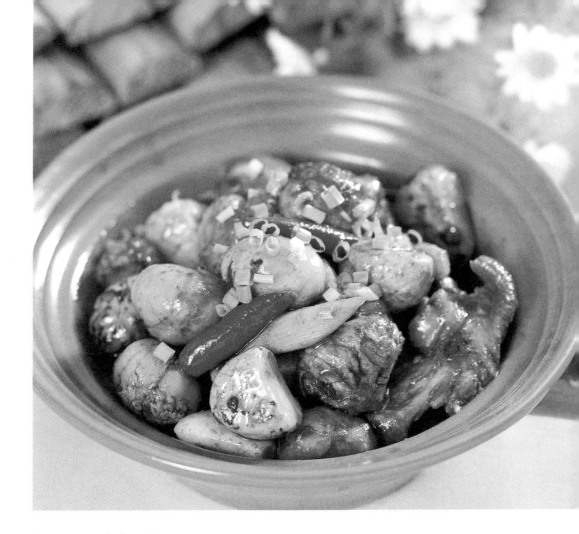

板栗鸡翅煲

板栗所含的不饱和脂肪酸和各种维生素，有预防高血压、冠心病、骨质疏松和动脉硬化的功效，是抗衰老、延年益寿的滋补佳品。

🕐 时间 20 分钟
🍴 方法 煲
👤 人群 老年人
💬 功效 延年益寿

原料
板栗 250 克，鸡翅 500 克，蒜蓉、姜片各 10 克，葱花 20 克，盐、鸡精、料酒、淀粉、香油、食用油各适量

做法
1. 板栗去壳，洗净；鸡翅洗净，斩件，加入盐、鸡精、料酒、淀粉拌匀，腌 10 分钟，锅注油烧热，放入鸡翅稍炸，捞出沥油。
2. 砂锅注油烧热，放入蒜蓉、姜片爆香，加入鸡翅，调入料酒、清水，加入栗肉同煲至熟，加盐、鸡精调味，用淀粉勾芡，撒上葱花，淋入香油即可。

制作指导
可以在起锅的时候再放入蒜、姜，以保持其风味。

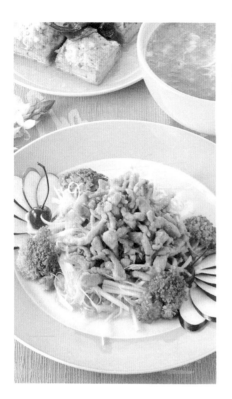

京酱肉丝

- 🕐 **时间** 15分钟
- 😊 **人群** 一般人群
- 🔪 **方法** 炒
- 🍲 **功效** 防癌抗癌

西蓝花含有丰富的抗坏血酸，能增强肝脏的解毒能力，提高机体免疫力。

原料
猪里脊肉220克，西蓝花75克，鸡蛋1个，葱丝、大蒜各10克，盐3克，淀粉8克，甜面酱6克，白糖、胡椒粉各5克，高汤、水淀粉、香油、食用油各适量

做法
1. 葱丝摆盘；西蓝花洗净切朵，放开水中焯烫，捞出沥干，排入盘中；大蒜洗净去皮，切末。
2. 猪里脊肉洗净，切丝，放入碗中加入盐、淀粉及蛋汁抓拌均匀并腌10分钟，锅中倒油烧热，放入腌好的肉丝炒熟，盛出。
3. 锅中留油烧热，爆香蒜末，放入甜面酱、白糖略炒，加入肉丝炒匀，再加高汤、胡椒粉大火收汁，加水淀粉勾芡，盛在葱丝上，淋入香油即可。

糖醋甜椒排骨

- 🕐 **时间** 20分钟
- 😊 **人群** 女性
- 🔪 **方法** 炒
- 🍲 **功效** 美容护肤

菠萝含有丰富的菠萝朊酶，能分解蛋白质，帮助消化，食过肉类及油腻食物后吃菠萝更适宜。

原料
排骨150克，红甜椒片40克，洋葱片30克，红辣椒片20克，菠萝2片，鸡蛋1个，盐、胡椒粉、面粉、淀粉、白糖、醋、香油、食用油各适量

做法
1. 将处理好的食材放入热油锅中炸约半分钟，捞出，沥油；鸡蛋、面粉、淀粉加水调成面糊。
2. 排骨洗净，切小块，放入碗中加入盐、胡椒粉腌拌10分钟，均匀沾裹面糊，放入热油锅中以小火炸熟，捞出，沥油；锅中留油继续加热，放入红甜椒、红辣椒、洋葱及白糖、醋、香油炒至浓稠，再加入炸熟的排骨和菠萝片，炒匀即可盛出。

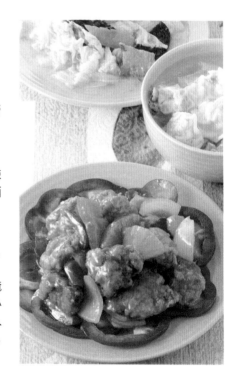

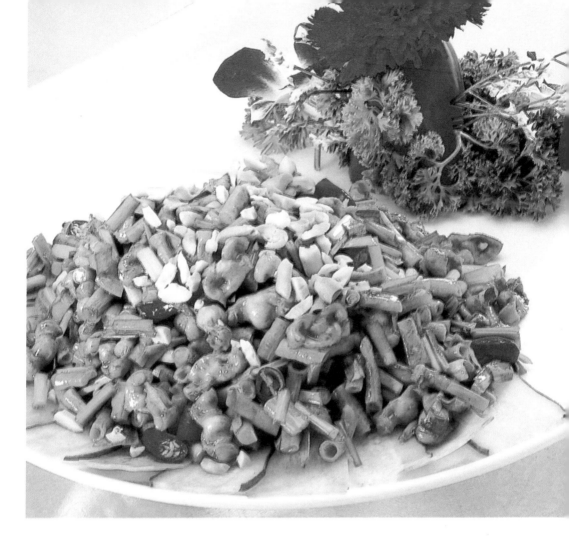

韭菜酸豆角炒鸽肫

韭菜含有丰富的纤维素，可以促进肠道蠕动、预防大肠癌的发生，同时又能减少对胆固醇的吸收，起到预防和辅助治疗冠心病等疾病的作用。

- ⏱ **时间** 10 分钟
- 🔪 **方法** 炒
- 👥 **人群** 女性
- 🌿 **功效** 排毒养颜

原料
韭菜100克，酸豆角80克，鸽肫150克，熟花生仁50克，红辣椒30克，辣椒油、生抽、食用油各15毫升，盐、鸡精各适量

做法
1. 韭菜、酸豆角洗净切段；鸽肫洗净切块；花生米捣碎。
2. 油锅烧热，放鸽肫炒至八成熟，放入韭菜、酸豆角、红辣椒、花生仁炒2分钟，放入辣椒油、生抽、盐、鸡精炒香即可。

制作指导
炒鸽肫要用大火快炒，以免鸽肫太老嚼不动。

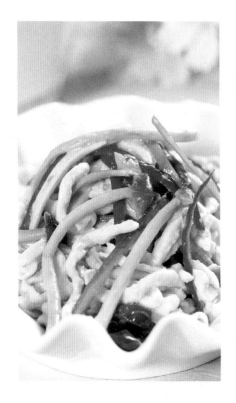

茶树菇炒鸡丝

⏲ 时间 8 分钟　　😊 人群 一般人群
✖ 方法 炒　　🍲 功效 消脂降压

茶树菇含有丰富的 B 族维生素和多种矿物质，铁、钾、锌、硒等元素都高于其他菌类,是高血压、心血管和肥胖症患者的理想食品。

原料
鸡胸肉 400 克，茶树菇、鸡蛋清各适量，盐、鸡精、料酒、白糖、清汤、淀粉、食用油各适量

做法
1. 鸡胸肉洗净切细丝，用蛋清、盐、水和淀粉拌匀；料酒、盐、清汤、白糖、淀粉、鸡精兑汁；茶树菇用水泡透，洗净。
2. 起油锅，倒入鸡丝滑散，入茶树菇略炒，将兑好的汁倒下去，翻炒均匀即可起锅。

制作指导
茶树菇干品要先用清水快速冲洗一次，再浸泡。

尖椒炒鸡肝

⏲ 时间 8 分钟　　😊 人群 一般人群
✖ 方法 炒　　🍲 功效 保肝护肾

鸡肝能保护眼睛,维持正常视力,防止眼睛干涩、疲劳，还能维持健康的肤色。

原料
鸡肝 200 克，青椒、红椒、姜片、葱末各少许，盐、鸡精、料酒、淀粉、食用油各适量

做法
1. 鸡肝洗净，入沸水中氽水，取出切片；红椒洗净切块。
2. 起油锅，将鸡肝快速过油，捞出；锅留油，青椒、红椒炒香，下姜片、鸡肝，用大火翻炒，调入鸡精、盐、料酒，勾薄芡，下葱末，炒匀装盘即成。

制作指导
鸡肝叶面有苦胆和筋络，加工时必须摘去。

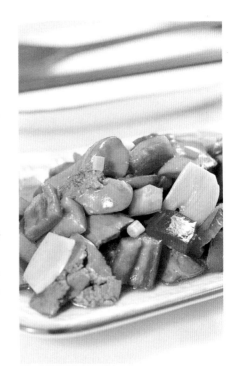

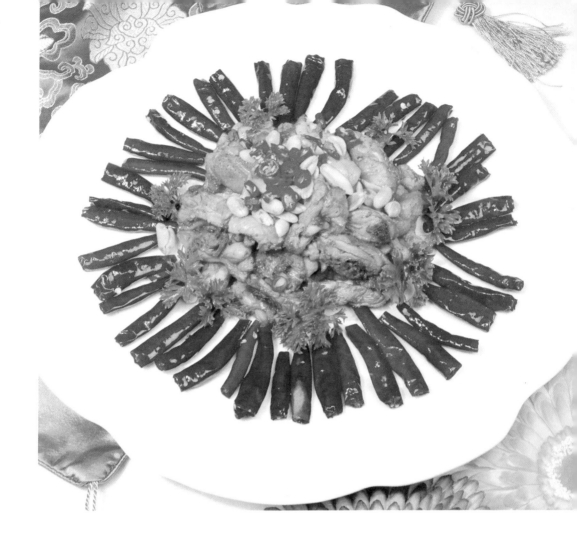

渝州香辣鸡

鸡肉含蛋白质、脂肪、钙、磷、铁、镁、钾、钠、维生素 A、维生素 B_1、维生素 B_2、维生素 C、维生素 E 等成分，能温中补脾，益气养血，补肾益精。

- ⏱ 时间 15 分钟
- ✖ 方法 炒
- ☺ 人群 老年人
- 👆 功效 滋补虚损

原料
鸡肉 350 克，干红辣椒、花生仁、红椒各适量，盐、鸡精各 2 克，红油、食用油各适量

做法
1. 鸡肉洗净，切块；干辣椒洗净，入油锅炸香，待用；花生仁入油锅炸香，去皮；红椒去蒂洗净，切圈。
2. 热锅下油，下入鸡块炒散至发白，放入红椒、花生仁炒熟，调入盐、鸡精、红油，炒匀即可盛盘，用干辣椒在旁边摆圈即可。

制作指导
可根据个人口味增减调料。

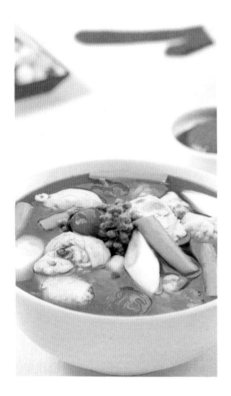

川味生烧鸡

- ⏱ **时间** 40分钟
- 👥 **人群** 女性
- 🔪 **方法** 烧
- 🍴 **功效** 减肥消脂

辣椒含有一种成分，可有效地燃烧体内的脂肪，加快新陈代谢，使体内的热量消耗速度加快，从而达到减肥的效果。

原料
鸡肉300克，红泡椒、青椒段各50克，料酒、花椒、盐、辣椒油、生抽、葱白段、食用油各适量

做法
1. 鸡肉洗净，斩块后用料酒稍腌。
2. 油锅烧热，放入鸡块炒至断生，加入红泡椒、青椒、葱白翻炒几下，锅注水至鸡肉被淹没，焖煮30分钟，调入盐、辣椒油、生抽，撒上花椒即可。

制作指导
新鲜卫生的鸡肉块大小不会相差特别大，颜色会是白里透着红，看起来有亮度，手感比较光滑。

番茄焖牛肉

- ⏱ **时间** 8分钟
- 😊 **人群** 一般人群
- 🔪 **方法** 焖
- 🍴 **功效** 增强免疫

番茄内的苹果酸和柠檬酸有增加胃液酸度、帮助消化、调整胃肠功能之效。其所含的果酸，能降低胆固醇，对高脂血症患者很有益处。

原料
番茄300克，牛肉200克，料酒、盐各适量

做法
1. 将番茄、牛肉分别洗净，番茄切块，牛肉切片。
2. 将牛肉放入锅内，加入清水，以大火烧开，撇去浮沫，烹入料酒焖煮，肉将熟时，放入番茄，熟后加入盐调味，略烧片刻即可。

制作指导
放入番茄后半分钟就可以起锅。

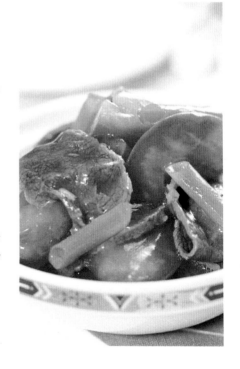

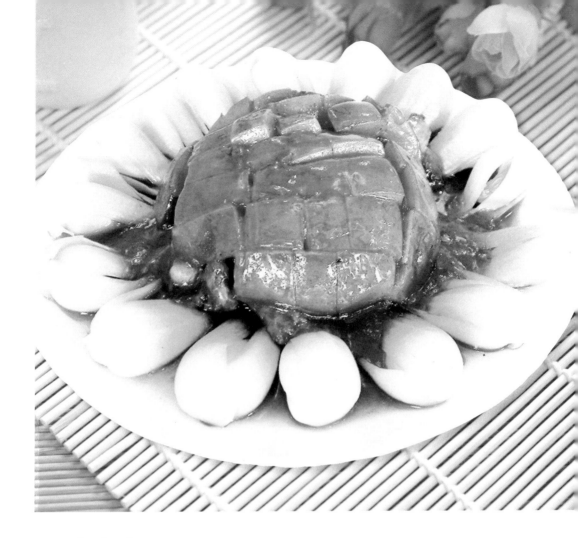

香味牛方

上海青为低脂肪蔬菜，且含有膳食纤维，能与胆酸盐和食物中的胆固醇及甘油三酯结合，并从粪便排出，从而减少脂类的吸收，故可用来降血脂。

🕐 时间 190 分钟
✖ 方法 煮
☺ 人群 一般人群
🐟 功效 健胃降脂

原料
牛肉、上海青各 300 克，盐、香油、酱油、笋片、姜片、丁香、食用油各适量

做法
1. 牛肉洗净切块，抹酱油；上海青洗净，焯水后摆盘。
2. 油烧热，入牛肉，两面煎成金黄色，加笋片、姜片、丁香、酱油、清水，加盖煮 3 小时，待牛肉酥烂，汤汁稠浓时，取出丁香，放入盐、香油，起锅摆盘即可。

制作指导
加清水后十几分钟后再加水，然后分多次加水，反复拌，让水渗进牛肉内。

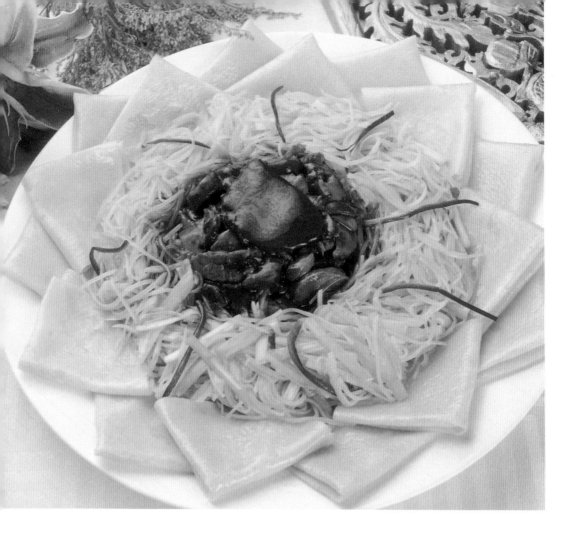

面皮什锦肉

猪肘味甘咸、性平，有和血脉、润肌肤、填肾精、健腰脚的作用。为人体提供优质蛋白质和必需的脂肪酸。还可提供血红蛋白（有机铁）和促进铁吸收的半胱氨酸，能改善缺铁性贫血。

⏱ **时间** 15 分钟
🔪 **方法** 炒
😊 **人群** 男性
🍲 **功效** 益气滋补

原料

猪肘 1 个，粉丝、韭黄各 50 克，面糊 250 克，盐 2 克，酱油、食用油各 8 毫升，甜面酱 8 克，红椒丝少许

做法

1. 猪肘洗净，去骨切块，用盐、酱油略腌；韭黄洗净切段；粉丝泡发洗净。
2. 起油锅，入面糊煎成薄饼，切块后摆盘，油锅烧热，放入韭黄、粉丝炒熟，加盐调味，装盘，用余油炒熟猪肘，加酱油、甜面酱炒匀，倒在粉丝上，撒上红椒丝。

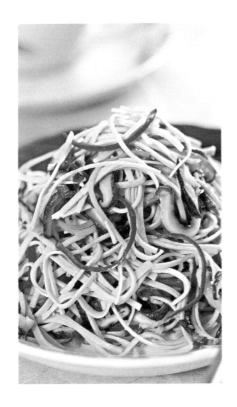

香菇豆腐丝

⏰ **时间** 5分钟　　😊 **人群** 老年人
✖️ **方法** 炒、拌　　🍲 **功效** 降低血脂，保护心脏

豆腐不含胆固醇，为高血压、高脂血症、高胆固醇血症及冠心病患者的食疗佳肴。

原料
豆腐丝200克，香菇6朵，红辣椒2个，白糖5克，盐、食用油各适量，鸡精少许

做法
1. 豆腐丝洗净稍烫，捞出切段，入盘加盐、白糖、鸡精拌匀；香菇洗净泡发，捞出去柄，切成细丝；将红辣椒去蒂和籽，洗净，切成细丝。
2. 油烧热，入香菇丝和辣椒丝，炒香，将香菇、辣椒丝倒在腌过的豆腐丝上，拌匀。

制作指导
鸡精的用量不宜过多，否则掩盖了香菇的鲜味。豆腐丝可与黄瓜做成凉拌菜，口味清爽。

干切咸肉

⏰ **时间** 35分钟　　😊 **人群** 一般人群
✖️ **方法** 蒸　　🍲 **功效** 滋补虚损

猪肉含有丰富的蛋白质及脂肪、碳水化合物、钙、磷、铁等成分。猪肉是日常生活的主要副食品，具有补虚强身、滋阴润燥、丰肌泽肤的作用。凡病后体弱、产后血虚、面黄羸弱者，皆可用之作营养滋补之品。

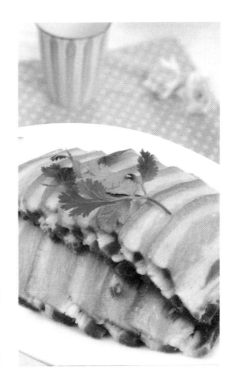

原料
咸肉400克，盐2克，醋、生抽、香油各适量

做法
1. 洗净咸肉上的腌料，切片后放入盘中
2. 将咸肉上笼蒸熟后取出，用盐、醋、生抽、香油调成味汁，蘸食即可。

制作指导
猪肉烹调前不宜用热水清洗，因猪肉中含有肌红蛋白，在15℃以上的水中易溶解，散失营养。

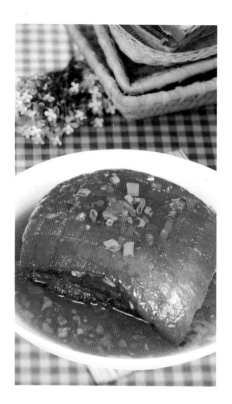

酱香烤肉

🕐 时间 35 分钟　　😊 人群 女性
❌ 方法 烤　　　　🍲 功效 补血养颜

肉类含蛋白质丰富，必需氨基酸含量全面，而且比例恰当，接近于人体的蛋白质，容易消化吸收。

原料

五花肉 500 克，红椒末少许，白糖少许，盐 2 克，酱油、食用油各 15 毫升，葱花、蒜末各 5 克

做法

1. 五花肉洗净，肉皮上改花刀，抹上盐、酱油腌渍 20 分钟。
2. 五花肉放进烤箱烤至七成熟，取出；油锅烧热，用酱油、蒜末、白糖炒成味汁，将五花肉放入蒸锅中蒸熟，取出后淋上味汁，最后撒上红椒、葱花。

制作指导

清洗五花肉时，注意不要用热水。

辣酱扣肉

🕐 时间 30 分钟　　😊 人群 男性
❌ 方法 蒸　　　　🍲 功效 开胃消食

梅菜含有多种维生素、氨基酸及锌、镁等人体所需的微量元素，具有消滞健胃、降脂、降压等保健功效。

原料

五花肉 300 克，梅菜 50 克，盐 2 克，料酒、酱油、食用油各 10 毫升，辣酱少许

做法

1. 五花肉洗净，切片，用盐、料酒腌渍片刻，入油锅煎至两面金黄，捞起控油；梅菜洗净，切碎。
2. 酱油与辣酱均匀涂在肉片上，肉片铺在碗底，然后放梅菜，一同入蒸锅蒸熟，取出后将整个碗扣在盘中即可。

制作指导

梅菜要洗干净，切得越碎越好。

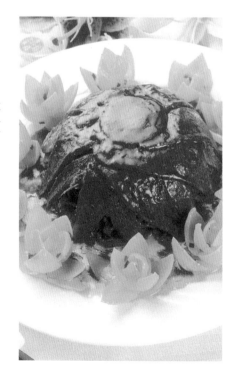

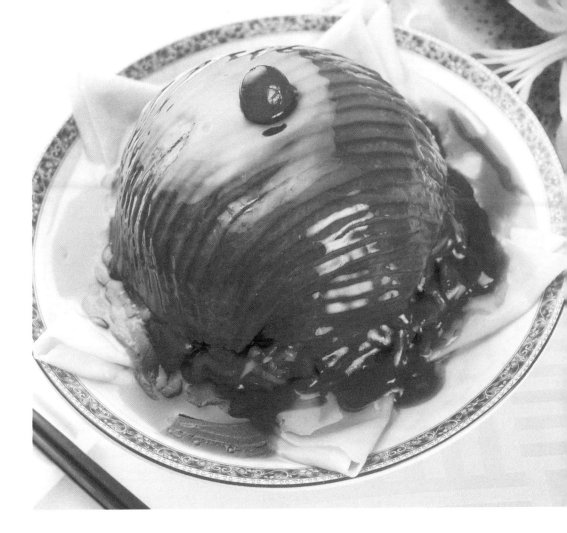

辣笋千层肉

猪肉性平味甘，有养阴润燥、补脾益胃的功效。

📋 时间 30 分钟

🍴 方法 蒸

😊 人群 一般人群

🍲 功效 滋阴补虚

原料
五花肉 300 克，竹笋丝 150 克，面皮 100 克，盐 2 克，酱油、辣酱、食用油各适量

做法
1. 五花肉洗净，入沸水氽熟，捞出沥水；面皮叠成三角形铺在盘底；笋丝摆盘。
2. 油锅烧热，下五花肉煎至两面金黄，捞起控油，切片后抹上盐，铺在笋丝上，酱油、辣酱调匀，淋在五花肉上，放入蒸锅中蒸熟即可。

制作指导
用竹签在五花肉上戳一些小孔，能让五花肉更入味。

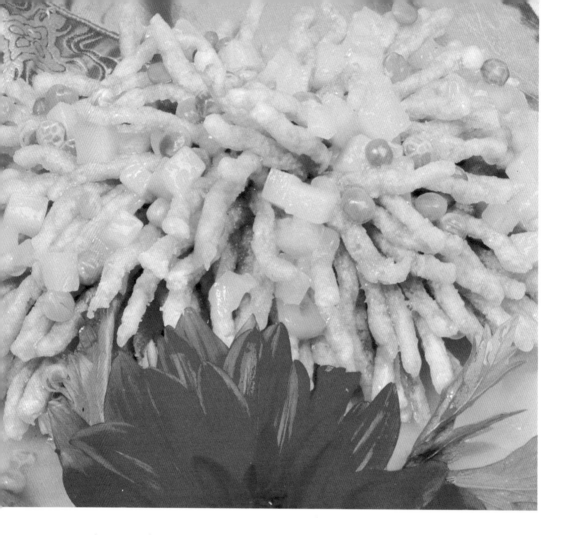

珊瑚里脊

猪里脊肉含有人体生长发育所需的丰富的优质蛋白、脂肪、维生素等，肉质较嫩，易消化。

🕐 **时间** 10 分钟
✖ **方法** 炸
😊 **人群** 儿童
🖐 **功效** 开胃消食

原料

猪里脊肉 300 克，面粉、玉米粉、淀粉各 30 克，萝卜、豌豆各 20 克，番茄酱、酸梅酱、草莓汁、橙汁各适量

做法

1. 猪里脊肉改珊瑚刀漂去血水；面粉、玉米粉、淀粉混合均匀成三和粉；萝卜洗净切丁。
2. 猪里脊肉沾上三和粉后入油锅炸至香脆；番茄酱、酸梅酱、草莓汁、橙汁、萝卜丁和豌豆炒成糖醋汁，把里脊肉排在盘中，淋上糖醋汁即可。

制作指导

猪里脊肉用温淘米水洗两遍，再用清水冲洗一下，能洗得更干净。

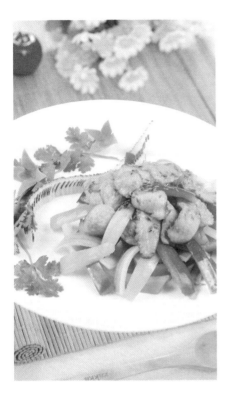

孜然彩椒肉

🕐 时间 20 分钟　　😊 人群 一般人群
❌ 方法 炒　　🍲 功效 减肥消食

此菜有利于增强人体免疫功能。其中的椒类能够促进脂肪的新陈代谢，防止体内脂肪积存，从而起到减肥作用。

原料
猪肉 200 克，彩椒 100 克，洋葱 50 克，盐 2 克，鸡精 1 克，孜然粉、蒜末、姜末、胡椒粉、蛋清、料酒、食用油各适量

做法
1. 猪肉洗净切片，用胡椒粉、料酒腌渍 15 分钟，再以蛋清上浆；彩椒、洋葱洗净，切丝。
2. 锅内放油烧至八成热，下蒜末、姜末爆香，猪肉入锅后加孜然粉，用大火快炒至断生，加入彩椒、洋葱翻炒片刻，调入盐、鸡精炒匀，起锅装盘即可。

制作指导
猪肉用蛋清上浆，下锅后容易起沫，可将沫滤出。

咕噜肉

🕐 时间 15 分钟　　😊 人群 男性
❌ 方法 炒　　🍲 功效 强筋壮骨

猪肉含丰富的蛋白质及脂肪，还含有丰富的 B 族维生素，可使身体强壮。

原料
五花肉 200 克，熟竹笋肉 30 克，蒜泥、辣椒、鸡蛋液、葱段各少许，番茄酱、盐、料酒、水淀粉、食用油各适量

做法
1. 猪肉洗净切块，用盐、料酒腌片刻，再加入鸡蛋液和水淀粉；笋和辣椒洗净切块。
2. 锅中加油烧热，把肉块、笋块炸熟后起锅沥油；炒锅放回炉上，投入蒜泥、辣椒爆香，加葱、番茄酱烧至微沸，用水淀粉勾芡，倒入肉块和笋块拌炒，淋油，炒匀上碟即可。

制作指导
炒肉时用小火，使肉充分上色，入味。

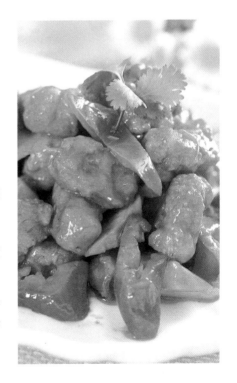

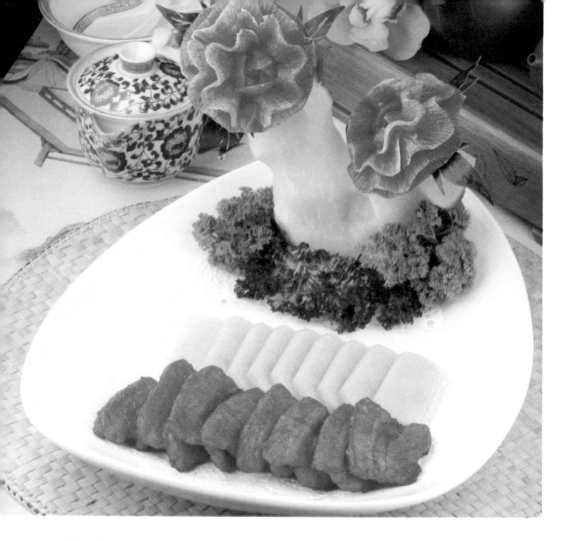

黄金果香肉

哈密瓜含蛋白质、膳食纤维、胡萝卜素、果胶、糖类、维生素 A、B 族维生素、维生素 C、磷、钠、钾等。有利小便、止渴、除烦热、清凉解暑作用，可改善发烧、中暑、口渴、尿路感染、口鼻生疮等症状。

- 时间 10 分钟
- 方法 炸
- 人群 女性
- 功效 排毒养颜

原料

哈密瓜 150 克，五花肉 250 克，盐 2 克，水淀粉、食用油各适量，酱油 10 毫升，蒜少许

做法

1. 哈密瓜去皮，切片后摆盘；五花肉洗净切片，用盐、酱油腌至入味，再裹上水淀粉；蒜去皮，切末。
2. 油锅烧热，放入五花肉炸至两面金黄，加入蒜末，炒匀即可装盘。

制作指导

用牙签在五花肉皮上扎洞，涂上白醋可让皮更加香脆。

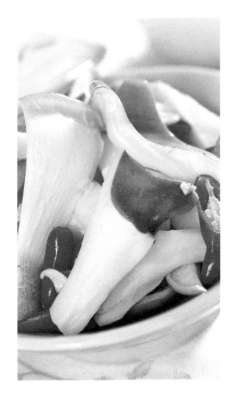

泡辣猪肚菇

⏲ 时间 2 天　　😊 人群 女性
❎ 方法 腌　　🍲 功效 利尿消肿

猪肚菇营养价值丰富，含有蛋白质、糖分、脂肪、维生素和铁、钙等营养物质。

原料
鲜猪肚菇 300 克，泡红辣椒 20 克，泡辣椒盐水 2000 毫升，白糖、醪糟各 100 克，白酒 50 毫升，红糖、白菌各 50 克

做法
1. 猪肚菇洗净，捞出掰块，焯熟。
2. 将泡辣椒盐水、白糖、醪糟、红糖、白酒、白菌和泡红辣椒放在同一盆内调匀，装入坛内，加入猪肚菇，盖上坛盖，泡制 1 ~ 2 天即可食用。

制作指导
猪肚菇伞下的细叶片极难清洗，可以用盐水浸泡清洗，有利于除菌。

青椒回锅肉

⏲ 时间 8 分钟　　😊 人群 老年人
❎ 方法 炒　　🍲 功效 消脂降压

洋葱所含前列腺素 A，具有明显降压作用，所含甲磺丁脲类似物质有一定降血糖功效。能抑制高脂肪饮食引起的血脂升高。

原料
五花肉 200 克，洋葱及青椒、红椒各适量，盐 2 克，酱油、食用油各 10 毫升，白糖 5 克，大葱段少许

做法
1. 五花肉、洋葱及青椒、红椒分别洗净，切片。
2. 油锅烧热，下五花肉炒至肉片稍卷，捞出；用余油炒香青、红椒及大葱，五花肉回锅，与洋葱一同炒熟，加入盐、酱油、白糖调味，炒匀即可。

制作指导
炒过五花肉后，若嫌油腻，可以将油倒出一些，再放配料。

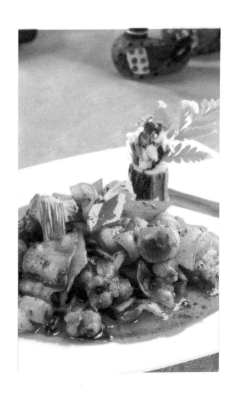

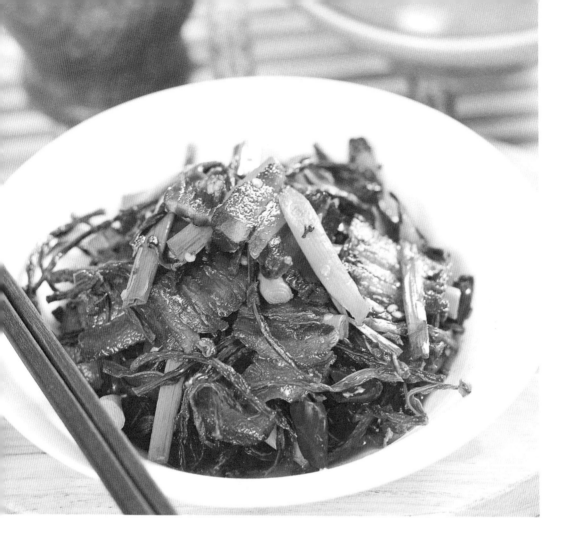

干豆角焖腊肉

豆角含有较多的优质蛋白质和不饱和脂肪酸，矿物质和维生素含量也高于其他蔬菜。

- 时间 10 分钟
- 方法 焖
- 人群 一般人群
- 功效 提神健脑

原料

腊肉 300 克，干豆角 150 克，干辣椒段 10 克，蒜苗、花椒粒、姜片、白糖、盐、料酒、食用油各适量

做法

1. 腊肉洗净，煮熟后切片；干豆角泡发洗净，切 3 厘米长的节备用。
2. 锅置火上，入腊肉爆至出油后，下姜片、料酒、白糖、干豆角、少许水，中火焖至干豆角熟时，放辣椒段、花椒、盐、蒜苗推匀，大火收汁，起锅装盘即可。

制作指导

干豆角先用温水泡开，再切段，和肉同炖，味道非常好。

卜豆角回锅肉

腊肉中磷、钾、钠的含量丰富，还含有脂肪、蛋白质、碳水化合物等物质。腊肉由新鲜的带皮五花肉，分割成块，用盐和黑胡椒、丁香、香叶、茴香等香料腌渍，再经风干或熏制而成，具有开胃祛寒、消食等功效。

- 时间 8分钟
- 方法 炒
- 人群 男性
- 功效 增强免疫

原料

卜豆角100克，腊肉160克，葱花少许，红椒、食用油各适量

做法

1. 将卜豆角泡发，洗净；腊肉洗净，入锅中煮至回软后捞出切成薄片；红椒洗净，切圈。
2. 炒锅加油烧热，下入腊肉炒至出油，再加入卜豆角一起翻炒，撒上红椒、葱花，炒熟即可。

制作指导

腊肉一般都比较咸，本身味道浓郁，因此炒时加入少量调料调味即可。

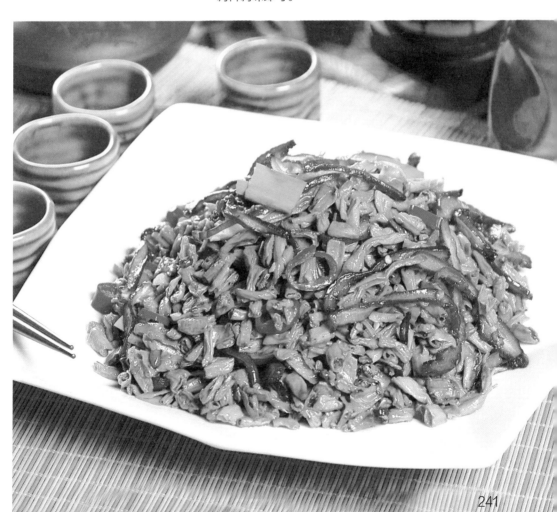

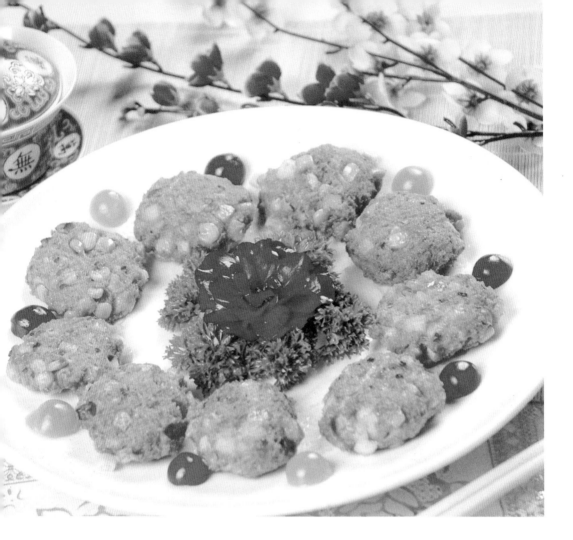

玉米粒煎肉饼

玉米中所含的胡萝卜素，被人体吸收后能转化为维生素 A，它具有防癌作用；植物纤维素能加速致癌物质和其他毒物的排出；维生素 E 则有促进细胞分裂、延缓衰老、降低血清总胆固醇、防止皮肤病变的功能，还能减轻动脉硬化和脑功能衰退。

⏱ 时间 10 分钟

✖ 方法 煎

☺ 人群 一般人群

🍲 功效 健胃消食

原料
猪肉 500 克，玉米粒 200 克，豌豆 100 克，盐 3 克，鸡精 2 克，水淀粉适量

做法
1. 猪肉洗净，剁蓉；玉米粒洗净；豌豆洗净备用。
2. 将猪肉与水淀粉、玉米、豌豆混合均匀，加盐、鸡精，搅匀后做成饼状，锅下油烧热，将肉饼放入锅中，用中火煎炸至熟，捞出控油摆盘即可。

制作指导
肉酱搅打的时候，顺时针以同一方向，可以更好地上劲。

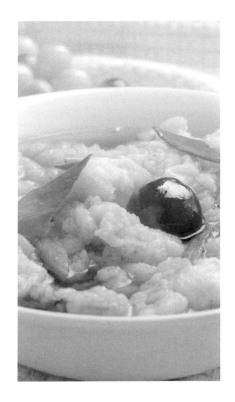

四川炖酥肉

⏱ 时间 30 分钟   😊 人群 一般人群

❌ 方法 炖   🍲 功效 滋补虚损

鸡蛋富含人体必需的氨基酸和卵磷脂、甘油三酯、胆固醇及矿物质。有较高的营养价值和一定的食疗效用。

原料
五花肉 250 克，高汤、盐、葱段、姜末、淀粉、花椒粉、胡椒粉、鸡蛋液、食用油各适量

做法
1. 淀粉、鸡蛋液加水调成淀粉糊；五花肉洗净切块，加盐、淀粉糊裹匀。
2. 油烧热，放入五花肉炸至酥脆后捞出，锅内注入高汤烧开，放入酥肉和剩余的调味料拌匀，以小火炖至肉烂即可。

制作指导
淀粉糊制作时手提能流成线状即可。

杜仲腰花

⏱ 时间 8 分钟   😊 人群 男性

❌ 方法 炒   🍲 功效 温补固元

杜仲中含杜仲胶、杜仲苷、黄酮类、鞣质，能增强肾上腺皮质功能和机体免疫功能。

原料
杜仲 12 克，猪腰 250 克，料酒、葱段、鸡精、盐、酱油、大蒜、姜片、花椒、食用油各适量

做法
1. 猪腰洗净，切腰花，用盐、料酒、酱油腌渍入味；杜仲洗净切小片。
2. 锅放火上，倒入油烧至八成热，放入花椒，投入腰花、葱、姜、蒜，加入杜仲快速炒散，放入鸡精，炒匀即成。

制作指导
把猪腰从剖开面竖向切成细小条，但是下面不要切断，切好后洗干净血水，这样炒出来颜色好看些。

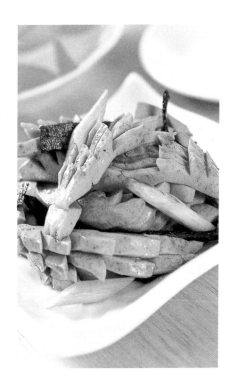

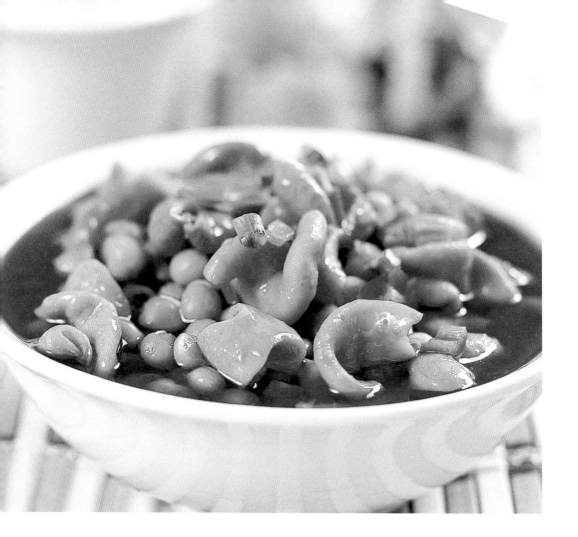

豌豆烧肥肠

豌豆富含不饱和脂肪酸和大豆磷脂，有保持血管弹性、健脑和防止脂肪肝形成的作用。
豌豆中富含多种抗氧化成分，还能消除炎症。

- 🕐 时间 10 分钟
- ❌ 方法 烧
- 😊 人群 男性
- 📋 功效 保肝护肾

原料

豌豆 50 克，肥肠 100 克，葱花少许，盐、鸡精各 3 克，
香料、豆瓣、泡椒末各 10 克，花椒油、食用油各 10 毫升，
香油 5 毫升，姜末、蒜蓉各 5 克

做法

1. 豌豆洗净焯水；肥肠洗净切段。
2. 再将肥肠、豆瓣、香料、姜、蒜、泡椒末下油锅炒香，
   加水煮开，捞去渣，再下入豌豆，用小火烧至七八
   成熟，下其他调味料烧熟，撒上少许葱花即可。

制作指导

炒肥肠前，可以把肥肠放入水中，加点盐煮以去除异味。

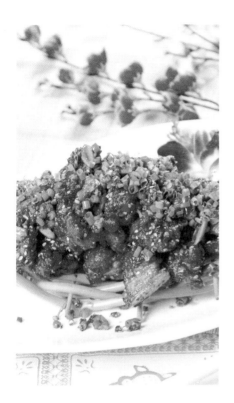

酱炒猪骨

⏱ **时间** 15分钟　　😊 **人群** 中老年人
❌ **方法** 炒　　　　🍲 **功效** 开胃消食

猪骨能及时补充人体所必需的骨胶原等物质，增强骨髓造血功能，有助于骨骼的生长发育，还能延缓衰老。

原料
带肉猪骨400克，生抽10毫升，盐3克，鸡精2克，葱花、花生、红椒、芝麻、食用油各适量

做法
1. 猪骨洗净，汆水，煮熟；红椒去蒂，洗净切碎。
2. 热锅下油，下入花生、芝麻、红椒炒香，再下入猪骨，翻炒至熟，加入盐、鸡精、生抽炒匀，撒入葱花即可。

制作指导
炒猪骨要用中火，可加入适量水，使猪骨吸收水分，不易糊锅。

五成干烧排骨

⏱ **时间** 20分钟　　😊 **人群** 一般人群
❌ **方法** 烧　　　　🍲 **功效** 滋补虚损

排骨有着丰富的肌氨酸，可以增强体力，补肾养血，滋阴润燥，主治热病伤津、消渴羸瘦、肾虚体弱、产后血虚、燥咳等。

原料
排骨300克，五成干300克，盐3克，鸡精2克，酱油、醋、料酒、食用油各适量，青椒、红椒各少许。

做法
1. 排骨洗净，切块，汆水后捞出沥干备用；青椒、红椒洗净，切片；五成干洗净，焯水摆盘。
2. 锅下油烧热，入排骨煸炒片刻，调入盐、鸡精、酱油、料酒、醋炒匀，待炒至八成熟时，加适量清水焖煮，待汤汁收盛于五成干上，撒入青椒片、红椒片即可。

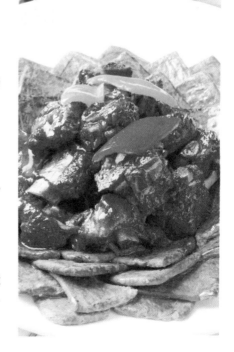

制作指导
煮排骨要用小火，煮透，入味。

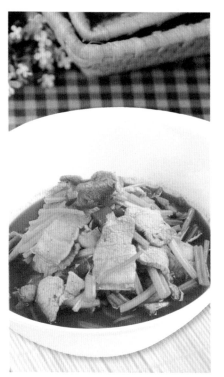

酱香小炒肉

⏱ **时间** 15分钟　　😊 **人群** 男性
✖ **方法** 炒　　🍚 **功效** 降压降脂

芹菜富含蛋白质、碳水化合物、胡萝卜素、B族维生素、磷、铁、钠等营养成分，具有降血压、降血脂、防治动脉粥样硬化的作用。

原料

猪里脊肉300克，五花肉100克，豆瓣酱15克，盐、鸡精各2克，酱油、红椒片、芹菜段、食用油各适量

做法

1. 猪里脊肉、五花肉洗净切片；里脊肉用酱油腌渍10分钟。
2. 热锅上油，放入五花肉炒至出油，放入里脊肉、芹菜、红椒，加豆瓣酱大火翻炒至熟，调入鸡精、酱油、盐，盛盘即可。

制作指导

猪里脊肉、五花肉要切薄片，容易炒熟。

金针菇牛肉卷

⏱ **时间** 20分钟　　😊 **人群** 男性
✖ **方法** 蒸　　🍚 **功效** 增强免疫

牛肉属高蛋白、低脂肪的食品，其富含氨基酸和矿物质，具有易消化、吸收率高的特点。

原料

牛肉500克，金针菇300克，香菜20克，姜丝少许，食用油30毫升，盐3克，鸡精、淀粉、蚝油、生抽、白糖、小苏打、水淀粉各适量

做法

1. 金针菇洗净去根部；牛肉洗净切片，入盐、生抽、鸡精、白糖、小苏打、油、淀粉拌匀，腌10分钟。
2. 锅注水，入盐、鸡精、食用油烧开，入金针菇煮沸后捞出，牛肉摊平，放上姜丝、香菜、金针菇卷起，入盘。
3. 牛肉卷入蒸锅蒸7分钟，蒸熟取出装盘。起油锅，入清水，加盐、鸡精、蚝油、生抽煮沸，加水淀粉调匀，制成浓汁，将浓汁淋在牛肉卷上即可。

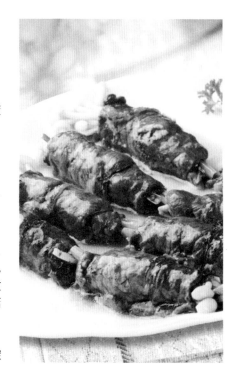

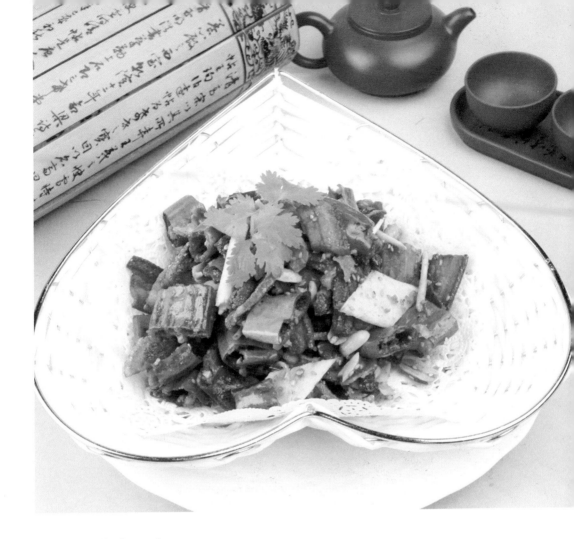

香酥出缸肉

猪肉含有丰富的蛋白质和脂肪，还含有丰富的 B 族维生素，可以使身体感到更有力气。
猪肉还能提供人体必需的脂肪酸。

⏱ **时间** 10 天

❌ **方法** 炒

☺ **人群** 中老年人

☕ **功效** 增强免疫

原料
五花肉 500 克, 干红辣椒 50 克, 芝麻、花生仁、盐、姜片、
葱段、食用油各适量

做法
1. 五花肉洗净，用盐抹匀，晾晒 3 天后蒸 20 分钟；晾
   冷放入撒有盐的缸中密封腌渍 1 周，出缸洗净切片。
2. 起油锅，放入姜片、干红辣椒、肉翻炒，再放入芝麻、
   花生仁、葱段炒香，加盐即可。

制作指导
购买猪肉时要看猪肉的皮白不白，有没有光泽，新鲜猪
肉的瘦肉部分是均匀的鲜红色。

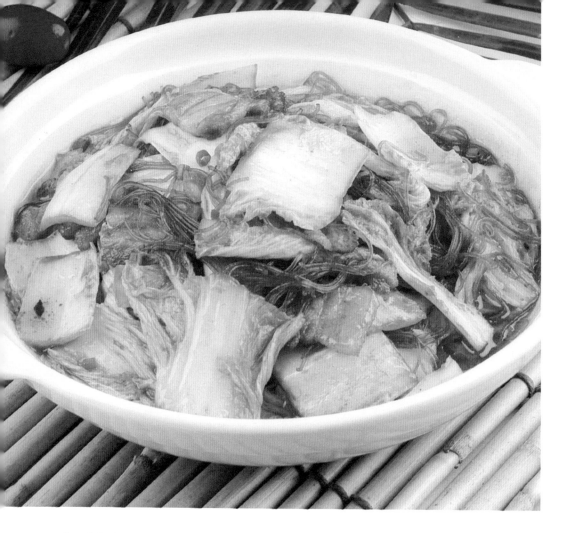

白菜粉丝焖肉

粉丝主要的营养成分是碳水化合物、膳食纤维、蛋白质和钙、镁、铁、钾、磷、钠等物质。粉丝有良好的附味性，它能吸收各种鲜美汤料的味道，爽口宜人。

🕐 **时间** 15 分钟
❌ **方法** 焖
😊 **人群** 女性
🍲 **功效** 排毒养颜

原料
白菜、五花肉各 100 克，粉丝 50 克，盐、鸡精各 3 克，酱油、食用油各 10 毫升，葱花 8 克

做法
1. 白菜洗净，切块；粉丝用温水泡软；五花肉洗净，切片，用盐腌 10 分钟。
2. 油锅烧热，爆香葱花，下猪肉炒变色，下白菜炒匀，加入粉丝和适量开水，加酱油、盐、鸡精拌匀，大火烧开，再焖至汤汁浓稠即可。

制作指导
白菜不宜用煮、烫后挤汁等方法烹调，会造成营养损失。

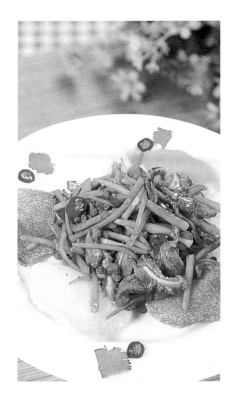

风味脆骨

⏱ 时间 7分钟　　😊 人群 一般人群
✖ 方法 炒　　　　📷 功效 消脂瘦身

土豆是一种碱性蔬菜，有利于体内酸碱平衡，调整体质，长期食用可以变成碱性易瘦体质。

原料
猪脆骨300克，土豆丝100克，虾片少许，红椒圈40克，葱花10克，盐、白糖、鸡精各3克，鸡蛋清、嫩肉粉、生抽、食用油各适量

做法
1. 虾片入锅炸好后摆盘；土豆丝焯水；猪脆骨洗净，切片，放入碗中，加入生抽、盐、嫩肉粉、白糖、鸡精、鸡蛋清拌匀。
2. 油锅烧热，下猪脆骨炸至表面较硬，加入土豆丝、红椒拌炒，装盘撒上葱花即可。

制作指导
土豆切好后可不焯水，保存营养，但炒时不要用铁锅。

蒜香红烧肉

⏱ 时间 8分钟　　😊 人群 男性
✖ 方法 烧　　　　📷 功效 滋补肾气

中医认为，猪肉性平味甘，有滋阴、养血等功效。

原料
五花肉500克，上海青、去皮大蒜各适量，白糖、盐、料酒、酱油、八角、鸡汤、葱花、食用油各适量

做法
1. 五花肉洗净，氽水后，切方块；上海青洗净，焯水后摆盘；大蒜焯水。
2. 起油锅，加白糖炒上色，放入肉和其他调味料烧至肉熟，起锅放在上海青上，撒上葱花，摆上大蒜即可。

制作指导
煨五花肉时要用小火将五花肉煮烂煮透。

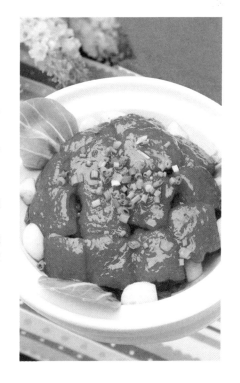

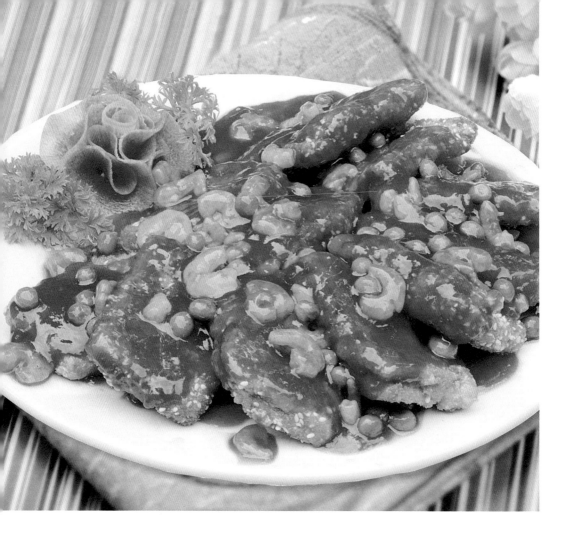

夹香一品茄排

茄子含有龙葵碱，能抑制消化系统肿瘤细胞的增殖，对于防治胃癌有一定效果。此外，茄子还有清退虚热的作用。

- 时间 10 分钟
- 方法 炸
- 人群 一般人群
- 功效 防癌抗癌

原料

茄子、肉末各 200 克，虾仁、豌豆各 100 克，鸡蛋 1 个，淀粉 20 克，盐 3 克，酱油、醋、红油、食用油各适量

做法

1. 茄子洗净去皮，切块；肉末加盐、酱油腌渍；虾仁、豌豆洗净；鸡蛋与淀粉拌成糊。
2. 将肉末酿入茄夹中，裹上鸡蛋糊，油锅烧热，放入茄排炸至金黄色，捞出待用；另起油锅，放入剩余原料拌炒至汤汁收浓，浇在茄排上即可。

制作指导

在茄子外面裹一层鸡蛋糊能把茄子炸得更酥脆。

瘦肉土豆条

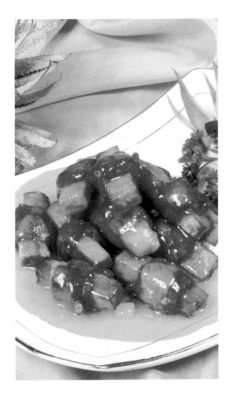

⏱ 时间 8 分钟　　👥 人群 女性
✖ 方法 炸　　　　🍲 功效 开胃消食

土豆含有丰富的膳食纤维，吸收较慢，食用后停留在肠道的时间比米饭长得多，所以更具有饱腹感，同时还能帮助带走一些油脂和代谢物，具有一定的通便排毒作用。

原料
猪瘦肉、土豆各 200 克，水淀粉 30 毫升，盐、鸡精各 3 克，酱油、食用油各适量

做法
1. 猪瘦肉洗净，切薄片；土豆去皮洗净，切长条。
2. 用猪瘦肉裹住土豆条，连接处用水淀粉粘住，入油锅炸至金黄色，捞出沥油；油锅烧热，将酱油、盐、鸡精炒匀，淋在土豆条上即可。

制作指导
土豆条不宜切得过细。

南瓜蒸排骨

⏱ 时间 45 分钟　　👥 人群 一般人群
✖ 方法 蒸　　　　🍲 功效 增强免疫

排骨含蛋白质、脂肪、维生素、磷酸钙、骨胶原、骨黏蛋白等，可为人体提供钙质。

原料
南瓜 300 克，排骨 500 克，辣椒粉 7 克，豆豉、蒜末、姜片、葱花各少许，蚝油、生抽、料酒、盐、鸡精、淀粉、食用油各适量

做法
1. 南瓜洗净去皮，切块后去籽，再切成厚片，入盘；排骨斩段，吸干水分，加蚝油、生抽、料酒、盐、鸡精、淀粉拌匀，淋入油腌渍 10 分钟。
2. 起油锅，入部分蒜末、姜片、豆豉（部分）炒香，入辣椒粉炒匀，加生抽调味，盛在小碟子中备用。
3. 腌渍的排骨放在南瓜片上，撒上豆豉，转到蒸锅蒸约 30 分钟，取出后撒上葱花，淋入熟油即可。

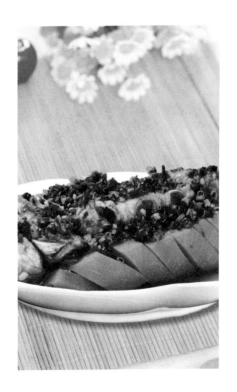

养生菜谱速查索引

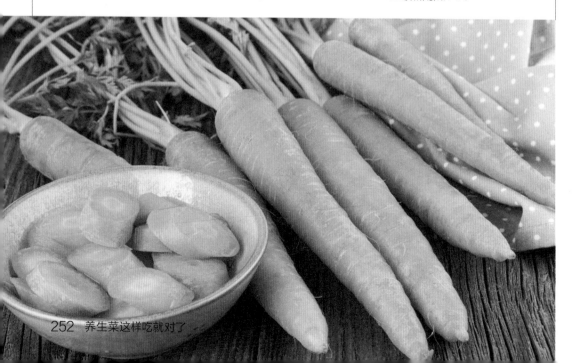

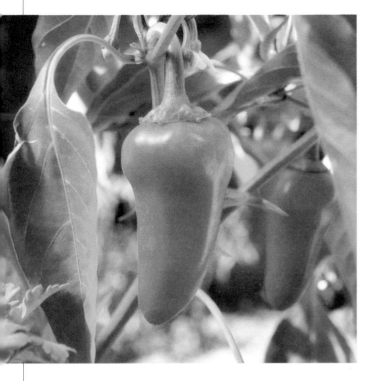

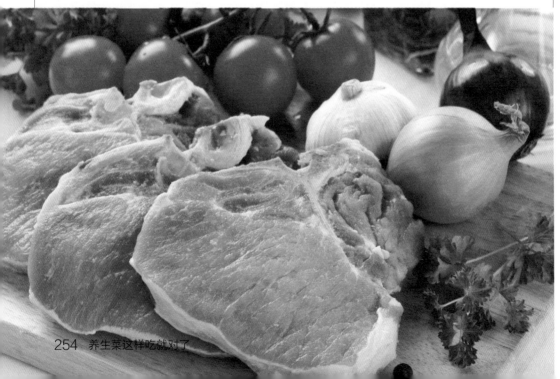

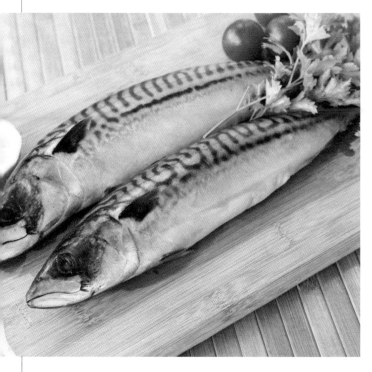